UTB 2423

Eine Arbeitsgemeinschaft der Verlage

Beltz Verlag Weinheim · Basel · Berlin
Böhlau Verlag Köln · Weimar · Wien
Wilhelm Fink Verlag München
A. Francke Verlag Tübingen und Basel
Haupt Verlag Bern · Stuttgart · Wien
Verlag Leske + Budrich Opladen
Lucius & Lucius Verlagsgesellschaft Stuttgart
Mohr Siebeck Tübingen
C. F. Müller Verlag Heidelberg
Ernst Reinhardt Verlag München und Basel
Ferdinand Schöningh Verlag Paderborn · München · Wien · Zürich
Eugen Ulmer Verlag Stuttgart
UVK Verlagsgesellschaft Konstanz
Vandenhoeck & Ruprecht Göttingen
WUV Facultas · Wien

Psychotherapie: Ansätze und Akzente
herausgegeben von Jürgen Kriz und Thomas Slunecko
Band 1

Erwin Parfy, Bibiana Schuch, Gerhard Lenz

Verhaltenstherapie

Moderne Ansätze für Theorie und Praxis

facultas

Bibliografische Information Der Deutschen Bibliothek

Die Deutsche Bibliothek verzeichnet diese Publikation in der Deutschen Nationalbibliografie; detaillierte bibliografische Daten sind im Internet über http://dnb.ddb.de abrufbar.

1. Auflage 2003 UTB

Facultas Universitätsverlag, Berggasse 5, A-1090 Wien

Einbandgestaltung: Atelier Reichert, Stuttgart
Lektorat: Ursula Narath
Satz und Druck: Facultas AG, Wien
Printed in Austria

UTB-Bestellnummer: ISBN 3-8252-2423-6

Inhaltsverzeichnis

Vorwort der Reihenherausgeber

Mit diesem Werk zur Verhaltenstherapie von Erwin Parfy, Bibiana Schuch und Gerhard Lenz liegt der erste Band einer Reihe vor, die wir in den nächsten Jahren zu den Hauptströmungen der Psychotherapie im Facultas-Verlag herausgeben wollen. Der Beginn diese Projektes ist für uns aus mehreren Gründen ermutigend: zum einen war unsere Zusammenarbeit mit den Autoren ausgesprochen produktiv und zielorientiert. Zum anderen sind wir froh darüber, dass schon in diesem ersten Band unser Anliegen geglückt ist, fundierte Tradition mit innovativen Perspektiven zu verbinden. Denn auf der einen Seite vermittelt der vorliegende Band – der Konzeption dieser Reihe entsprechend – traditionelle verhaltenstherapeutische Konzepte in einführender, prägnanter Darstellung und trägt so den Ausbildungserfordernissen dieser Therapieschule Rechnung. Bisher Bewährtes wird somit weiter tradiert und damit für eine Kontinuität des verhaltenstherapeutischen Wissensbestandes gesorgt. Auf der anderen Seite muss ein in gesellschaftliche Entwicklungen so stark eingebetteter Bereich wie die Psychotherapie sich ständig erneuern, neue Forschungsbefunde integrieren, aktuelle Diskurse sowie sich verändernde gesellschaftliche Sinn- und Wertorientierungen reflektieren und mit eigenen Impulsen versehen. In diesem Sinn legt das Wiener Autorenteam gleichzeitig einen Entwurf zu einem modernen verhaltenstherapeutischen *State of the Art* vor, der in einigen Erklärungsansätzen deutlich über das hinausgeht, was man in klassischen Lehrbüchern zu dieser Therapierichtung findet. Die hier skizzierte Verhaltenstherapie eröffnet viele Berührungspunkte mit dem Wissen und Handeln anderer Therapierichtungen und erweist sich dabei, um es mit einem modernen Wort zu sagen, als anschlussfähig an das, was an anderen Orten der Psychotherapielandschaft gedacht und getan wird. Insbesondere wird deutlich, dass ihre Entwicklung nicht bei der viel zitierten kognitiven Wende stehen geblieben ist, sondern heute auch stärker emotionale Aspekte und Beziehungsdynamiken berücksichtigt. Gleichzeitig aber behält sie dabei auch das seit jeher für sie Typische bei: den Fokus auf störungsspezifischen Behandlungskonzepten, die sich an den Ordnungen klinischer Diagnostik orientieren, oder den engen Kontakt mit den Ergebnissen empirisch-experimenteller Forschung. Verhaltenstherapeutisches Denken präsentiert sich hier also sowohl in seinen essenziellen Konzepten als auch gleichzeitig in seinem Potenzial, durch innovative Sichtweisen den klinisch-therapeutischen Diskurs über Gemeinsamkeiten und Unterschiede der therapeutischen Richtungen herauszufordern.

Wir wünschen und hoffen, dass dieser Band gerade wegen dieser Grundspannung sowohl im Kontext der Aus- und Weiterbildung der Verhaltenstherapie als auch für erfahrene Praktiker anregend sein wird.

Jürgen Kriz, Thomas Slunecko
Osnabrück und Wien, im September 2003

Vorwort

Die Entscheidung, trotz der Fülle einschlägiger Literatur ein Buch über Verhaltenstherapie zu verfassen, entstand aus unserer Erfahrung im Zuge der Vortrags- und Lehrtätigkeit bei Veranstaltungen, die primär nicht von Verhaltenstherapeutinnen besucht wurden, sondern von Psychotherapeutinnen anderer Schulen sowie von Kolleginnen, die erst eine Psychotherapieausbildung beginnen wollen. Die Palette psychotherapeutischer Schulen ist ja sehr breit, und Orientierungshilfen – zumindest in Österreich – scheinen notwendig. Der Wunsch, unsere seminaristisch vermittelten Inhalte in komprimierter Form nachlesen zu können, wurde wiederholt an uns herangetragen. Wir sind diesem Anliegen somit nachgekommen.

Andererseits schien es uns auch durchaus reizvoll, eine aktuelle Sicht auf die Verhaltenstherapie zu ermöglichen, die die jüngsten Entwicklungen (ohne allzu detailliertes Eingehen auf die zu Grunde liegenden wissenschaftlichen Befunde) bereits berücksichtigt. Die Vielfalt zeitgenössischer Einflüsse sollte mit der verhaltenstherapeutischen Tradition zu einem Bild verschmolzen werden, das nicht nur den außenstehenden Interessentinnen neue Perspektiven, sondern auch den langjährig tätigen Verhaltenstherapeutinnen ein erweitertes Selbstverständnis eröffnen kann.

Vieles von dem, was für Verhaltenstherapeutinnen heute selbstverständlich scheint, ist für andere oft neu: die basale Funktion der Therapiebeziehung, das systemische Denken oder die Berücksichtigung unbewusster Prozesse – Letzteres auf Grund der aufregenden Ergebnisse der modernen Emotions- und Gedächtnisforschung. Überraschend ist vielleicht die Geschwindigkeit, mit der die Verhaltenstherapie ihr Vorgehen den aktuellen Vorstellungen anpassen konnte. Das therapeutische Repertoire wurde in den letzten Jahren deutlich erweitert, so etwa um erlebnisorientierte Methoden, die mit dem Ziel der Problemaktualisierung emotionales Erleben und implizite Gedächtnisinhalte stimulieren. Auch die Bedeutung der Emotion für Entstehung und Veränderung psychischer Probleme ist für die Verhaltenstherapie keineswegs neu und war immer schon ein Fokus der Behandlung. Neu ist hingegen die empirische Fundierung, auf die wir uns nun beziehen.

Abschließend noch eine Bemerkung zum Text: Wir hoffen, dass unsere Leserinnen und Leser am Ende des Buches nicht den Eindruck haben, dass Verhaltenstherapie lediglich eine Therapie von Frauen für Frauen ist; nach längeren Diskussionen haben wir uns nämlich dafür entschieden, bei Textstellen, die beide Geschlechter umfassen – traditionelle Schreibgewohnheiten durchbrechend – die weibliche Form stellvertretend für beide Geschlechter zu wählen. Wir rechnen mit Ihrer diesbezüglichen Flexibilität.

Erwin Parfy, Bibiana Schuch, Gerhard Lenz
Wien, im September 2003

1 Das Menschenbild der Verhaltenstherapie

Um den Wandel des verhaltenstherapeutischen Menschenbildes dem Leser, der Leserin näher zu bringen, ist es hilfreich, den Begriff „Verhalten“ genauer zu betrachten. Ursprünglich beschränkten sich die am Verhalten ansetzenden Forscherinnen auf die Beobachtung des rein äußerlichen Tuns von Tier und Mensch. Damit wollten sie spekulativen Aussagen über innerpsychische Abläufe einen naturwissenschaftlichen Ansatz entgegenstellen: Nur jene Verhaltensweisen, die wiederholt beobachtet und beschrieben werden konnten, sollten dabei als Basis für ein Verständnis des Menschen herangezogen werden.

Das Verhalten wurde bezüglich den beobachtbaren vorausgehenden Bedingungen und nachfolgenden Konsequenzen untersucht, und das Ergebnis ermöglichte die Beschreibung von Prinzipien, die beim Erlernen, aber auch bei der Veränderung menschlichen Verhaltens wirken. So können Angst auslösende Bedingungen (etwa eine schwierige Prüfung) zu Vermeidungsverhalten führen (der Prüfling tritt nicht an) und eine kurzfristig positiv erlebte Konsequenz eintreten lassen (die Angst fällt schlagartig weg). Diese Erfahrung erhöht die Wahrscheinlichkeit, dass auch künftig Angst machende Situationen vermieden werden.

Die systematische Beschreibung dieser und auch anderer Prinzipien (= Lernprinzipien) formte die therapeutische Praxis und führte zu neuen Konzepten von Behandlung, die zunächst durch überraschende therapeutische Erfolge auf sich aufmerksam machten. Gerade bei Angststörungen wurde die Konfrontation mit den angstauslösenden Situationen zum wirksamsten Mittel, wobei darauf zu achten ist, dass gleichzeitig das Vermeidungsverhalten unterbunden wird. Bei komplexeren Störungsbildern rückten jedoch auch Faktoren ins Blickfeld, die im frühen Ansatz noch ausgeklammert wurden. Insbesondere gedankliche Abläufe (d. h. ein Teil der so genannten „kognitiven Prozesse“, siehe auch Kap. 1.4) und die dabei erkennbaren Muster konnten in ihrer Bedeutsamkeit für menschliches Handeln und Befinden nicht mehr ignoriert werden, selbst wenn sie der Forderung nach direkter Beobachtbarkeit nicht entsprachen. Zum Beispiel erwies sich die Behandlung der Depression als besonders erfolgreich, als die charakteristischen Denkgewohnheiten der Patientinnen ins Zentrum der therapeutischen Bearbeitung gerückt wurden. Diese nur über Kommunikation erschließbaren Besonderheiten der individuellen Informationsverarbeitung gingen daher als „kognitiver Aspekt" in die Verhaltenstherapie ein.

Die körperlich-physiologische Dimension des Menschen war von Anbeginn an Gegenstand der Verhaltensforschung. So kann beispielsweise psychische Erregung beim Erleben von Angst anhand körperlicher Parameter wie der Herzfrequenz oder dem Hautleitwert gemessen und damit operationalisiert werden. Diese Anerkennung der biologischen Grundlagen menschlichen Erlebens ist in der Verhaltenstherapie bis heute wichtig. Nach Hinzunahme des kognitiven Aspektes gingen die Forscherinnen dann zunächst davon aus, dass die vom Menschen erlebten Gefühle primär ein Resultat von physiologischer Erregung und kognitiver Bewertung dieser Erregung wären.

Diese Auffassung änderte sich jedoch abermals unter dem Einfluss der Emotionsforschung, die den Gefühlen eine eigenständige Funktion innerhalb des psychischen Geschehens zuspricht. Zwar werden Gefühle oftmals durch bestimmte Gedankengänge ausgelöst, aber Gefühle können auch ohne Beteiligung kognitiver Einschätzungen direkt von bestimmten situativen Reizen aktiviert werden. Beispielsweise beim Betreten des schon längst verlassenen Hauses unserer Kindheit könnte uns der typische Geruch unmittelbar traurig machen. Mitunter führt die emotionale Gestimmtheit dann zu einer gedanklichen Verarbeitung, welche lediglich die in das vorgegebene Stimmungsbild passende Information auswählt. Im obigen Beispiel einer traurigen Stimmung fallen uns vielleicht eher die äußeren Zeichen allgemeiner Vergänglichkeit auf, als wenn wir glücklich sind und die Welt durch die berühmte „rosarote Brille" sehen. Die Einsicht in die zentrale Rolle unserer Gefühle hatte schließlich zur Folge, dass der Verhaltensbegriff um den „emotionalen Aspekt" erweitert wurde.

Verhaltensweisen stehen in engem Bezug zu den Bedingungen der Umwelt, was bereits in den Lernprinzipien hervorgehoben wurde. Diese Bezogenheit des Menschen auf sein Umfeld hin begründet auch seinen sozialen Charakter. Wir stehen zeit unseres Lebens in Beziehung zu anderen Menschen und deren Bedeutung spiegelt sich in unseren Gefühlen und Gedanken wider. Ein wesentlicher Teil unserer Grundbedürfnisse ist auf Beziehungen ausgerichtet, in denen wir hoffen, sie befriedigen zu können. Unser Denken ist dabei vielfach von Vorstellungen bestimmt, welche die Reaktionsweisen des sozialen Gegenübers vorwegnehmen. Angenehme und unangenehme Gefühle begleiten das Handeln in Beziehungen, je nachdem ob der oder die andere den eigenen Wünschen entgegenkommt oder nicht. Diese von Geburt an angelegte Wechselseitigkeit wird zu einem Einflussfaktor für menschliches Verhalten auf unterschiedlichen Ebenen: In der Zweierbeziehung, in der Familie und in Gruppen, Völkern und Kulturen

– immer ist das individuelle Verhalten am Schnittpunkt komplex wirkender sozialer Bedingungen angesiedelt.

Fassen wir an dieser Stelle noch einmal die bisher betrachteten Aspekte des verhaltenstherapeutischen Menschenbildes zusammen. Einerseits werden die biologischen Gegebenheiten des Körpers berücksichtigt, andererseits werden die individuellen Charakteristika des emotionalen Erlebens und der kognitiven Verarbeitung hervorgehoben. Diese persönlichen Faktoren stehen nun wiederum im Wechselspiel mit den Bedingungen der Umwelt. Dabei spielen soziale Momente eine besondere Rolle. Im Zusammenwirken aller genannten Aspekte wird jenes Verhalten hervorgebracht, das von der Interaktionspartnerin unmittelbar wahrgenommen werden kann. Dieses Verhalten ereignet sich in der Gegenwart, bezieht dabei aber vorausgehende Bedingungen und nachfolgende Konsequenzen mit ein.

Wenn wir die dynamischen Wechselwirkungen zwischen den gegenwärtig wirkenden Faktoren in Form einer Momentaufnahme festhalten, befinden wir uns auf der so genannten „horizontalen Betrachtungsebene". Diese hat ihren Namen durch die im Rahmen der Verhaltensanalyse entwickelte grafische Darstellung erhalten: Erst werden die vorausgehenden Bedingungen angeführt, horizontal daneben die im Augenblick der Betrachtung im Organismus wirkenden Faktoren sowie die gezeigten Verhaltensweisen und schließlich die nachfolgenden kurz- und langfristigen Konsequenzen. In einem vereinfachten Schema können wir uns diese Wechselwirkungen folgendermaßen vorstellen:

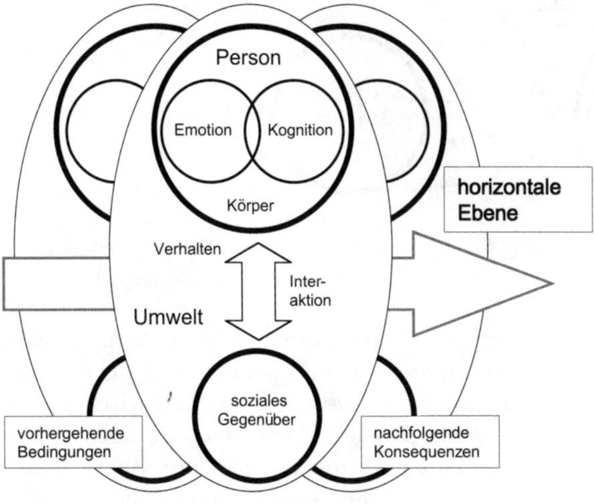

Abb. 1: Horizontale Betrachtung von Verhaltenssequenzen

Da wir aber mit unserem Verhalten auch lebensgeschichtlich bedeutsam gewordene Ziele erreichen wollen, weist eine Dimension des Menschen über die kleinräumigen Zusammenhänge des Augenblicks hinaus. Wir verfolgen mit unserem Verhalten überdauernde innerpsychische Pläne, die hierarchisch aufsteigend angeordnet sind: Von nah am Verhalten angesiedelten konkreten Unterplänen zu den abstrakteren Oberplänen bis hin zu den dahinterstehenden Grundbedürfnissen (siehe Kap. 1.6). Diese Dimension wird in der so genannten „vertikalen Betrachtungsebene“ erfasst, wie aus der folgenden Grafik ersichtlich wird:

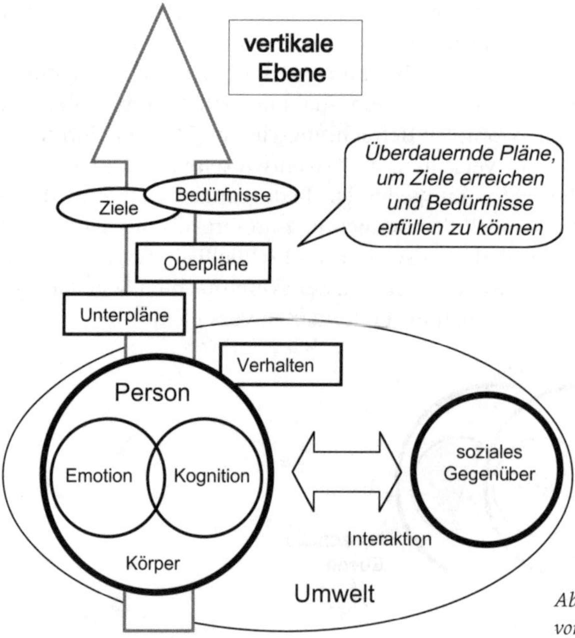

Abb. 2: Vertikale Betrachtung von Verhaltenssequenzen

Bemerkenswert ist, dass im verhaltenstherapeutischen Menschenbild keine der genannten Dimensionen schon im Vorhinein als dominierend über die anderen angesehen wird. Vielmehr geht man davon aus, dass biologische, emotionale, kognitive und soziale Prozesse parallel laufen und sich wechselseitig beeinflussen. Dabei kann einmal der eine und einmal der andere Aspekt verhaltensbestimmend werden. Verschiedene Ursachen können zu ein und derselben klar umschriebenen Wirkung führen; andererseits können geringfügig variierende oder sogar gleiche Ausgangsbedingungen unterschiedliches Verhalten verursachen. In der Verhaltenstherapie geht man also weder davon aus, dass der Mensch ausschließlich ein Produkt seiner Umwelt wäre („Umweltdeterminismus"), noch dass er ausschließlich durch seine biologische und biografische Entwicklung bestimmt wird („Strukturdeterminismus").

Der Mensch steht als physisches und psychisches System im regen Austausch mit der Umwelt, wobei sich stetig neue Wechselwirkungen entfalten können. Der Mensch ist also einerseits offen für dynamische Veränderungen. Andererseits betrachten wir das physische und psychische System des Menschen auch als in sich geschlossen und „selbstorganisierend": Unter Selbstorganisation verstehen wir die Eigenschaft des Organismus, alle Aktivitäten der Erhaltung der eigenen Organisation unterzuordnen (Maturana, 1982). Menschliches Erleben und Verhalten realisiert sich in diesem Sinn also als Folge von selbstorganisierenden Prozessen, die die aktuellen biologischen, emotionalen, kognitiven und sozialen Bedingungen in spezifischer Weise vernetzen.

In Therapien nutzen wir das Beziehungsangebot unseres Gegenübers, um in diese Prozesse mit einzutreten und Veränderungen anzuregen. Durch Anteil nehmende Beobachtung helfen wir, die individuellen Muster des Erlebens und Verhaltens der Patientin herauszuarbeiten. Vor dem Hintergrund des verhaltenstherapeutischen Menschenbildes ordnen wir unsere Wahrnehmungen, gemeinsam mit dem Gegenüber suchen wir nach einer angemessenen Sicht der bestehenden Probleme und nach möglichen Lösungsansätzen. Dabei hilft uns die Vielzahl wissenschaftlicher Modellvorstellungen, die aus unterschiedlichsten Disziplinen stammen: Einerseits aus den Gebieten der Psychologie (Entwicklungs-, Persönlichkeits-, Kommunikations- und Sozialpsychologie; Gedächtnis-, Verhaltens-, Kognitions- und Emotionsforschung), andererseits aus jenen der Medizin (Physiologie, Neurologie, Psychiatrie).

Die Basis des verhaltenstherapeutischen Menschenbildes wird also von zahlreichen Teiltheorien gebildet, die alle empirisch fundiert sind, d. h. sie beruhen auf Erfahrungen, welche in Untersuchungen und Experimenten auf Grund systematischer Beobachtungen gemacht werden. Diese im Menschenbild zusammengeführten Teiltheorien können als „Patchwork" oder „Mosaik" von wissenschaftlichen Aussagesystemen beschrieben werden. Entsprechend ihrer Bewährung in der Praxis und durch den Einfluss der steten wissenschaftlichen Entwicklung verändert sich auch das verhaltenstherapeutische Menschenbild. Neue Theorien und Modelle finden Eingang, andere verlieren an Bedeutung.

Da die Verhaltenstherapie niemals von einem Schulengründer festgelegt wurde, sondern sich am lebendigen Wandel praktischer und wissenschaftlicher Erkenntnisse orientiert, ist es von Zeit zu Zeit nötig, ein aktualisiertes Bild ihres Selbstverständnisses zu entwerfen. Das vorliegende Buch ist auch aus dieser Motivation heraus verfasst worden. Die nachfolgenden Kapitel bieten eine Zusammenstellung von theoriegestützten Auffassungen, welche sich aufeinander beziehen und aufeinander aufbauen, ohne dabei Vollständigkeit zu beanspruchen. Der Leserin kann aber eine aktuelle Version des verhaltenstherapeutischen Menschenbildes in wesentlichen Umrissen ersichtlich werden.

Wir halten uns dabei an die eingangs getroffenen Unterscheidungen: Im Kapitel „Der Körper als Ort der physischen und psychischen Entwicklung" betrachten wir die biologischen Voraussetzungen des Menschen und seines Bewusstseins. Im Abschnitt über „Die Organisation von Erfahrung" fragen wir nach jenen Strukturen, in denen der Austausch mit der Umwelt seinen Niederschlag findet. Danach werden „Die Gefühle" und „Das Denken" auf Eigenart und Funktionalität hin untersucht, weiters bringt „Der Rückgriff auf Erfahrungen" aktuelle Gedächtnismodelle ins Spiel. Im Kapitel über „Pläne und Bedürfnisse" nähern wir uns den zielorientierten Vorstellungen, die Fühlen und Denken durchdringen und konkrete Verhaltensweisen hervorbringen können. „Die Fähigkeit zur Selbstregulation" lässt Einblick in die selbstbezügliche Organisation des Menschen gewinnen und führt zu den Themen Identität, Selbstwert und Selbstkontrolle. Schließlich wird das bisher Gesagte in den Raum zwischenmenschlicher Beziehungserfahrungen gestellt, in welchem sich „Die wichtigen anderen" als zentrale Bezugspunkte für unser Verhalten erweisen werden.

1.1 Der Körper als Ort der physischen und psychischen Entwicklung

Bereits vor der Geburt – im Verlauf des embryonalen Wachstums – ist der Körper in seiner stetig zunehmenden organischen Komplexität auch jener Ort, an dem sich menschliches Leben in seiner psychischen Dimension aufzubauen beginnt. Zunächst werden die zum Wachstum benötigten Nährstoffe aufgenommen, nach Bearbeitung durch die Stoffwechselvorgänge werden die Reste wieder abgegeben. Dieser für die Zellteilung notwendige Austauschprozess wird mithilfe von genetischen Vorgaben reguliert. Das biochemische Milieu des Uterus führt aber in seiner jeweiligen Beschaffenheit bereits zu unterschiedlich verlaufenden Entwicklungen, etwa in Abhängigkeit zu den Ernährungsgewohnheiten der Mutter. Und auch die psychischen Bedingungen der frühen Umwelt beeinflussen die Entwicklung. Mütter, die beispielsweise chronisch unter starkem Stress stehen und heftige Gefühle erleben, produzieren entsprechende Botenstoffe, die wiederum auf den Embryo einwirken und damit zu seiner frühen Erfahrungswelt gezählt werden.

Schon hier ist das Prinzip der Wechselseitigkeit anzunehmen: Sowohl die genetischen Strukturen als auch die Angebote aus der Umwelt modulieren jene physischen und psychischen Prozesse, die das menschliche Leben ausmachen.

Umgekehrt greifen diese Prozesse in die weitere Entfaltung genetisch vorbereiteter Strukturen ein, und spätestens nach der Geburt wirken sie gestaltend auf die Umwelt zurück. Obwohl das Neugeborene in den ersten Lebensmonaten noch ganz von der Versorgungsleistung seiner sozialen Umwelt abhängig ist, fordert es bereits bestimmte Reaktionen ein und regt so zur Interaktion an (Stern, 1998). Dabei handelt es sich durchaus nicht nur um biologische Notwendigkeiten wie etwa das Stillen des Hungers. Vielmehr spielen auch psychische Faktoren wie das Interesse am Erkunden der Umwelt oder die Lust an motorischen Bewegungen eine große Rolle. In diesen Interaktionen beeinflusst bereits der Säugling sein Erregungsniveau gemäß seiner augenblicklich vorherrschenden Bedürfnisse. Er vermittelt durch sein Verhalten zwischen seinen Bedürfnissen und den Angeboten der Umwelt so, dass sich das Erleben von Spannung und Entspannung auf einem bestimmten Niveau ausbalanciert. Gelingt dies, sprechen wir vom Zustand der „Homöostase", d. h. vom dynamischen Gleichgewicht sowohl des physischen als auch des psychischen Systems (Piaget, 1974).

Das als angenehm erlebte Erregungsniveau unterscheidet sich in seiner Intensität von Mensch zu Mensch und von Situation zu Situation – und zwar von Anfang an. Manche Säuglinge fühlen sich rasch überstimuliert, während anderen viele Reize geboten werden müssen, damit sie sich nicht langweilen. Zudem ist die Zone des Wohlbefindens zwischen Über- und Unterforderung unterschiedlich breit angelegt, ebenso wie die Toleranz gegenüber zeitweiligen Abweichungen. Hier sind also unterschiedliche Eigenschaften beobachtbar, welche der Person als Charakteristika zugerechnet und auf biologisch-genetische Differenzen zurückgeführt werden können.

Dazu zählt auch die Besonderheit des emotionalen Erlebens: Etwa die Schnelligkeit, mit der eine Gefühlsqualität entsteht und die Intensität, in der sie erlebbar wird. Doch schon die ersten Erfahrungen mit der sozialen Umwelt wirken auf diese inneren Prozesse zurück und beginnen sie zu modulieren (Linehan, 1996). Reagieren zum Beispiel die frühen Bezugspersonen rasch und angemessen auf emotionale Signale des Kindes, reicht bereits eine geringe Gefühlsintensität aus, um treffsichere Reaktionen der Bezugsperson hervorzurufen. Reagieren Bezugspersonen aber stark verzögert und oft unangemessen, dann müssen emotionale Signale zu höherer Intensität anwachsen, um überhaupt von den Bezugspersonen bemerkt zu werden. Und sie werden möglicherweise weniger genau auf die Anforderungen der Situation abgestimmt sein, weswegen diese Emotionen sowohl für das Individuum selbst als auch für die jeweiligen Sozialpartnerinnen nur in stark vergröberter Form wahrnehmbar werden.

Noch deutlicher zeigt sich der Einfluss der Umwelt auf die Ausformung der Sprache. Nur die von den Bezugspersonen zur Verfügung gestellten Begriffe können ins Repertoire des Kindes übernommen werden. Sind in einer Familie bestimmte Themen ausgespart und werden gewisse Aspekte der Interaktion nicht explizit benannt, kann das Kind nur schwer diesbezügliche Bedürfnisse zum Ausdruck bringen, da die sprachlichen Voraussetzungen dafür fehlen. Aber auch hier muss noch vor jeder Betrachtung der zwischenmenschlichen Beziehungen der Entwicklungsgrad des Zentralnervensystems berücksichtigt werden. Zwar beginnt die erste sprachliche Kommunikation im Sinne einer gemeinsamen Nutzung von bedeutungshaltigen Worten im zweiten Lebensjahr (Stern, 1998), aber die kognitiven Fertigkeiten steigern sich bis in die Pubertät und ins frühe Erwachsenenalter. Dabei können immer komplexere Zusammenhänge erfasst und sprachlich thematisiert werden.

Emotionale und kognitive Erfahrungen sind also abhängig vom Medium des Körpers. Und insbesondere das Zentralnervensystem spielt dabei eine wesentliche Rolle: Es ist *das* menschliche Organ, das der Informationsverarbeitung dient. Wir denken hier nicht nur an die Großhirnrinde als den evolutionsgeschichtlich jüngsten Teil, sondern über die älteren Stammhirnregionen hinaus auch noch an die Nervenzellen rund um die menschlichen Eingeweide. Im Zentralnervensystem findet die engmaschige Vernetzung von wahrgenommenen Reizen mit den inneren Befindlichkeiten statt: Stoffwechselvorgänge, hormonelle Kreisläufe, Einschätzungen von Gefühlen, Denkleistungen und Rückgriffe auf Gedächtnisinhalte werden hier koordiniert. Abhängig von den dabei hervortretenden Bedürfnissen werden Handlungen entworfen, konkrete Verhaltenssequenzen gesteuert und neue Wahrnehmungen gemacht. Diese kontinuierliche Rückkoppelung zwischen inneren Prozessen, in die Umwelt hineinwirkenden Handlungen und der Beobachtung der daraus resultierenden Konsequenzen wird vom Nervensystem getragen. Der anatomische Aufbau der Nervenverbindungen spiegelt auf vielen Ebenen die angedeutete kreisförmige Anordnung wider – wir sprechen daher auch von „zirkulären Strukturen" und „Feedback-Schleifen".

Verhaltensgewohnheiten, wiederkehrende Denk- und Verarbeitungsmuster sowie emotionale Erlebnisse stehen also in unmittelbarem Bezug zu den etablierten Nervenzellverbänden, was jedoch nicht bedeutet, dass sie damit schon ein für allemal festgelegt wären – ganz im Gegenteil: Die feinen Verbindungen zwischen den einzelnen Nervenzellen besitzen eine erstaunlich hohe Plastizität, d. h. sie wachsen relativ schnell und können so stets neue Zellverbände bilden (Heim & Meinlschmidt, 2003). Das Erlernen von bislang unbekannten Inhalten, die Ergebnisse von Denkprozessen und neue emotionale Erfahrungen führen auch zu einer Veränderung der organischen Basis. Doch die jeweils vorhandene neuronale Struktur begrenzt in ihrer Beschaffenheit gleichzeitig die Möglichkeiten der daran anschließenden weiteren Entwicklung. Veränderungen des Zentralnervensystems können immer nur vom aktuellen Zustand ausgehend Schritt für Schritt erfolgen und sie verbleiben notwendigerweise innerhalb des physiologisch vorgegebenen Rahmens.

Ähnlich kann auch das Verhältnis von menschlichem Bewusstsein und Zentralnervensystem gesehen werden. Wir verstehen unter „Bewusstsein" das Erleben von mehr oder weniger konzentrierter Aufmerksamkeit, welche auf innere oder äußere Ereignisse gerichtet ist. Die Qualität dieser Aufmerksamkeit ist dabei nur der erlebenden Person selbst zugänglich. Um nun eine Vorstellung vom Verhältnis zwischen Bewusstsein und Körper bekommen zu können, machen wir ein kleines Gedankenexperiment. Nehmen wir an, eine Person würde ihre Bewusstseinszustände beschreiben und währenddessen hätte ein fiktiver Beobachter die Möglichkeit, zeitgleich die Prozesse im Zentralnervensystem zu betrachten: Zweierlei Beschreibungen von ein und demselben Vorgang würden nun einander gegenüber stehen – einerseits die psychischen („mentalen") und andererseits die neuronalen Ereignisse.

Auf die in der philosophischen Tradition als „Leib-Seele-Problem" bekannte Frage nach dem Verhältnis zwischen Bewusstseinszuständen und den Körpervorgängen fand sich bisher noch keine eindeutige Antwort (Bunge & Ardila, 1987). Keines der auf den beiden Ebenen beschriebenen Phänomene kann unserer Ansicht nach einseitig auf das jeweils andere zurückgeführt oder reduziert werden. Weder ist das Bewusstsein eine bloße Begleiterscheinung der Hirnaktivität ohne eigenen Einfluss auf das menschliche Verhalten, also ein so genanntes „Epiphänomen" der Nerventätigkeit. Noch ist das Bewusstsein im Rahmen wissenschaftlicher Psychologie als völlig vom Körper unabhängiges „Geistes- oder Seelenphänomen" zu verstehen, das sich in extremer Auffassung sogar die Welt und das eigene Sein nur „ausdenkt". Als konsequente Folgerung aus den bisher schon beschriebenen verhaltenstherapeutischen Grundannahmen über die Wechselseitigkeit von Person und Umwelt sowie zwischen kognitiven und emotionalen Prozessen bietet sich aber auch in dieser Frage eine vorläufige Lösung an: Demnach wäre das Zentralnervensystem zwar eine notwendige Voraussetzung für das Erleben von Bewusstsein, aber die Ereignisse im Bewusstseinsstrom können dann zu Entscheidungen führen, welche nicht durch die Nerventätigkeit selbst vorherbestimmt sind. Daraus hervorgehende Handlungen ziehen dann neue Erfahrungen nach sich, die auf die neuronalen Verbindungen verändernd zurückwirken. Das typisch verhaltenstherapeutische Verstehensprinzip der Berücksichtigung von wechselseitigen Einflüssen kann also auch hier geltend gemacht werden. Im konkreten Verhalten zeigt sich schließlich die Synthese aller beteiligten Prozesse, welche einzeln jeweils nur in der ihnen angemessenen Dimension beschrieben werden können.

1.2 Organisation von Erfahrung

Wenn Menschen mit ihrer Umgebung interagieren, ist der Ausschnitt, der bewusst erlebt wird, meist durch stark wechselnde Inhalte gekennzeichnet. Die mehr oder weniger konzentrierte Aufmerksamkeit schwenkt beispielsweise vom Mienenspiel des sozialen Gegenübers hin zum gerade auszusprechenden Gedanken. Wirkte der andere etwa teilnahmslos, könnte der Wunsch aufkommen, ihn zurechtzuweisen. Vielleicht wird aber das Aussprechen des Satzes gestoppt, da ein leichtes Schamgefühl wegen der plötzlich empfundenen Unangemessenheit der eigenen Forderung deutlich wird. In der entstehenden Pause könnte das Ticken der Uhr wahrgenommen werden, gefolgt von der Konzentration auf die plötzlich bekundete Bereitschaft des Gegenübers, selbst das Wort zu ergreifen.

Schon an diesem Beispiel sehen wir, dass der Ausschnitt des Bewusstseins dem Strahl einer Taschenlampe gleicht, der durch einen dunklen Raum voller Gegenstände wandert und dabei sehr rasch von einem Punkt zum anderen springt. Wenn auch mehrere Umstände gleichzeitig erfasst werden können, so verbleibt eine Vielzahl der kontinuierlich parallel ablaufenden psychischen Prozesse dabei notwendigerweise außerhalb unserer Aufmerksamkeit.

In der Interaktion mit der Umwelt wird der Strom der Ereignisse meist selektiv über die Brücke des bewussten Erlebens in den bisherigen Erfahrungsschatz eingegliedert. Werden wir etwa von einer Reiseleiterin über die Besonderheiten der gerade bereisten Stadt informiert, werden ihre Aussagen und die bewusst wahrgenommenen Sehenswürdigkeiten aufgegriffen und in unser bisheriges Wissen über diese Stadt eingegliedert. Gleichzeitig wird die Aufmerksamkeit auf Grundlage der vorhandenen Erfahrungen gelenkt, da Menschen ihre Sinne oft dorthin orientieren, wo sie erwarten, etwas Relevantes wahrnehmen zu können. Um im obigen Beispiel zu bleiben: Wir werden in der fremden Stadt auch nach den Sehenswürdigkeiten suchen, die uns schon vorher bekannt waren, selbst wenn uns die Reiseleiterin die entsprechenden Hinweise schuldig bleibt.

Im Allgemeinen registriert unsere Wahrnehmung vorhandene Unterschiede und hilft beim Erkennen von Regelmäßigkeiten und Mustern. Worin unterscheiden sich beispielsweise die Tischsitten in diesem fremden Land? Ist auf das regelmäßige Verschwinden des Morgennebels Verlass? Kann ich meine Wünsche der Bevölkerung gegenüber genauso zum Ausdruck bringen wie daheim? Ein großer Teil unserer Lernbereitschaft hat in diesem Sinne das Erkennen von Zusammenhängen zum Ziel. Diese Art, Erfahrungen zu organisieren, dient unmittelbar dem eigenen Überleben. Alles, was wir über die Relationen zwischen uns und unserer Umwelt lernen können, bekommt einen hohen Wert für die Selbstorganisation des Organismus.

Grundsätzlich werden drei Formen des Lernens unterschieden (Ehlers, 1996): Einmal, dass bei bestimmten wahrzunehmenden Reizen eine bestimmte Folge eintreten kann. Hörte jemand im Straßenverkehr ein lautes Reifenquietschen und wurde unmittelbar danach von einem Auto angefahren, so wird künftig ein Bremsgeräusch häufiger als bisher eine Schreckreaktion auslösen – diese Verkehrsteilnehmerin hat zunächst gelernt, ein Geräusch mit unmittelbarer Gefahr zu assoziieren. Doch schon hier ist vorstellbar, dass das Erlernen von Zusammenhängen nicht unbedingt nur bewusst erfolgen muss. Vielleicht ist unsere Fußgängerin, kurz bevor sie das Reifenquietschen hörte, über eine Wasserpfütze gesprungen. Diese Bewegung erfolgte möglicherweise „gedankenverloren", also hoch automatisiert. Der Zusammenhang zwischen Sprung und drohender Gefahr kann nun aber ebenfalls erlernt worden sein, ohne dass die Person bewussten Zugang zu dieser Gedächtnisverbindung besitzt. Erst wenn bei einem neuerlichen Sprung über eine Pfütze eine massive Schreckreaktion erfolgt, obwohl keinerlei Bremsgeräusch zu hören ist, kann der erlernte Zusammenhang bewusst werden. Diese Form des Lernens folgt dem Prinzip der so genannten „klassischen Konditionierung", die seit den Anfängen der Verhaltenstherapie den Einfluss von Bedingungen erhellt, die dem Verhalten vorausgehen. Das Prinzip besagt, dass an sich neutrale Reizquellen (hier der Sprung über die Pfütze) durch zeitliche und räumliche Koppelung mit bedeutungsvollen Ereignissen eine Signalfunktion bekommen und ein bestimmtes Verhalten auslösen können (hier vielleicht ein schreckhafter Blick über die Schulter).

Die zweite Form des Erkennens und Erlernens von Zusammenhängen betrifft die Konsequenzen, die bestimmten Verhaltensweisen nachfolgen. Es ist für Menschen sehr wichtig, die Folgen ihres Handelns in ihr Handeln miteinbeziehen zu können. Auch das geschieht oft nur teilweise bewusst. Sowohl das Eintreten von angenehm empfundenen Konsequenzen als auch der Wegfall von unangenehm empfundenen Konsequenzen machen es wahrscheinlicher, dass jemand in ähnlichen Situationen erneut ähnliche Verhaltensweisen wählt. Werden etwa in einem Gespräch die eigenen Gefühle von der Gesprächspartnerin aufgegriffen und anerkannt, so wird in einer künftigen Begegnung eher wieder diese oder sogar eine noch größere Bereitschaft zur Selbstoffenbarung bestehen. Umgekehrt verringert das Eintreten von unangenehm empfundenen Konsequenzen oder der Wegfall von angenehm empfundenen Konsequenzen die Wahrscheinlichkeit, dass die Verhaltensweise noch einmal gewählt wird. Kinder greifen eher nicht noch einmal auf die heiße Herdplatte.

Zunächst sei betont, dass das subjektive Einschätzen und Erleben der Konsequenzen von zentraler Bedeutung ist. Kognitive Einstellungen und Erwartungen eröffnen einen großen Spielraum unterschiedlicher Verhaltensmöglichkeiten in Abstimmung mit der jeweiligen Situation. Wenn ich durch riskantes Verhalten demonstrieren möchte, wie außergewöhnlich tapfer ich bin, werden mich auch wiederholt schmerzhafte Konsequenzen nicht unbedingt davon abbringen, vorausgesetzt ich stufe sie als nicht ernsthaft lebensbedrohlich ein. Gleichfalls beeinflusst die augenblickliche emotionale Befindlichkeit die Wahl des Verhaltens. Bin ich gerade ängstlich gestimmt, werde ich angesichts der Androhung negativer Konsequenzen vielleicht eher mit ausweichendem Verhalten antworten; bin ich hingegen verärgert, werde ich mich eher in eine Offensive begeben.

Diese komplexen Abstimmungsvorgänge in Bezug auf die Konsequenzen unseres Verhaltens können durchaus bewusst geschehen. Oft treten die Konsequenzen des eigenen Verhaltens aber so unterschwellig auf, dass sie von der Betroffenen gar nicht mit voller Aufmerksamkeit wahrgenommen werden und zuordenbar sind. Dennoch werden sie in die Synthese des Verhaltens mit einbezogen. Denken wir nur an das Beispiel von der Bereitschaft zur Selbstoffenbarung in Gesprächen: Treffen wir auf eine Gesprächspartnerin, die weder mimisch noch verbal auf die von uns gezeigten Gefühle reagiert, muss dieser Umstand zwar nicht bewusst werden, doch er wird auf die weitere Verhaltensbereitschaft Einfluss nehmen. Die entsprechenden Reize im Wahrnehmungsfeld können nämlich auch registriert werden, wenn sie nicht im Fokus der unmittelbaren Aufmerksamkeit stehen. In der Folge mag die Bereitschaft sich mitzuteilen allmählich abnehmen oder der Kontakt mit dem Gegenüber künftig ganz gemieden werden. Dieses Phänomen wird als „operantes Konditionieren“ bezeichnet. Es besagt, dass spontan gezeigtes („operantes“) Verhalten auf Grund der nachfolgenden Bedingungen in seiner Auftretenswahrscheinlichkeit beeinflusst wird.

Die dritte Form des Erkennens von Zusammenhängen bezieht sich auf die Tatsache, dass Menschen durch Beobachtung von anderen Menschen lernen. Die stellvertretenden Erfahrungen der anderen geben auch der Beobachterin Hinweise über vorausgehende und nachfolgende Bedingungen bei bestimmten Verhaltensweisen. Dieses so genannte „Modelllernen“ kann auch mit unterschiedlicher Aufmerksamkeit einhergehen, sodass der Grad an Bewusstwerdung variiert. Konkrete Arbeitsschritte eines Handwerkers werden wohl konzentrierter verfolgt werden als zum Beispiel die subtile Veränderung der Gebärdensprache in einer Jugendgruppe. Die ausgeprägte soziale Komponente des Modelllernens wird hier übrigens gut ersichtlich. Sie reicht weit zurück bis in die frühe Kindheit. Schon mit zwei Jahren beginnen sich Kinder mit ihren Bezugspersonen zu identifizieren. Die Imitation von deren Verhaltensweisen stellt nicht nur Nähe her, sondern ermöglicht auch ein spielerisches Probehandeln. „Wie reagieren denn zum Beispiel die Erwachsenen, wenn ich mit ihnen genauso schimpfe, wie sie es mit mir tun?“ Auf diese Weise werden Grenzen ausgelotet und unausgesprochene Regeln und Unterschiede erfahren. Indem Kinder allmählich Gesten, Redewendungen und Symbole aus der Erwachsenenwelt übernehmen, können sie den gemeinsamen Erfahrungsraum immer differenzierter erfassen und gestalten.

Die Organisation menschlicher Erfahrung wurde in der Geschichte der Verhaltenstherapie zuerst durch diese drei Formen des Lernens beschrieben: Klassische und operante Konditionierung sowie Modelllernen. In der solcherart erfassten Abfolge von Reizen, Reaktionen und Konsequenzen wurden Organisationseinheiten auf der Ebene des beobachtbaren Verhaltens abgegrenzt, d.h. menschliches Verhalten erwies sich als organisiert in Bezug auf eng umschriebene Umweltbedingungen. Aber im Zuge des Lernens kommt es notwendigerweise auch zum Aufbau innerpsychischer Strukturen, die diesen Bezug des Individuums zur Umwelt leiten. Da diese nicht direkt beobachtbar sind, sondern nur indirekt aus dem gezeigten Verhalten und der Kommunikation über subjektives Erleben erschlossen werden können, bedarf es einer Abstrahierung. Der Begriff des „Schemas" wurde daher ins verhaltenstherapeutische Menschenbild eingeführt, um diese innerpsychischen Organisationseinheiten benennen zu können.

Der Schemabegriff, der auf Arbeiten sowohl von Bartlett (1932) als auch von Piaget (1936) zurückgeht, bezeichnet einen innerpsychischen Prozess, welcher vorhandene Erfahrungen heranzieht, um aktuelles Verhalten auszurichten. Genauer betrachtet werden Prinzipien, die Wahrnehmung, Denken, Fühlen und Handeln strukturieren, von den spezifischen Merkmalen und Anforderungen einer Situation aktiviert. Wir sagen auch, dass das Schema „getriggert" wird. Die Sinnesorgane werden dann gemäß den vorhandenen Erwartungen orientiert, was den ökonomischen Einsatz der zur Verfügung stehenden Aufmerksamkeit ermöglicht – allerdings zum Preis von selektiver Wahrnehmung. Wenn die wahrgenommenen Situationsmerkmale als Signal aufgefasst werden und den Einsatz des mit dem Schema verknüpften Verhaltensrepertoires zu rechtfertigen scheinen, kommt es zu konkreten Umsetzungsschritten. Erinnert uns etwa die Türklingel daran, dass wir seltenen Besuch erwarten, werden wir vielleicht besonders bemüht sein, die Gäste würdig zu empfangen: Das Schema „sorge für das Wohlbefinden deiner Gästen" wurde aktiviert und alles, was wir jemals über die Rolle des Gastgebers erfahren haben, wird unser Verhalten leiten. Beispielsweise werden wir selektiv darauf achten, dass die Weingläser der Besucherinnen bei Bedarf sofort nachgeschenkt werden. Den gerade in der Küche überkochenden Topf könnten wir aber auf Grund der selektiv geleiteten Aufmerksamkeit eher übersehen.

Treten nun die erwarteten Konsequenzen auch tatsächlich ein, wurde das Schema als situationsangemessen bestätigt – im obigen Fall sind unsere Gäste hochzufrieden mit der Bewirtung. Die Erfahrung, dass die aktuelle Situation erwartungsgemäß bewältigt wurde, fügt sich in die bereits vorhandenen Erfahrungen ein. In diesem Sinn ist sie ans Schema „assimilierbar": Als den Vorgang der

Assimilation bezeichnen wir die problemlose Eingliederung neuer Erfahrungen in die vorhandenen Schemata.

Andererseits gibt es die Möglichkeit, dass die gegenwärtigen Erfahrungen den vorherigen Erwartungen widersprechen. Dies kann sein, weil entweder die Situationsmerkmale missdeutet wurden, oder weil das Verhalten die Anforderungen nicht erfüllen konnte (da diese sich vielleicht geändert haben), oder aber weil überraschende Konsequenzen auftraten. In unserem Beispiel könnte die Türklingel von einem Postboten bedient worden sein, der uns ein Telegramm mit der Absage des Besuches aushändigt. Oder unsere Gäste bringen ein rebellisches Kleinkind im Trotzalter mit, sodass keine unserer kulinarischen Bemühungen imstande ist, ihr Wohlbefinden herbeizuführen – vielleicht verlassen sie uns entnervt, noch bevor wir sie bewirten konnten. In solchen Fällen kann es zweckdienlich sein, die Erwartungen zu korrigieren und das Verhaltensrepertoire zu erweitern. Wenn wir öfter Besuch von Familien mit Kleinkindern bekommen würden, müsste das Schema „sorge für das Wohlbefinden deiner Gäste" eventuell dahingehend modifiziert werden, auch gezielte Spielangebote an den Nachwuchs zu machen. Das Schema muss sich also an die neuen Bedingungen anpassen, d. h. „akkommodieren": Als den Vorgang der Akkommodation bezeichnen wir die nachhaltige Veränderung eines Schemas angesichts von Erfahrungen, die nicht assimilierbar sind.

Wir sollten aber nicht vergessen, dass die Benennung von „Schemata" als sprachliche Hilfskonstruktion zur Abgrenzung und Erfassung von Prozessen erfolgt, die wir nicht direkt beobachten können. Sie zu vergegenständlichen hilft jedoch dabei, das konkrete Handeln von Personen verstehen zu können. Sollen kognitive Prozesse, die der Organisation von Erfahrung dienen, unterschieden werden, so spricht man von „kognitiven Schemata" (Beck et al., 1994; Young, 1994); sind primär emotionale Prozesse beteiligt, kann von „emotionalen Schemata" gesprochen werden (Greenberg & Safran, 1987) und bei der Verschränkung von emotionalen und kognitiven Komponenten auch von „affektiv-kognitiven Schemata" (Ciompi, 1997).

Die Entstehung, Aufrechterhaltung und Veränderung der Schemata erfolgt unterschiedlich, je nachdem ob es sich um mehr emotional oder mehr kognitiv geleitete Prozesse handelt. Zahlreiche Forschungsbefunde legen nämlich die Annahme von zwei grundsätzlich verschiedenen psychischen Verarbeitungssystemen nahe (Epstein, 1990). Auch wenn beide Systeme eng miteinander verwoben sind, kann eine eher ganzheitlich-emotionale Art der psychischen Verarbeitung von einer eher analytisch-rationalen unterschieden werden. Die ganzheitlich-emotionale Verarbeitung gilt als früheste Form, die schon beim Säugling das Verhalten steuert. Erst bei zunehmender Reifung des Zentralnervensystems und Ausbau der kognitiven Fertigkeiten wird diese frühe Form von der analytisch-rationaleren Verarbeitung flankiert.

Das ganzheitlich-emotionale Verarbeitungssystem orientiert sich primär an den emotionalen Grundqualitäten, welche grob in die Gruppen der Lust- und Unlustempfindungen unterteilt werden können. Diese werden als umfassende Reaktionen des Organismus auf die gegenwärtige Situation verstanden (deshalb auch „ganzheitlich"). Dabei wird die Wirklichkeit vorwiegend bildhaft metaphorisch erfasst und interpretiert. Die Verarbeitung ist weniger differenziert sondern nach Kategorien und Analogien organisiert. Emotionale Komplexe, welche auf der Basis von Assoziationen aktiviert werden, spielen dabei eine wesentliche Rolle. Die Verarbeitung erfolgt deshalb sehr rasch und ist auf unmittelbares Handeln ausgerichtet. Ein neben uns bellender Hund kann blitzartig Angst auslösen, sodass wir intuitiv die Arme hochziehen.

Andererseits kann das emotionale Verarbeitungssystem nur überaus langsam verändert werden, aufbauend auf wiederholt korrigierenden Erfahrungen. Werden bellende Hunde nun einmal mit Gefahr assoziiert, bedarf es oftmaliger Begegnungen mit friedlichen Hunden, bis sich die Heftigkeit der Angstreaktion vermindert. Meist wird die ganzheitlich-emotionale Art der Verarbeitung passiv erlebt, teils auch wenig bewusst. Wir werden von unseren Gefühlen bestimmt, ob wir wollen oder nicht, und sie geben eine Einschätzung der Situation ab, die uns überaus plausibel erscheint.

Demgegenüber orientiert sich das analytisch-rationale Verarbeitungssystem an dem, was logisch und vernünftig erscheint. Verhalten wird dabei mehr durch überlegte und analysierende Einschätzung der Situation gesteuert. Zahlt es sich beispielsweise aus, die kaputte Waschmaschine reparieren zu lassen, oder ist es wirtschaftlicher, gleich eine neue anzuschaffen? Die Wirklichkeit wird in abstrakten Symbolen (Begriffen und Zahlenverhältnissen) und daher hoch differenziert erfasst. Interessant ist, dass hier im Gegensatz zum emotionalen System die Verarbeitungsgeschwindigkeit sehr langsam ist. Vor wichtigen Entscheidungen und Handlungen bedarf es mitunter einer langen Phase analytisch-rationaler Bearbeitung. Und oft werden Ereignisse verarbeitet, die schon geschehen sind. Selbst da benötigt es einige Zeit, bis sich ein klarer Standpunkt etablieren kann. „War es richtig, die Arbeitsstelle zu wechseln?", beispielsweise.

Andererseits lässt das analytisch-rationale System äußerst rasche Veränderungen zu. Mit der Schnelligkeit eines Gedankens kann uns ein neues Argument vom Gegenteil der vorherigen Ansicht überzeugen. Erfahren wir im obigen Beispiel etwa, dass der alte Arbeitgeber in Konkurs gegangen ist, werden wir plötzlich doch nicht mehr unsere Entscheidung hinterfragen. Ebenfalls im Gegensatz zum emotionalen System wird die rationale Verarbeitung aktiv und bewusst erlebt – wir gehen in unserem subjektiven Empfinden eher davon aus, dass wir unsere Gedanken selbst produzieren und kontrollieren können.

Auch wenn diese beiden Verarbeitungssysteme hier klar gegenüber gestellt werden, ist zu berücksichtigen, dass weder emotionale noch kognitive Prozesse in absoluter Reinform existieren. Die gelungene Synthese von situationsangemessenem Verhalten erfolgt meist unter Beteiligung beider Systeme. Manchmal ist mehr das eine System handlungsleitend, manchmal das andere. Gefühle werden häufig von Gedanken begleitet und Gedanken führen vielfach zu emotionalen Resonanzen. Dies sollten wir in Erinnerung behalten, wenn wir in den nächsten Kapiteln noch näher und gesondert auf diese beiden Forschungsgebiete eingehen.

1.3 Die Gefühle

In den verschiedensten Kulturen ist der mimische Ausdruck von Gefühlen ähnlich. Die Emotionsforscherinnen betrachteten die paarweise aktivierten Gesichtsmuskeln, welche das Erleben eines Gefühls begleiten und stellten fest, dass zu bestimmten Gefühlen bestimmte Ausdrucksmuster eindeutig zuordenbar sind (Izard, 1994). Es liegt daher nahe unterscheidbare „Grundgefühle" (Basisaffekte, fundamentale Emotionen) zu definieren. Das damit verbundene Konzept wird daher auch als „differenzielle Emotionstheorie" bezeichnet.

Grundgefühle sind schon in der frühesten Mutter-Kind-Interaktion zu beobachten: der Ausdruck von Interesse (Neugier, Erregung), Überraschung (Schreck) und Ekel (Abscheu) ab der Geburt; Freude (Vergnügen) kommt nach 4–6 Wochen dazu, Ärger (Zorn, Wut, Aggression) und Traurigkeit (Kummer, Schmerz) folgen mit 3–4 Monaten und Angst (Furcht, Entsetzen) vor bestimmten Objekten stellt sich mit 6–8 Monaten ein. Auch könnte der Ausdruck von Geringschätzung (Verachtung) hier dazu gezählt werden.

Manche Forscherinnen wählen abweichende Einteilungen und Benennungen dieser Grundgefühle, auch variieren die Angaben zum Zeitpunkt ihres erstmaligen Auftretens, aber in groben Zügen stimmen sie überein. Der Ausdruck von Scham- und Schuldgefühlen und das Erleben dieser Gefühlsqualität treten erst später hinzu, nämlich sobald die Wahrnehmung der eigenen Person in Bezug auf jemand anderen möglich wird, etwa gegen Ende des zweiten Lebensjahres.

Erst nach diesen Grundgefühlen entstehen die komplexen Emotionen. Diese werden unter wesentlicher Beteiligung des kognitiven Systems hervorgebracht und sind relativ uneinheitlich beschrieben. Wir begnügen uns hier mit einer bloß unvollständigen Auflistung: Neid, Stolz, Sorge, Eifersucht, Enttäuschung, Ungeduld, Langeweile, Beleidigtsein, Rührung, Dankbarkeit, Begeisterung, Übermut und Glück sind einige der abgrenzbaren Gefühlszustände, die durch Vermischung verschiedener emotionaler Grundqualitäten mit gedanklichen Bewertungsprozessen zustande kommen (Sulz & Lenz, 2000).

Doch zurück zu den Grundgefühlen: Diesen können auch auf neurophysiologischer Ebene charakteristische Muster von hirnelektrischer Aktivität zugeordnet werden. Je intensiver die Emotion erlebt wird, desto deutlicher treten diese im Elektroenzephalogramm (EEG) aufgezeichneten Muster hervor. Gleichfalls wird vermutet, dass bestimmte Botenstoffe des Nervensystems (so genannte Neurotransmitter wie etwa das bekannte „Adrenalin") samt zugehörigen Rezeptoren für einzelne Grundgefühle zuständig sind. Emotionale Reaktionssysteme sind folglich als evolutionsgeschichtlich frühe Formen der Verhaltenssteuerung anzusehen, welche den Menschen über alle Kulturen hinweg bereits biogenetisch mitgegeben werden. Sie erfüllen wichtige Funktionen im Dienste der Arterhaltung.

Einerseits ist das Gefühlserleben ein wichtiges innerpsychisches Signal, das mit seinem jeweiligen Informationsgehalt zur Selbststeuerung des Organismus beiträgt. Zudem hilft es, die zum Handeln nötige Energie aufzubringen – es ist „motivierend". Andererseits ist der Gefühlsausdruck ein wichtiges zwischenmenschliches Signal, welches das Gegenüber auf die aktuellen Bedürfnisse hin orientiert und daher auch passende Reaktionen hervorrufen kann. Physiologische, innerpsychische und kommunikative Aspekte des Gefühlserlebens können dabei als zusammengehörig begriffen werden. Wiederkehrende emotionale Prozesse organisieren sich für viele Forscherinnen in Form von so genannten „emotionalen Schemata", die die genannten Aspekte umfassen.

Betrachten wir zunächst die innerpsychischen Wirkprinzipien der Grundgefühle (Ciompi, 1997). Interesse führt tendenziell zu Hinwendung, Angst zur Distanzierung von einem Gegenstand, einer Person oder einem Inhalt beziehungsweise von dessen gedanklichem Bild. Ärger setzt Grenzen oder weitet vorhandene Grenzen aus. Freude schafft neue Bindungen, während Trauer Bindungen löst. Jedes dieser Grundgefühle begünstigt daher auch bestimmte Handlungstendenzen. Beispielsweise kann Angst zu Vermeidungs- und Fluchtverhalten veranlassen oder Trauer die Suche nach Tröstung bewirken. Scham- und Schuldgefühle können Verhaltensweisen hervorbringen, die ein Ungeschehen- oder Wiedergutmachen zum Ziel haben.

Die zweite Wirkebene von Gefühlen ist in der zwischenmenschlichen Kommunikation zu suchen. Der mimische Ausdruck informiert das Gegenüber rasch und umfassend über die aktuelle Befindlichkeit der Kommunikationspartnerin. Die Schnelligkeit der nonverbalen Kommunikation lässt vermuten, dass direkt – mitunter auch ohne Beteiligung der bewussten Aufmerksamkeit – das emotionale System des Gegenübers angesprochen wird.

Das Ausmaß der emotionalen Resonanzfähigkeit ist dabei freilich von Mensch zu Mensch und von Situation zu Situation verschieden. Im günstigen Fall können wir uns in das Bedürfnis einfühlen, das mit der gezeigten Emotion verbunden ist. Unsere Reaktion könnte dann zumindest das Bedürfnis des Gegenübers anerkennen, vielleicht in Folge sogar befriedigen. Der Auslöser des emotionalen Signals wäre damit aufgehoben und der Gefühlsausdruck obsolet. Zum Beispiel ist das Weinen des eben hingefallenen Kleinkindes als Signal aufzufassen, dass die Bezugsperson heranholen und eine angemessene Hilfestellung bewirken soll. Eilt diese nun rasch herbei, hebt das Kind auf und tröstet es durch körperliche Nähe und beruhigende Worte, wird das Weinen langsam aufhören.

Bereits an anderer Stelle wurde angedeutet, dass Gefühle in unterschiedlicher Intensität erlebt und ausgedrückt werden. Alle bis dahin gemachten Erfahrungen mit der Kommunikation von Gefühlen fließen ja mit ein. Auch die biogenetischen Anlagen sind in Rechnung zu ziehen, um die große Bandbreite von emotionaler Gehemmtheit bis zur impulsiven Übersteuerung von emotionalen Prozessen als Folge einer natürlichen Varianz betrachten zu können.

Abschließend soll noch darauf verwiesen werden, dass in vielen Konzepten „Affekt" als übergeordneter Begriff für „Trieb" und „Gefühl" verwendet wird. Im Unterschied zu Gefühlen werden hier Triebe – wie Sexualität oder Hunger – als eng verknüpft mit den biologischen Notwendigkeiten zur Erhaltung von Organismus und Art gesehen. Begleitende Verhaltensweisen werden durch angeborene Instinktprogramme gesteuert, die relativ unabhängig von der jeweiligen Situation, wie nach einem Muster ablaufen.

Außerdem können jene affektiven Kräfte als „Vitalitätsaffekte" bezeichnet werden, die in Bewegung und Stimme zum Vorschein kommen (Stern, 1998). Der jeweilige Rhythmus, das Tempo und die Intensitätsveränderungen bilden unabhängig von möglichen Gefühlstönungen eine charakteristische Aktivierungskontur, d. h. einen klar unterscheidbaren Verlauf der in die kommunikative Äußerung eingebrachten Energie.

Weiters werden auch „Stimmungen" von Gefühlen unterschieden. Diese treten seltener ins Bewusstsein, da sie zumeist nicht in Zusammenhang mit konkreten Situationen gebracht werden können. Sie halten im Allgemeinen länger an und modulieren als „Hintergrund" in umfassender Weise unser Selbsterleben. Beispielsweise kann das Gefühl des Ärgers meist eindeutig auf den ärgerlichen Umstand bezogen werden, aber die Zuordnung einer „gereizten Stimmung" zu einem auslösenden Ereignis fällt ungleich schwerer. Obwohl es diese Auslöser zweifelsohne gibt, sind sie dem Bewusstsein zunächst nur selten zugänglich. Gleichfalls tritt das Ende einer Stimmungsphase im Gegensatz zum Gefühl eher unbemerkbar und langsam ein. Der Ärger verschwindet, wenn der Anlass beseitigt ist, aber die gereizte Stimmung verändert sich erst allmählich – im Verlauf eines Tages – und selbst dies wird nur im Nachhinein bemerkt.

1.4 Das Denken

Eine Kognition kann im engeren Sinn als verbales oder bildhaftes Ereignis definiert werden, das im Bewusstseinsstrom des Menschen erlebbar wird. Weiter gefasst kann zu diesem Sammelbegriff jede Art von Informationsverarbeitung gezählt werden, selbst wenn sie ohne bewusste Aufmerksamkeit stattfindet. Teilaspekte der Informationsverarbeitung sind: Wahrnehmen, Denken (als Verknüpfung von Kognitionen mit einer bestimmten Logik), Entscheiden und Problemlösen, auch Vorgänge des Erinnerns, bei denen konkrete Inhalte eine Rolle spielen.

Prozesse der Informationsverarbeitung zielen meist darauf ab, Unterschiede zu erkennen und Regelmäßigkeiten herauszufiltern, um dann die unterschiedenen Einheiten miteinander in Beziehung zu setzen. Die Wahrnehmung orientiert sich beispielsweise an Konturen und Bewegungen, die sich vom Umfeld abgrenzen lassen. Auch auf neurologischer Ebene sind Mechanismen auszumachen, die Kontraste verstärken und die Isolation von Mustern im Zuge der Wahrnehmung erhöhen. Welche Muster aber durch Isolation vom Umfeld herausgehoben werden, hängt durchaus mit den aktuellen Bedürfnissen und Erwartungen zusammen. Ein hungriger Mensch wird zahlreiche Restaurants im Straßenbild entdecken, während ein umweltbewusster Mensch eher die überquellenden Mistkübel wahrnehmen wird.

Wir haben dieses Phänomen bereits bei der Vorstellung der „Schemata" kennengelernt: In Abstimmung mit inneren Bedürfnissen und äußeren Reizangeboten werden bisherige Erfahrungen aktiviert und dementsprechend die Sinnesorgane ausgerichtet. Die Wahrnehmung erfolgt somit aktiv und oft auch absichtsvoll, weshalb sie als Aspekt des menschlichen Handelns begriffen werden kann (Neisser, 1979).

Die dabei selektiv herausgehobene Information kann sich stimmig in die Erfahrungen und Erwartungen eingliedern. Damit wird sie ans Schema assimiliert. Oder aber die Information widerspricht den bisherigen Erfahrungen und Erwartungen und korrigiert sie in Folge. Dann muss sich das Schema soweit verändern (akkommodieren), bis sich die neue Information wieder problemlos einordnen lässt. Da aber die Beibehaltung von Schemata dem Menschen Stabilität und Orientierung ermöglicht, besteht eine Tendenz zur Herbeiführung von Wahrnehmungen, welche die vorhandenen Erfahrungen und Erwartungen bestätigen. Wir neigen eher dazu, Informationen, die die Erwartungen bestätigen aufzusuchen und entsprechend der Schemata als Inhalte unseres Bewusstseins zu strukturieren. Die Wahrnehmung von widersprechenden und somit Änderung erzwingenden Informationen wird hingegen eher vermieden. Teilweise werden Informationen sogar im Zuge der schemageleiteten Wahrnehmung derart umgestaltet, dass sie sich leichter eingliedern lassen.

In der Beziehung zu den primären Bezugspersonen entstehen auf diesem Weg Strukturen, die kontinuierlich die Selbst- und Fremdwahrnehmung leiten. Dies sind einerseits so genannte Körper- und Selbstschemata, andererseits die Schemata von den „wichtigen anderen".

Diese Schemata bilden den Erwartungshintergrund für die Aufnahme von neuen Beziehungen: Wenn ich mich selbst und meinen Körper auf eine bestimmte Weise wahrnehme (etwa als unsicher und hässlich) und erwarte, dass das ebenfalls spezifisch wahrgenommene Gegenüber (etwa als überlegen, schön und kritisch) mich auch so sieht, dann resultiert daraus eine ganz bestimmte Beziehungsqualität (hier vielleicht die einer angstvollen Unterordnung). Obwohl es sich zunächst nur um Erwartungen handelt, kann im Sinne einer selbsterfüllenden Prophezeiung mein daraus hervorgehendes Verhalten genau jene erwartete Beziehungsqualität hervorrufen.

Die kognitiven Schemata beinhalten also sehr konkrete Annahmen über Eigenschaften, Werte, Kompetenzen und mögliche Konsequenzen, sie sind aber keinesfalls als „objektiv" anzusehen. Es handelt sich um Prozesse, die durch die herrschenden Bedingungen (innere und äußere; erinnerte, gegenwärtige und vorweggenommene) nicht nur aktiviert werden, sondern in gewisser Weise auch geformt. Unser Erleben in Beziehung zu anderen Menschen ist immer das Resultat einer Synthese von früheren Erfahrungen, aktuell wahrgenommenen Umständen und deren Bewertung. Insbesondere Bewertungen gehen aus informationsverarbeitenden Prozessen hervor, die kontinuierlich Vergleiche zwischen diversen Informationsquellen ziehen und nach Ähnlichkeiten oder Differenzen suchen. Je nachdem wie die Bewertung ausfällt, werden parallel laufende emotionale Prozesse in positiver oder negativer Grundqualität angestoßen.

Indem permanent Unterscheidungen hervorgebracht sowie Regelmäßigkeiten isoliert und in bestehende Erfahrungen eingegliedert werden, entstehen bedeutungshaltige Zusammenhänge („semantische Netze"). Die solcherart erfolgende Strukturierung zwischenmenschlicher Beziehungen durch kognitive Prozesse ist jedoch keinesfalls eindimensional. Weder gibt es nur *ein* abgegrenztes Bild von sich selbst noch vom Gegenüber, geschweige denn eine *einzige* dazugehörige Beziehungsqualität. Eher können wir davon ausgehen, dass Menschen sich selbst und andere in vielerlei teils völlig gegensätzlichen Facetten wahrnehmen können. Entsprechend der vorherrschenden Erwartung und emotionalen Gestimmtheit entstehen verschiedene Gruppierungen oder Bündelungen von kognitiven Schemata, welche die Interaktionen mit der sozialen Umwelt mit spezifischen Bedeutungen unterlegen. Gleiches kann übrigens auch für den Bezug zur unbelebten Umwelt – beispielsweise den persönlichen Gegenständen des täglichen Gebrauchs – geltend gemacht werden. Psychische Gesundheit zeichnet sich unter anderem dadurch aus, dass all die unterschiedlichen Facetten nebeneinander erlebt werden können, ohne für den inneren Zusammenhalt der Person bedrohlich zu werden.

1.5 Der Rückgriff auf Erfahrungen

Wenn wir von emotionalen und kognitiven Schemata sprechen, meinen wir also psychische Prozesse, die unter bestimmten Voraussetzungen aktiviert werden und eine wieder erkennbare Charakteristik aufweisen.

Diese Prozesse strukturieren die aktuellen Situationen anhand von Prinzipien, die im Zuge früherer Erfahrungen etabliert wurden. Insofern tragen Schemata zwar „Erinnerungen“ an schon einmal durchlebte Situationen in sich, aber dies nur in indirekter Form: primär wird nicht das inhaltliche Detail erinnert oder wieder erlebt, sondern ein Prinzip der Strukturierung, das sich in der vergangenen Situation bewährt hat. „Erinnerung“ in diesem Sinn hat weniger mit bewusstem Zugriff auf Vergangenes zu tun als vielmehr mit der – oft gar nicht bewusst erlebten – Aktivierung von spezifischen Strukturierungsprinzipien. Die aktuelle Situation muss dabei bestimmte Merkmale in sich tragen, die den Aufforderungscharakter besitzen, sie durch ein bereits vorhandenes Schema zu strukturieren. Die Behandlung der neuen Situation durch ein altes Strukturierungsprinzip geht mit der mehr oder weniger bewussten Erwartung einher, die bevorstehenden Erfahrungen problemlos assimilieren zu können. Und sie setzt die meist implizite Annahme voraus, dass beide Situationen einander in irgendeiner Weise ähnlich sind.

Schemata können relativ unabhängig vom direkten Erinnern ihrer Entstehungsbedingungen wirken, auch wenn diese Bedingungen manchmal noch gut aus den Eigenheiten der schemageleiteten Prozesse zu rekonstruieren sind. Die Rekonstruktion kann aber dadurch erschwert werden, dass sich Schemata durch nötige Akkommodationsvorgänge schließlich immer mehr von den ursprünglichen Bedingungen entfernen. Dennoch stellt die Summe aller Schemata unzweifelhaft so etwas wie ein „Gedächtnis“ dar, das unter dem Einfluss von bestimmten situativen Auslösern ganz bestimmte Strukturierungsprinzipien wachrufen kann. Diese Auslöser wirken wie Schlüssel, die in die Schlösser der Schemata passen, welche nun die aktuelle Situation zu strukturieren beginnen.

Wir unterscheiden interne und externe situative Auslöser (Gefühle, Gedanken und Körperempfindungen sowie der Einfluss von äußeren Bedingungen). Emotionale Schemata werden oft von emotionalen Schlüsselreizen aktiviert, kognitive Schemata oft von Reizen, die der Informationsverarbeitung entspringen. Mitunter sind beide Formen eng miteinander verwoben. So können die aus der Aktivität eines kognitiven Schemas resultierenden Bewertungen Gefühle hervorrufen, welche ihrerseits wieder zu einem Auslöser für ein emotionales Schema werden. Wenn zum Beispiel bei einer heiklen handwerklichen Aufgabe wie dem Ankleben eines ausgebrochenen Porzellanstücks an eine Vase der Klebstoff zu rasch aushärtet und daher das anzuklebende Stück nicht mehr richtig positioniert werden kann, wird der Vorgang zunächst als unbeeinflussbar und die Vase als nicht mehr zu retten bewertet. Die danach aufkommenden Ohnmachtsgefühle können nun einen emotionalen Prozess in Gang setzen, der die Situation nach dem Prinzip eines Wutanfalles strukturiert. Dieser emotionale Ausbruch ungezügelten Ärgers trägt vielleicht die Erinnerung an frühere Ohnmachtssituationen in sich, auch wenn in der Erlebnisgegenwart dies gar nicht bewusst wird. Und falls dieses destruktive emotionale Schema zur Zerstörung des bearbeiteten Gegenstandes führt (indem etwa die Vase auf den Boden geworfen wird), kann die Wahrnehmung der zerstörten Überreste einen kognitiven Prozess aktivieren, der „schematisch" die eigene handwerkliche Kompetenz pauschal abwerten lässt („ich bin völlig unfähig"). Dieser kognitive Prozess kann auf den vielleicht schon oftmals selbstverschuldet erlittenen Verlust von Gegenständen verweisen, auch wenn die dazugehörigen Bilder nicht unbedingt erinnert werden. Emotionale und kognitive Schemata operieren gegenwärtig und bedürfen keines direkten und bewusst erlebbaren Rückgriffes auf die inhaltlichen Details früherer Erfahrungen.

Die verhaltenstherapeutische Auffassung vom menschlichen Gedächtnis in einem allgemeineren Sinn – nicht nur den Erfahrungshintergrund von Schemata betreffend – betont analog dazu die grundsätzliche Gegenwartsbezogenheit von Erinnerungsvorgängen. Sie steht dabei durchaus in Kontrast zu den üblichen alltagspsychologischen Annahmen: Traditionelle Bilder entwerfen das Gedächtnis ja oft als Speicher und entlehnen damit Vorstellungen aus der Informationstechnologie. Erinnerungen sind in dieser Betrachtungsweise statisch im Gedächtnis aufgehoben, bei einem Abruf könnten sie unverändert wieder ins Bewusstsein treten. Neuere Konzepte aus dem Bereich der Gedächtnisforschung revidieren jedoch diesen Ansatz (Caspar, Rothenfluh & Segal, 1992; Goschke, 1996). Es wird nun davon ausgegangen, dass sich Erinnerung nicht als Aufruf einer einmalig abgespeicherten und in sich geschlossenen Informationseinheit ereignet. Vielmehr ist Erinnern ein Vorgang, der in Abhängigkeit vom aktuellen Kontext des Rückerinnerns steht. Was dem Menschen als Erinnerung erlebbar wird ist das Resultat eines Prozesses, der nicht nur aus den verschiedenen Aspekten der früheren Erfahrung, sondern auch aus den gegenwärtigen emotionalen und motivationalen Randbedingungen eine Synthese bilden muss. Je nach Bedeutungskontext, in dem der Abruf stattfindet, werden einzelne Aspekte der früheren Erfahrung zu einer Version der Erinnerung integriert, die den aktuellen Anforderungen entsprechen kann. Dies ist – wie schon gesagt – stets eine Integration in gegenwärtige Situationen, d. h. im Zuge des Erinnerns wird nicht „das Alte" hervorgeholt, sondern auf Basis früherer psychischer Vorgänge werden neue psychische Erlebnisse konstruiert. Dabei können sogar die jüngeren Versionen allmählich die älteren überdecken, verändern oder ersetzen.

Denken wir nur an die wiederholte Betrachtung von Urlaubsbildern, welche mitunter die Rückerinnerung an den Urlaub ganz auf die in den vorhandenen Fotografien eingefangenen Momente reduzieren kann. Und manchmal entwickeln sich aus den dazu erzählten Kommentaren eigene Geschichten, die Gefahr laufen, allmählich den Bezug zum faktisch Erlebten zu verlieren. Der Vorgang des Erinnerns hat also durchaus nicht etwas endgültig Feststehendes zum Gegenstand.

Menschen „haben" in diesem Sinn keine mentalen Repräsentationen der Welt, vielmehr „werden" sie zu solchen lebendig verkörperten Interpretationen ihrer jeweiligen Welten (Mahoney, 1991). Diese dynamische Eigenart von Erinnerungsvorgängen wird besonders deutlich, wenn wir die biologische Ebene betrachten. Lerninhalte sind hier ebenfalls keinem eindeutigen Ort im Zentralnervensystem zuordenbar. Wie bereits erwähnt verändert sich beim Lernen nur die Art der neuronalen Verbindungen. Somit „sitzt" – vereinfacht gesagt – die Information nicht „in" der Nervenzelle, sondern „zwischen" den Zellen. Sie ist in der jeweiligen Form erregungsleitender Verknüpfungen enthalten. Die unterschiedlichen Aktivierungsmuster von Zellkonfigurationen entsprechen den unterschiedlichen Informationen, die den begleitenden Verhaltensweisen zugrunde liegen. Die Annahme der Existenz von „neuronalen Netzwerken", welche durch Erfahrungen entweder bestätigt und gefestigt oder verändert und aktualisiert werden, scheint berechtigt.

Diese Zellverbände, die sich je nach Aktivierungsmuster neu konstituieren, arbeiten parallel und gleichzeitig, was den unterschiedlichen Grad an Bewusstheit und Verfügbarkeit von Erfahrungen erklären kann.

Solche verschiedenen Qualitäten von Erinnerung werden in der aktuellen Erforschung des Gedächtnisses noch deutlicher herausgearbeitet (Perrig et al., 1993; Grawe, 1998). Die aufmerksame Leserin wird bemerken, dass die Charakteristika der nun näher zu beschreibenden Gedächtnismodalitäten an die Eigenschaften der ganzheitlich-emotionalen und analytisch-rationalen Verarbeitung erinnern, wie wir sie bereits kennen gelernt haben (siehe auch Kap. 1.2).

Analog dazu kann einerseits vom „impliziten (perzeptuellen) Gedächtnis" und andererseits vom „expliziten (konzeptuellen) Gedächtnis" gesprochen werden. Als explizite Gedächtnisvorgänge werden jene Prozesse bezeichnet, die mit dem subjektiven Eindruck des Erinnerns einhergehen. Wenn wir uns zum Beispiel fragen, was wir gestern Mittag gegessen haben, werden wahrscheinlich nach einem kurzen Suchvorgang die entsprechenden Speisen unserem Bewusstsein zugänglich werden. Handelt es sich um bloßes Fakten- und Begriffswissen („Wiener Schnitzel"), spricht man vom semantischen Teil; handelt es sich hingegen um die Erinnerung von Ereignisabfolgen („vorher war ich Arbeiten, dann suchte ich mir ein Gasthaus, dort bestellte ich zuerst ..."), dann spricht man vom episodischen Teil des expliziten Gedächtnisses.

Der Abruf erfolgt inhaltsadressiert und die Richtung des Vorganges geht vom aktiven Erinnern-Wollen hin zu dem eben noch nicht bewusst zugänglichen Wissen. Wollen wir also die Frage nach dem gestrigen Mittagsmahl beantworten, gehen wir von einer inhaltlichen Grobkategorie (Essen, gestern Mittag) aus und kommen dann zur spezifischen Erinnerung der jeweiligen Speise („Top-down-Aktivierung"). Die zu erinnernden Fakten scheinen unabhängig von der ursprünglich wahrnehmenden Sinnesmodalität abrufbar zu sein – auch wenn wir gerade keine unmittelbaren Sinneseindrücke eines Schnitzels empfangen (Geruch, Geschmack), können wir uns an das gestrige Mahl erinnern.

Bei impliziten Gedächtnisvorgängen sind die auf das Erleben und Verhalten wirkenden Inhalte zunächst nicht mit willentlichem Erinnern verbunden. Der Abruf hängt von der augenblicklichen Stimmungslage, dem emotionalen und motivationalen Zustand und insbesondere von bestimmten, den Erinnerungsvorgang auslösenden Sinneseindrücken ab. Der Vorgang nimmt also von konkreten inneren oder äußeren Reizen, welche sehr nah an den ursprünglich wahrgenommenen Bedingungen liegen, seinen Ausgang („Bottom-up-Aktivierung"). Er erfolgt weniger willentlich, als dass er einer assoziativen Reaktion entspricht, die den einst beteiligten Sinnesmodalitäten treu bleibt. Beispielsweise kann im Zustand erlebter Einsamkeit ein bestimmter Geruch die Erinnerung an einen Ort heraufbeschwören, wo es genauso roch und ebensolche Einsamkeit schmerzlich vorherrschte. Um Zugang zu impliziten Gedächtnisinhalten zu bekommen bedarf es folglich der Herstellung einer Reizsituation, die den einstigen Erfahrungsbedingungen möglichst entspricht.

Implizite Gedächtnisvorgänge gelten als eine in der Evolution des Menschen früh entstandene Form der Informationsverarbeitung. Die weitgehend automatisierte Aufnahme komplexer Erfahrungen – so genanntes „implizites Lernen", das unterhalb der Bewusstseinsschwelle abläuft – stellt eine Wissensbasis zur Verfügung, die schnelles Reagieren erlaubt. So werden komplexe motorische Abläufe (etwa beim Schifahren) auch jenseits der bewussten Wahrnehmung eingeübt und bleiben als vorhandenes „implizites Wissen" für den weiteren Gebrauch verfügbar. Sie werden im Zuge des Tuns (des Schifahrens) ausgeführt, ohne notwendigerweise Gegenstand unseres Bewusstseins werden zu müssen.

1.6 Pläne und Bedürfnisse

Wir haben nun die Gefühle und Gedanken des Menschen näher betrachtet und festgestellt, dass die charakteristischen Muster meist noch deutliche Spuren von früheren Erfahrungen aufweisen. Wir haben den Körper als jenen Ort identifiziert, an dem die Synthese von konkretem Verhalten unter Einbeziehung vorausgehender und nachfolgender innerer und äußerer Bedingungen zustande kommt. Und wir sind davon ausgegangen, dass dies im „Jetzt" – in der Erlebnisgegenwart – passiert: Auch wenn wir Vergangenes erinnert haben und Künftiges erwartet, verblieben wir zunächst in einer relativ kleinräumigen Betrachtungsebene von unmittelbar aufeinander folgenden psychischen Geschehnissen (auf der so genannten „horizontalen" Ebene; siehe auch Kap. 1), ob sie uns nun bewusst waren oder nicht.

Wenn wir aber die Frage aufwerfen, was mit einem bestimmten Verhalten mittelfristig bezweckt werden soll oder welche Ziele langfristig erreicht werden wollen, dann betreten wir eine andere zeitliche und begriffliche Dimension. Um Aussagen über die immer wiederkehrenden und somit zentralen Motive eines Menschen formulieren zu können, müssen viele verschiedene Verhaltenssequenzen herangezogen werden. Vom beobachteten Verhalten und berichteten Erleben kann – in zunehmender Abstraktion – auf die dahinter stehenden Pläne und Bedürfnisse geschlossen werden. Damit befinden wir uns dann auf der so genannten „vertikalen" Ebene: Es gilt, Hypothesen über die Ziele eines Menschen aufzustellen, und zwar mitunter von den kleinsten Elementen seines Verhaltens ausgehend bis hin zu den komplexesten, lebenslang verfolgten Anliegen. Wieso ist jemand meist unpünktlich? Wieso arbeitet jemand seit Jahren daran, zu „den Besten" seines Faches zu gehören? Meist können wir aus den Aussagen und Taten eines Menschen, aber auch aus der Gestik und Mimik Hinweise auf seine Pläne erhalten (siehe Abb. 3).

Einzelne Verhaltensepisoden dienen dabei oft nicht nur einem Ziel – es ist vielmehr der Regelfall, dass ein und dieselbe Aktion zahlreiche Pläne nebeneinander erfüllt. Wir sprechen von der grundsätzlichen „Mehrfachbestimmtheit" von Verhalten. Zum Beispiel gehe ich mittags ins Caféhaus essen, weil ich hungrig bin, weil ich etwas genießen möchte, weil ich einen „Tapetenwechsel" brauche, weil ich dort die Zeitung lesen möchte, weil ich ohnedies wegen eines Postweges vorbei muss, weil ich …

Menschen trachten danach, durch ihr Verhalten Wahrnehmungen im Sinne ihrer Pläne herbeizuführen. Sie sind in vielfacher Weise motiviert, mit ihren Zielen konforme (meist positiv erlebte) Umstände herzustellen und davon abweichende (meist negativ erlebte) zu vermeiden.

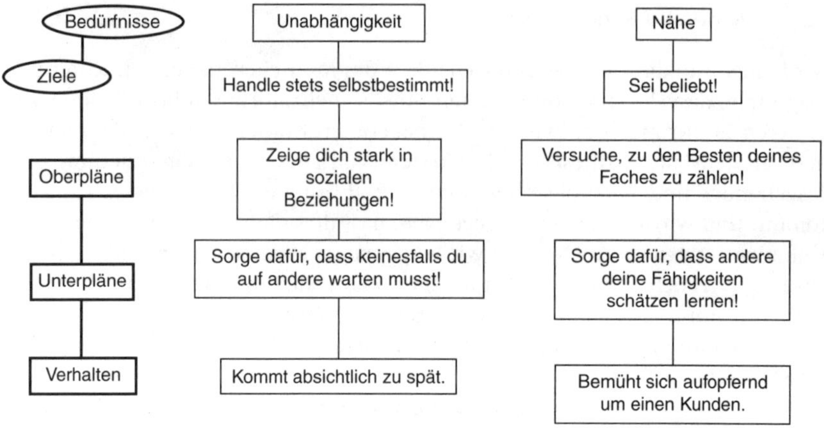

Abb. 3: Verhalten, Pläne und Bedürfnisse

Zahllose Pläne bestehen auf unterschiedlichen hierarchischen Ebenen und mit verschiedenen Zeitperspektiven nebeneinander: mal dominiert der eine, mal der andere.

Oft sind sie miteinander verkettet oder ineinander verschachtelt. Beispielsweise putze ich zuerst die Brille (um klar zu sehen), dann gehe ich mein Adressverzeichnis durch (um die Tourismuszentrale zu finden), schließlich greife ich zum Telefon, weil ich den nächsten Urlaub organisieren möchte.

Wenn Pläne zueinander in Widerspruch geraten, sprechen wir von einem Konflikt. Die konkreten, nahe am Verhalten angesiedelten Pläne werden als Unterpläne bezeichnet. Sie sind häufig mit automatisierten Verhaltensabläufen verknüpft. Die abstrakteren, näher an allgemeinen Bedürfnissen angesiedelten Pläne werden Oberpläne genannt, wobei diese häufig weit weg von den situativen Anforderungen sind. Zu berücksichtigen ist, dass uns unsere Pläne besonders im oberen und unteren Planniveau durchaus nicht immer bewusst sind. Hingegen sind Pläne im mittleren Bereich meist bewusst. Beispielsweise kann jemand sehr genau wissen, dass er gerade schnell in die Arbeit fährt, um nicht zu spät zu kommen. Aber weder sein aggressiver Fahrstil noch die Hoffnung, aus den beruflichen Konkurrenzverhältnissen als „absoluter Sieger" hervorzugehen, müssen ihm dabei bewusst sein.

Noch einmal auf den Punkt gebracht: Menschliches Verhalten ereignet sich meist planvoll. Viele der Pläne sind zeitlich überdauernde Orientierungen des Menschen – sie bilden eine so genannte „Planstruktur".

Die mehr oder weniger bewussten Pläne verfolgen die Erreichung bestimmter Ziele. Geht das Verhalten mit starker Bewusstheit für den angestrebten Effekt einher, können wir auch von „menschlichem Handeln" sprechen. Handlungen sind absichtsvoll und willentlich gesteuerte („intentionale") Verhaltensweisen – eine Bezeichnung, die eher den kognitiven Aspekt hervorhebt. Hingegen betont der oft verwendete Begriff der Motivation eher den emotionalen Aspekt des Verhaltens. Zeigt sich eine starke affektive Kraft, die der Zielerreichung dient, ist jemand „deutlich motiviert", selbst wenn er sich dieses Umstandes gar nicht bewusst ist. Abhängig von der Zielerreichung werden positive oder negative Gefühle aktiviert: Positive Gefühle verstärken das Wiederauftreten von zielführendem Verhalten, negative Gefühle erzwingen hingegen eine Umorientierung. Entweder wird nach anderen Wegen gesucht oder das Ziel aufgegeben.

Viele Forscherinnen haben sich gefragt, ob hinter planvollen Verhaltensweisen Grundbedürfnisse stehen, die ihnen gemeinsam sind. Diese können freilich nur indirekt aus dem Verhalten erschlossen werden und sind deshalb in ihrer Benennung und Gewichtung nur annäherungsweise zu definieren (Caspar, 1996). Deshalb erscheint uns ein Konzept, welches verschiedene zentrale Bedürfnisse des Menschen gleichrangig nebeneinander stellt, als besonders geeignet – eine einseitige Festlegung des „wahren Bedürfnisses des Menschen" kann so vermieden werden. Die Annahme von parallel bestehenden Bedürfnissen macht außerdem verständlich, warum sich die leitenden Bedürfnisse zeitlich und situativ abwechseln.

Zudem können Konflikte auf der Verhaltensebene gut nachvollziehbar auf Konflikte zwischen Plänen, die unterschiedliche Grundbedürfnisse befriedigen, zurückgeführt werden. Sehen wir uns nun einen Vorschlag an, der vier Bedürfnisse hervorhebt (Epstein, 1990; Grawe, 1998).

Das Bedürfnis nach Lustgewinn und Unlustvermeidung ist zunächst das am engsten mit den genetisch vorgeformten Erlebnisqualitäten verknüpfte. Das physiologische Gleichgewicht des Körpers (der Kräftehaushalt, das Schlafbedürfnis etc.) und die teils instinktiv gesteuerten Funktionen (Ernährung, Ausscheidung, Sexualität usw.) werden unmittelbar von Gefühlen begleitet, deren Lust- und Unlustqualitäten als angeboren gelten. Aber auch die von den Vitalfunktionen unabhängigeren Pläne werden bei Abweichung oder Annäherung ans Planziel von Emotionen flankiert. Unangenehme Gefühle werden nur allzu gerne vermieden, angenehme Gefühle könnten ruhig länger anhalten. Das postulierte Grundbedürfnis wirkt sich nun insofern aus, als dass der Mensch danach strebt, über die Gesamtheit seiner Pläne eine positive Lust/Unlust-Bilanz zu wahren.

Weiters kann das Bedürfnis nach Orientierung und Kontrolle einen zentralen Stellenwert beanspruchen (Flammer, 1990). Menschen entwickeln Vorstellungen von sich und der Umwelt, und vor deren Hintergrund ordnen sie ihre Erfahrungen ein. Gelingt dies, dann werden die Vorstellungen bestätigt und auch weiterhin zur Orientierung herangezogen. Wir empfinden dann, dass wir Zusammenhänge verstehen und daher auch Vorhersagen treffen können. Das Kontrollbedürfnis wird aber nicht nur dann befriedigt, wenn tatsächlich das Vorhergesagte eintritt, sondern vielmehr wenn die subjektive Überzeugung aufrechterhalten wird, möglichst viele Handlungsalternativen zu besitzen. Beispielsweise können sparsame Menschen ihr Kontrollbedürfnis darin befriedigt sehen, dass sie jederzeit über ihr Geld und somit über einen entsprechenden Handlungsspielraum verfügen könnten, auch wenn (oder gerade weil) sie nie davon Gebrauch machen.

Das Grundbedürfnis nach Nähe zu einer Bezugsperson wurde von der Bindungsforschung gut belegt (Bowlby, 1975). Können Kinder darauf vertrauen, dass eine zentrale Bezugsperson verfügbar ist, sobald der Wunsch danach aufkommt, dann tritt seltener intensive oder chronische Furcht ein. Gerade in Momenten erlebter Unsicherheit werden emotionale Signale und so genannte Bindungsverhaltensweisen (Rufen, Hinlaufen etc.) gezeigt, die möglichst rasch Nähe herstellen sollen. Gelingt dies, wird die Bezugsperson zur „sicheren Basis“: Das Kind beruhigt sich schnell und ist wieder offen für die Erkundung der Umwelt; d. h. es riskiert die Distanzierung von der „Bindungsfigur“. Damit sich ein „sicheres Bindungsmuster“ etablieren kann, wird eine entsprechende Feinfühligkeit der Bezugsperson vorausgesetzt. Sie muss die Fähigkeit haben, kindliche Signale wahrzunehmen, richtig zu interpretieren, sowie angemessen und prompt darauf zu reagieren. Das Bedürfnis nach Nähe zu einer feinfühligen Bezugsperson besteht auch im erwachsenen Leben weiter, wird dann aber an den (potentiellen) Partner gerichtet.

Zuletzt ist das Grundbedürfnis nach Selbstwerterhöhung zu nennen. Im gesunden Bevölkerungsdurchschnitt liegen eher positive Verzerrungen in der Selbstwahrnehmung vor, wie verschiedene Untersuchungen nahelegen (Taylor & Brown, 1988). Eine überwiegende Mehrheit von befragten Autofahrerinnen schätzt sich beispielsweise als überdurchschnittlich gute Verkehrsteilnehmerin ein – was rein statistisch unmöglich ist. Allgemein fallen Selbstbeurteilungen meist besser aus als Fremdbeurteilungen; positive Informationen über einen selbst werden leichter erinnert und schneller verarbeitet als negative usw. Diese Neigung, sich selbst in günstigerem Licht zu sehen, wirkt dann oft als „selbsterfüllende Prophezeiung“. Aufgrund der optimistischen Selbsteinschätzung nehmen Menschen höhere Herausforderungen an, werden dann diesen Herausforderungen im Gegensatz zu Menschen mit starken Selbstzweifeln eher gerecht und haben danach ein erneut gehobenes Selbstgefühl.

Um sich nun die Entstehung von geringem Selbstwert und Depressivität erklären zu können, müssen wir uns daran erinnern, dass ja alle genannten Grundbedürfnisse parallel nach Befriedigung verlangen. In einer sozialen Umgebung, in der es vielleicht schwierig ist, Orientierung und Kontrolle zu bewahren und zudem das Bedürfnis nach Nähe ständig frustriert wird, ist mitunter kein Platz mehr für den Selbstwert. Denken wir nur an eine Familie, in der auf Grund permanenter Auseinandersetzungen zwischen den Partnern wenig Zeit für die Kinder bleibt und es schließlich zur Trennung kommt. Ein davon betroffenes Kind verliert die vertraute Ordnung und die Nähe zu einer Bezugsperson, die bislang vielleicht leichter zugänglich war. Es interpretiert möglicherweise die Situation so, als ob es selbst nicht wichtig und wertvoll genug wäre, dass ihm dieser Bruch erspart würde. Solche schmerzlichen Erfahrungen verunsichern und erschweren ein neuerliches Vertrauen in zwischenmenschliche Beziehungen. Um nicht wieder ähnliche Verluste riskieren zu müssen, wird vielleicht das Bedürfnis nach Schmerzvermeidung und Kontrolle zu dominieren beginnen. In Folge werden enge Bindungen vielleicht vermieden und daher kommt es nur schwer zu selbstwerterhöhenden Erfahrungen. Wenn also einzelne Bedürfnisse lebensgeschichtlich eine übergeordnete Bedeutung bekommen, werden andere Bedürfnisse nachgereiht und mitunter chronisch vernachlässigt.

1.7 Die Fähigkeit zur Selbstregulation

Wenn wir die psychischen Prozesse – anders als im letzten Kapitel – von den übergeordneten Grundbedürfnissen ausgehend betrachten, dann können auf der „vertikalen" Betrachtungsebene hierarchisch angeordnete Ober- und Unterpläne herausgearbeitet werden (siehe auch Kap. 1.6). Letztere sind dann für die konkrete Verhaltenssteuerung verantwortlich. Hat beispielsweise ein Firmenchef ein ausgeprägtes Kontrollbedürfnis, so könnte ein Oberplan lauten: „Vertraue anderen niemals sosehr, wie du dir selbst vertraust."; und ein entsprechender Unterplan: „Prüfe die Ausführung von wichtigen Tätigkeiten." Das hervorgebrachte Verhalten wird in diesem Beispiel vielleicht die vom Chef eigenhändig durchgeführte Korrektur aller Geschäftsbriefe sein.

Übergeordnete Bedürfnisse geben also Sollwerte vor, die von hierarchisch enger umgrenzten Plänen an eine konkrete Situation herangetragen werden. In der Verhaltenssequenz wird dann ersichtlich, ob sich die Soll-Vorgaben in Ist-Zustände verwandeln lassen oder nicht. Wird eine Diskrepanz zwischen Soll und Ist wahrgenommen, führt dies in Form einer innerpsychischen Rückmeldung zu einer erneuten Aktivierung der übergeordneten Pläne und Bedürfnisse. Je nach Ausmaß der Abweichung von den ursprünglichen Zielvorstellungen können sich Gefühle entwickeln, die zur nachhaltigeren Durchsetzung der Bedürfnisse motivieren. Wir können uns hier also eine in Regelkreisen angelegte Organisation der Verhaltenssteuerung vorstellen, die sich von den Grundbedürfnissen leiten lässt.

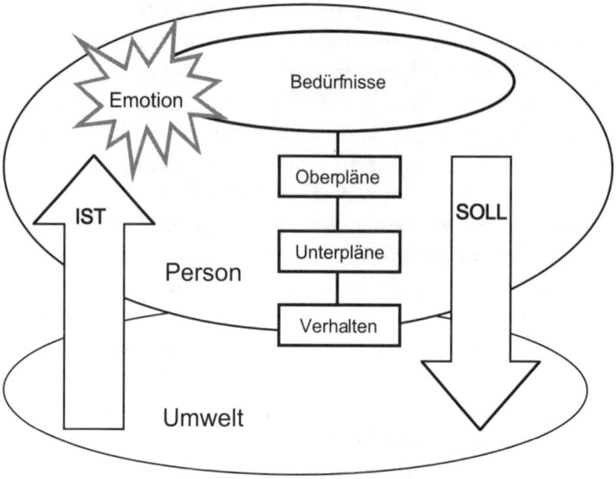

Abb. 4: Regelkreise der Verhaltenssteuerung

Die Summe aller parallel aufeinander abgestimmten Regelvorgänge ist im Idealfall in sich konsistent, d. h. ohne inneren Widerspruch, andernfalls ergeben sich psychische Konflikte. Naheliegend ist, dass die Herstellung oder der Erhalt von innerer Widerspruchsfreiheit einen hohen Wert für die psychische Verarbeitung hat. Wir haben in diesem Zusammenhang bereits den Begriff der „Homöostase" kennengelernt, der ein zentrales Prinzip der psychischen Selbstorganisation herausstreicht: die Tendenz zum Ausgleich von Spannungen (siehe auch Kap. 1.1). Dieses Prinzip hilft, ein stabiles Gleichgewicht zwischen den verschiedenen auf Bedürfnisbefriedigung abzielenden Bestrebungen zu erhalten.

Als wir eben von „Selbstorganisation" sprachen, haben wir die umfassendste Form der Rückbezüglichkeit im Organismus gemeint. Das Konstanthalten einer Organisationsform bei permanenter Veränderung internen und externen Bedingungen erfordert ausgleichende Prozesse, die angesichts aktueller Ist-Zustände in (Rück-)Bezug zu allgemeineren Soll-Vorgaben gesetzt werden. Der „Selbst"-Begriff markiert aber nicht nur in diesem Wort einen dynamischen Prozess der Rückkoppelung. Auch in vielen anderen Begriffen, die im verhaltenstherapeutischen Menschenbild und Behandlungsansatz eine wesentliche Rolle spielen, wird auf den in Regelkreisen angelegten Charakter lebendiger Prozesse verwiesen. Beispielsweise verdeutlicht der den Lerntheorien entstammende Begriff des „reinforcement" (etwas unglücklich mit „Verstärkung" ins Deutsche übersetzt) bereits mit dem darin enthaltenen „re-" die Rückkoppelung zwischen positiven Verhaltenskonsequenzen und künftiger Verhaltensbereitschaft.

Häufig wird der „Selbst"-Begriff jedoch hauptwörtlich gebraucht. „Das Selbst" tritt uns in Wortschöpfungen wie dem „Selbstbewusstsein" oder der „Selbstsicherheit" als ein Bestandteil von Personen entgegen, dem bestimmte Qualitäten zugeschrieben werden können. Diese Vergegenständlichung verschleiert unserer Ansicht nach den prozessualen Charakter von Rückkoppelungen, die sich auf unterschiedlichen Ebenen in unterschiedlicher Bewusstheit ereignen. Besser wäre, die begleitenden Prozessmerkmale nur adjektivisch anzuführen, indem wir etwa von „selbstbewusstem Auftreten" oder „selbstsicherem Verhalten" sprechen würden. Der hauptwörtlich verwendete Selbstbegriff erfüllt aber (ähnlich wie bei den Schemata) vielleicht eher das Bedürfnis nach konkreter Lokalisierung von innerpsychischen Vorgängen und Strukturierungsprinzipien.

„Das Selbst" wird traditionellerweise in zwei Aspekten beschrieben, welche schon von William James (1890) unterschieden wurden – das „Selbst als Subjekt" und das „Selbst als Objekt". Einerseits umfasst ja das Selbstempfinden die Erfahrung des eigenen Willens und der möglichen Kontrolle eigener Handlungsimpulse: Das, was ich tue, ist für mich auch klar von dem, was andere Menschen tun, abgegrenzt. Und ich habe das Empfinden, dass immer ich es bin, der etwas tut, auch wenn ich mich zu unterschiedlichen Zeiten unterschiedlich dabei fühle. Dieser Aspekt des „Selbst" – im Englischen auch kurz als „I" bezeichnet (Guidano, 1991) – besteht also in der Erfahrung der Eigenbestimmtheit und der Abgegrenztheit von anderen sowie der Einheitlichkeit des eigenen Seins, was an der Kontinuität der eigenen Empfindungen erfahrbar wird. Diese Empfindungen gehen außerdem oft mit körperlich-motorisch wahrgenommenen Qualitäten einher.

Der zweite Aspekt greift hingegen den Umstand auf, dass das „Selbst" auch zum Gegenstand eigener Betrachtungen werden kann. Hier werden die verschiedenen Dimensionen des „Selbstbildes" oder „Selbstkonzeptes" erfasst, die abhängig vom Alter und der kognitiven Entwicklung zunehmend differenzierter werden. Beginnend mit dem kindlichen Wissen über eigene Attribute (dem Alter, der Größe, dem Geschlecht) entsteht ein Konzept vom eigenen Körper, von den eigenen Fähigkeiten und Fertigkeiten, von den übernommenen sozialen Rollen sowie von den persönlichen Vorlieben und Abneigungen. Hier sehen wir auch, wie sehr eine strukturelle Ähnlichkeit zwischen Selbstbegriff und Schemabegriff bestehen muss: „Körperschema" und „Körperselbst" sind synonym zu verwendende Ausdrücke. Zusammenfassend wird die Summe der Selbstkonzepte im Englischen kurz als „Me" bezeichnet (Guidano, 1991).

Diese Dimensionen des Selbstbildes, d. h. die verschiedenen Selbstkonzepte, entwickeln sich zunächst mithilfe der Fähigkeit, sich in die Art und Weise einzufühlen, wie man von den wichtigen anderen wahrgenommen wird. Die subjektiven Vorstellungen von der eigenen Person entstehen im frühen Kindesalter nämlich zu einem wesentlichen Teil auf Grund der Reaktionen der Bezugspersonen auf das eigene Verhalten. Das Kind begreift sich selbst so, wie es die Worte, Gesten und emotionalen Angebote seiner sozialen Umwelt nahelegen. Aussagen wie „Du bist immer so lästig", abweisende Gebärden und ärgerliche Gefühle einer Bezugsperson werden als Hinweise aufgefasst, wie denn die eigene Person zu betrachten sei. Die Kriterien, die andere zur Bewertung des in die Beziehung eingebrachten Verhaltens heranziehen, werden übernommen („internalisiert") und zur Basis der Selbsteinschätzung gemacht. Erst später kommen Vergleiche mit anderen Menschen und deren Attributen, Fähigkeiten, Werten und Normen dazu. Dies ermöglicht dann ein breiteres soziales Referenzsystem für die Selbsteinschätzung auch unabhängig von den Bewertungen der Ursprungsfamilie.

Beide Aspekte des Selbst – wir würden eigentlich sagen wollen: beide Arten rückbezüglicher Prozesse – haben eine zentrale Rolle für das psychische Gleichgewicht des Menschen.

Die erlebte Einmaligkeit in der Kontinuität von Zeit und Raum („I") bildet eine wesentliche Voraussetzung für die Entwicklung einer persönlichen Identität. Sie bezieht sich auf das individuelle Handeln, durch das sich die Menschen mit ihren Bedürfnissen im sozialen Raum exponieren und somit selbst erleben. Andererseits folgen unmittelbar aus der Einschätzung der eigenen Person („Me") Gefühle, die unser Selbsterleben begleiten. Im Fall einer negativen Selbsteinschätzung können diese Gefühle etwa als „Empfindungen eines mangelnden Selbstwertes" umschrieben werden. Eine häufig zu beobachtende Wechselwirkung führt dann zu einer problematischen Zuspitzung: Angesichts der negativen Selbsteinschätzung werden Handlungsimpulse tendenziell gehemmt und identitätsstiftende Aktionen vermieden, was wiederum in noch schlechtere Selbstwertgefühle mündet. Oft verunsichern auch die kritischen Rückmeldungen anderer Menschen derart, dass nicht nur ein bestimmter Aspekt im Selbstkonzept hinterfragt wird, sondern gleich die eigene Identität erschüttert und bedürfnisgeleitete Handlungen abgebrochen werden. Mitunter geben dann Rückzugsverhalten und Selbstzweifel Anlass, therapeutische Hilfe aufzusuchen. Eine adäquatere Einordnung von – vermeintlichen oder realen – Einschätzungen der eigenen Person durch andere („Me") kann durch kognitive Reflexionen begünstigt werden. Und identitätsstiftendes Handeln („I") wird alleine schon durch die verhaltenstherapeutische Ausrichtung auf konkrete Einübung von Fertigkeiten im natürlichen Lebensumfeld ermutigt.

Hier können nun auch die selbstregulatorischen Fähigkeiten des Menschen gestärkt werden, welche im verhaltenstherapeutischen Menschenbild eine besondere Rolle spielen (Kanfer, Reinecker & Schmelzer, 1990). Dem Menschen ist ja die grundsätzliche Möglichkeit gegeben, seine eigenen Verhaltensweisen und Gefühle sowie sogar die eigenen Gedankengänge zum Gegenstand seines Denkens zu machen. Kommt ein Prozess der „Selbstreflexion“ einmal in Gang, versetzt er uns in die Lage, nicht nur die äußeren, sondern auch die inneren Bedingungen wahrzunehmen („Selbstbeobachtung“) und einzuschätzen („Selbstbewertung“). Gleichfalls können die wahrscheinlichen Konsequenzen für die zur Wahl stehenden Verhaltensalternativen vorweggenommen werden („Antizipation“). Die im Alltag üblicherweise hoch automatisierte Form der Informationsverarbeitung wird dabei bereits unterbrochen und es setzt eine Phase der kontrollierten Verarbeitung ein, die bewusst gelenkte Aufmerksamkeit erfordert.

Zum Beispiel können wir uns fragen, wieviel Zeit wir denn eigentlich täglich mit einem uns nahestehenden Menschen kommunizieren. Beobachten wir dann etwa verblüfft, dass die Vielzahl scheinbar nötiger Erledigungen den partnerschaftlichen Austausch stark einschränkt, können wir diesen Umstand als Beeinträchtigung für die Beziehung und somit als unerwünscht bewerten. Wir haben nun die Möglichkeit, weniger dringliche Erledigungen aufzuschieben, um die Beziehung zu pflegen – der gewohnte Verhaltensablauf wird dadurch unterbrochen. Sobald wir diese bewusste Entscheidung treffen und Einfluss auf das eigene Verhalten in Hinblick auf die selbst gesetzten Ziele nehmen, liegt „Selbstregulation“ vor. Erst wenn sich die neuen Verhaltensweisen etablieren konnten und abermals zu selbstverständlichen Gewohnheiten wurden, tritt die bewusst auf diesen Lebensbereich gelenkte Aufmerksamkeit wieder zurück.

Steht eine Entscheidung über besonders konfliktreiche Verhaltensalternativen an, wird ein Akt der „Selbstkontrolle“ erforderlich (diese kann als Spezialfall der Selbstregulation angesehen werden). Es gibt zwei Grundmuster der Selbstkontrolle: Beim „Widerstehen einer Versuchung“ muss kurzfristig auf angenehme Erlebnisse verzichtet werden, um langfristig positive Effekte zu erzielen. Typisches Beispiel ist der unmittelbare Verzicht eines alkoholabhängigen Menschen auf das angebotene Glas Bier, um langfristig die Gesundheit erhalten zu können. Das zweite Grundmuster der Selbstkontrolle besteht im „Ertragen einer aversiven Situation“. Dabei müssen kurzfristig unangenehme Erlebnisse toleriert werden, um langfristig positive Effekte zu erhalten. Beispielsweise muss die anfängliche Unsicherheit und Angst vor Zurückweisung beim Kennenlernen eines potentiellen Partners ertragen werden, damit überhaupt die Chance besteht, in eine langfristig gelingende Beziehung eintreten zu können.

1.8 Die wichtigen anderen

Schon an mehreren Stellen haben wir die Bedeutung anderer Menschen für die Entwicklung und das Wohl des Individuums beschrieben. Die soziale Dimension des Lebens beginnt ja bereits vor der Geburt, wo die physische und psychische Beschaffenheit der mütterlichen Umgebung den Embryo gänzlich umschließt – physische und soziale Umwelt sind zu dieser Zeit noch ident. Erst durch die Geburt erfährt das Kind die von nun an geltenden Bedingungen: Nur ein kleiner Teil der Umwelt reagiert auf die persönlichen Bedürfnisse und befriedigt sie. Der Säugling entdeckt aber rasch, dass er andere herbeirufen kann, die ihm behilflich werden.

Mit all seinen Sinnen sucht er nach jenen Regelmäßigkeiten in der Umwelt, die ihm die Nähe einer Bezugsperson anzeigen. Schon in den ersten Lebensmonaten werden vertraute Stimmlagen wiedererkannt und die symmetrische Form und der Ausdruck von menschlichen Gesichtern wecken zunehmendes Interesse.

Außerdem werden subtile Qualitäten der Interaktion erfasst: Tempo und Rhythmus sowie die Intensität von Bewegungen, Lauten und Berührungen – so genannte „Aktivierungskonturen" – beginnen das Beziehungsgeschehen zu charakterisieren (Stern, 1998). Interessanterweise werden diese Aktivierungskonturen in verschiedenen Sinnesmodalitäten auf gleiche Weise wahrgenommen. Zum Beispiel kann die Mutter eine bestimmte Abfolge sanft ausklingender Töne äußern oder im selben Rhythmus das Kind streicheln, um es gleichermaßen zu beruhigen. Die Bezugsperson übernimmt hier bereits eine wichtige regulative Funktion. Sie stellt sich nach Möglichkeit auf das Erregungsniveau des Kindes ein und wirkt beruhigend, wenn es übererregt ist, oder wirkt anregend, wenn es unterstimuliert ist.

Ab dem 9. Monat beginnen sich Säuglinge zu vergewissern, ob sich die Bezugsperson auf denselben Gegenstand konzentriert wie sie selbst. Die gemeinsame Ausrichtung der Aufmerksamkeit dient aber nicht nur dem Teilen von Erfahrung, sondern hilft auch bei der Einschätzung von Situationen. Werden Säuglinge in eine für sie zwiespältige Situation gebracht – beispielsweise mit einem zwar interessant aussehenden Batteriespielzeug, das aber auch „bedrohlich" rasselt – dann drehen sie sich zur Bezugsperson hin und suchen deren Gesichtsausdruck.

Je nachdem, ob diese dann zustimmend lächelt oder angstvoll geweitete Augen zeigt, wird sich das Kind tendenziell entweder dem Spielzeug zuwenden oder aber der Bezugsperson. In dem solcherart zur Verfügung gestellten sozialen Raum können Kinder relativ gefahrlos lernen, die eigenen Verhaltensweisen und Impulse mit den Umgebungsbedingungen abzustimmen. Trotz der notwendigen Unterstützung erleben sie sich dennoch als eigenständig handelnde Personen.

Eine weitere wichtige Form gemeinsamer Aufmerksamkeit gibt dem Kind das Gefühl, verstanden zu werden: Wenn die Bezugsperson eine Äußerung des Kindes aufgreift und deren Aktivierungskontur in einer anderen Sinnesmodalität erneut zum Ausdruck bringt (d. h. sie „transponiert"), dann kann das Kind daraus ableiten, in der eigenen affektiven Verfassung erkannt worden zu sein. Beispielsweise untermalen Mütter im Spiel mit ihren Kindern oftmals deren Bewegungen mit ähnlich konturierten Lauten. Wirft ein Kind mit kurzer und explosiver Geste voll Freude einen Ball von sich, sagt die Mutter in kurzer und eindringlicher Form vielleicht „Ja, ganz weit!". Entgegen der bloßen Imitation kindlicher Verhaltensweisen, die bis zum 9. Monat vorherrscht, bringen die Verschiebungen in eine andere Sinnesmodalität eine neue Beziehungsqualität mit sich. Diese so genannte „Affektabstimmung" legt auch den Grundstein für den Spracherwerb, da auch dort gemeinsam geteilte Erlebnisse von allmählich immer differenzierteren Wort- und Begriffsbildungen begleitet werden.

Durch das wiederholte Durchleben solcher Interaktionssequenzen können die Kinder Regelmäßigkeiten im Verhalten der Bezugspersonen entdecken. Die damit einhergehenden Erwartungen führen auch zu Regelmäßigkeiten im kindlichen Verhalten und Selbsterleben. Das Kind erfährt so eine Form von Ordnung, die zur Keimzelle von emotionalen und kognitiven Schemata wird. Ein Teil dieser Schemata reguliert das Verhalten in bedrohlich erlebten Situationen.

Wir haben schon bei den menschlichen Grundbedürfnissen die Neigung des Menschen, Sicherheit gebende Bindungen einzugehen, kennen gelernt (siehe auch Kap. 1.6): Kinder suchen in Momenten der Verunsicherung die Nähe zu einer Person, die als potenziell hilfreich und stärker eingeschätzt wird und von der das Kind glaubt, dass sie das gezeigte Bedürfnis nach Nähe und Sicherheit wahrnehmen und richtig interpretieren wird sowie prompt und angemessen darauf reagiert. Im günstigen Fall entsteht eine „sichere Bindung" an die primären Bezugspersonen (meist sind dies Mutter und Vater, es können aber auch alle anderen konstant verfügbaren Personen zu Bindungsfiguren werden).

Bereits zwischen dem 12. und 18. Lebensmonat werden bedeutende Unterschiede im Bindungsverhalten beobachtet. In einer standardisierten Untersuchungssituation, in der in einem Spielzimmer Kinder von ihren Müttern kurz getrennt werden, sind besonders bei der Wiedervereinigung charakteristische Muster erkennbar (Grossmann & Grossmann, 2000).

Sicher gebundene Kinder (das sind 50–60 % aller beobachteten Kinder) weinen bei der Trennung, rufen und suchen die Mutter, d. h. das so genannte „Bindungssystem" ist aktiviert. Erscheint dann die Mutter, sind sie rasch zu beruhigen, orientieren sich wieder weg von ihr und erkunden das Umfeld, d. h. das „Bindungssystem" wird deaktiviert und das „Explorationssystem" übernimmt die Verhaltenssteuerung.

Dann gibt es aber auch zwei Gruppen von unsicher gebundenen Kindern, nämlich die „unsicher vermeidenden" (30–40 % der beobachteten Kinder) und die „unsicher ambivalenten" (10–20 % der untersuchten Stichproben). Unsicher vermeidende Kinder reagieren auf die Trennung äußerlich kaum, obwohl sie physiologisch ebenso erregt sind wie sicher gebundene, was an der Herzfrequenz und dem Kortisolspiegel im Speichel ersichtlich wird. Sie vertiefen sich in die augenblickliche Betätigung, aber die Qualität des Spiels sinkt deutlich und die begleitenden Bewegungen werden stereotyp. Auch wenn die Mutter zurückkehrt, wenden sie sich ihr kaum zu oder weichen sogar dem Blickkontakt aus (sind also scheinbar bedürfnislos). Dennoch brauchen sie sehr lange, bis sie sich wieder physiologisch entspannen können. Demgegenüber weinen unsicher ambivalente Kinder rascher und heftiger bei der Trennung, und auch bei der Rückkehr der Mutter sind sie nur schwer zu beruhigen. Sie zeigen sogar Zeichen von Aggression und wollen etwa, nachdem sie aufgenommen wurden, gleich wieder losgelassen werden. Dann sind sie erneut unzufrieden und fordern zornig, wieder in die Arme genommen zu werden (erleben also zwiespältige – d. h. „ambivalente" – Gefühle in Bezug auf die Angebote der Mutter).

Die Bindungsforscherinnen haben Vermutungen über den Zusammenhang von unsicheren Bindungsmustern mit charakteristischen mütterlichen Verhaltensweisen angestellt. Bei vermeidend gebundenen Kindern dürften die Mütter den Wunsch nach Nähe eher zurückweisen. Vielleicht helfen sie noch bei der Bewältigung von kritischen Situationen durch Ablenkung, können aber den Affekt des Kindes nicht angemessen aufgreifen. Bei ambivalent gebundenen Kindern sind die Mütter nur dann verfügbar, wenn es mit ihren eigenen augenblicklichen Bedürfnissen vereinbar ist, und dann eher in einer ihren eigenen Gefühlen entsprechenden Weise. So kommt es dazu, dass sie manchmal überfürsorglich oder kontrollierend eingreifen, dann aber wiederum emotional unerreichbar sind. Oder sie steigen zwar auf den Affekt des Kindes ein, sind aber selber dadurch so irritiert, dass sie bei seiner Bewältigung nicht mehr helfen können.

Einmal etablierte Bindungsstile besitzen eine hohe Stabilität, sogar über Generationen hinweg. Besonders eindrucksvoll ist diesbezüglich die Tatsache, dass das Verhalten der Säuglinge in der Trennungssituation mit einer Wahrscheinlichkeit von 80 % aus den eigenen Bindungserfahrungen der Mütter vorhergesagt werden konnte (Rothbard & Shaver, 1994). In einem Interview berichteten die meisten Mütter von sicher gebundenen Kindern gut nachvollziehbar und ausgewogen über die Erfahrungen mit ihren Eltern. Die meisten Mütter der vermeidend gebundenen Kinder vermieden ihrerseits die Auseinandersetzung mit dem Thema Bindung oder beschrieben eine idealisierend beschönigende Bindungsgeschichte. Und viele Mütter der ambivalent gebundenen Kinder waren in ihrer Darstellung noch immer verstrickt und verärgert über die eigenen Bindungsbeziehungen zu ihren Eltern (früher wie heute) und konnten sich davon nicht befreien.

Zur Erklärung dieser Zusammenhänge drängt es sich auf, die Weitergabe charakteristischer Interaktionsmuster über Generationen hinweg anzunehmen. Dafür sind jedoch nicht nur die Mütter verantwortlich zu machen. Wir wollen hier vor einer allzu schnellen und einseitigen Verurteilung der Bezugspersonen warnen. Eine Metaanalyse der vorliegenden Untersuchungen kommt nämlich zum Ergebnis, dass das Ausmaß der mütterlichen Feinfühligkeit entgegen früherer Vermutungen nur zu einem Anteil von 12 % die Verschiedenheit der Bindungsstile erklären kann (De Wolff & Van Ijzendoorn, 1997). Vielmehr muss das angeborene kindliche Temperament in Rechnung gestellt werden.

Diese genetisch weitergegebenen Eigenschaften – beispielsweise das basale Erregungsniveau, die mögliche Intensität und Beharrlichkeit von Gefühlen oder deren Sprunghaftigkeit – haben nachweislich einen großen Einfluss auf den späteren Bindungsstil. Ein unruhiger Säugling mit Essproblemen, unstillbarem Schreien und ausgeprägten Schlafstörungen bringt selbst eine durchschnittlich feinfühlige Mutter an ihre Grenzen. Somit kann die Interaktion auch auf Grund der vom Kind eingebrachten Eigenschaften entgleisen (Papousek, 1996; Linehan, 1996).

Sind aber nun einmal entsprechende emotionale und kognitive Schemata entstanden, die den Bezug zu den wichtigen anderen in Situationen der Verunsicherung regulieren, können sie in den oft jahrelang begleitend durchgeführten Untersuchungen immer wieder aufgefunden werden. Einzelne Forscherinnen konfrontierten die Heranwachsenden im Alter von sechs, zehn und 16 Jahren mit fiktiven oder realen Trennungssituationen sowie mit Szenen sozialer Zurückweisung, und mit 22 Jahren wurden sie über ihre ersten Erfahrungen in intimen Partnerschaften befragt (Grossmann & Grossmann, 2000). Dabei zeigten sich tendenziell durchgängige Muster: Jene jungen Frauen und Männer, die enge partnerschaftliche Beziehungen wertschätzten, die in schwierigen Situationen bereit waren, zu helfen und Hilfe anzunehmen, wurden ursprünglich als sicher gebunden eingeschätzt. Sie ließen bereits mit sechs Jahren in fiktiven Trennungssituationen gute soziale Fertigkeiten erkennen und waren geistig beweglicher, als sie im Alter von 16 Jahren mit Situationen sozialer Zurückweisung konfrontiert wurden. Es findet sich also eine hohe Stabilität der sicheren Bindungsmuster über die Lebensspanne hinweg.

Gleiches gilt in abgeschwächter Form leider auch für die Stabilität der unsicheren Bindungsmuster, die ebenfalls in den verschiedenen Altersstufen deutlich wiederzuerkennen waren. Ursprünglich vermeidende Kinder äußerten sich als junge Erwachsene eher abwertend über ihre partnerschaftlichen Erfahrungen, betonten ihre Selbständigkeit und verwechselten Zuneigung mit Abhängigkeit. Ursprünglich ambivalent Gebundene sprachen wenig nachvollziehbar über ihre Partner – sie schienen mehr mit sich selbst beschäftigt und gaben zu erkennen, dass sie sich manchmal vom Partner bedroht fühlen, manchmal aber Sehnsucht nach größerer Nähe haben.

Zur Frage, inwieweit sich diese unsicheren Bindungsmuster nun im Laufe des Lebens von selbst verändern, liegen erst wenige Daten vor. Untersuchungen an Erwachsenen lassen rückblickend vermuten, dass etwa 78 % von ihnen die Einstellungen und Erwartungen bezüglich des Partners beibehielten, und nur annähernd 22 % konnten sich von einem unsicheren zu einem sicheren Bindungsstil verändern (Rothbard & Shaver, 1994). Hier wird der große Einfluss späterer Beziehungserfahrungen in Freund- und Partnerschaften ersichtlich, der für diese Änderung verantwortlich gemacht wird. Zweifelsfrei bleiben die engen Beziehungen zu den wichtigen anderen lebenslang der Ort, an dem die zentralen Bedürfnisse des Menschen geweckt und auch die diesbezüglichen emotionalen und kognitiven Schemata „getriggert" werden. Da in der gelungenen therapeutischen Beziehung die Therapeutin ebenfalls zu einer „wichtigen anderen" wird, findet sich ein großes Potential zur Veränderung und zu korrigierenden Erfahrungen genau an dieser Stelle.

Literatur

Bartlett, F.C. (1932): Remembering. Cambridge: Cambridge University Press.

Beck, A.T., Rush, A.J., Shaw, B.F. & Emery, G. (1994): Kognitive Therapie der Depression. Weinheim: Psychologie Verlags Union.

Bowlby, J. (1975): Bindung. Frankfurt: Fischer.

Bunge, M. & Ardila, R. (1987): Philosophy of psychology. New York: Springer.

Caspar, F., Rothenfluh, T. & Segal, Z.V. (1992): The appeal of connectionism for clinical psychology. Clinical Psychology Review, 12: 719–762.

Caspar, F. (1996): Beziehungen und Probleme verstehen: Eine Einführung in die psychotherapeutische Plananalyse. Bern: Huber.

Ciompi, L. (1997): Die emotionalen Grundlagen des Denkens: Entwurf einer fraktalen Affektlogik. Göttingen: Vandenhoeck & Ruprecht.

De Wolff, M. & Van Ijzendoorn, M.H. (1997): Sensitivity and attachment: A meta-analysis on parental antecedents of infant attachment. Child Development, 68: 571–591.

Ehlers, A. (1996): Psychologische Grundlagen der Verhaltenstherapie. In: Margraf J. (Hrsg.): Lehrbuch der Verhaltenstherapie. Band 1: Grundlagen, Diagnostik, Verfahren, Rahmenbedingungen. Berlin: Springer, 49–65.

Epstein S. (1990): Cognitive-experiential self-theory. In: Pervin L.A. (Ed.): Handbook of personality: Theory and research. New York: Guilford, 165–192.

Flammer, A. (1990): Erfahrung der eigenen Wirksamkeit. Einführung in die Psychologie der Kontrollmeinung. Bern: Huber.

Goschke, T. (1996): Lernen und Gedächtnis: Mentale Prozesse und Gehirnstrukturen. In: Roth G. & Prinz W. (Hrsg.): Kopf-Arbeit. Heidelberg: Spektrum Akademischer Verlag.

Grawe, K. (1998): Psychologische Therapie. Göttingen: Hogrefe.

Greenberg, L.S. & Safran, J.D. (1987): Emotion in psychotherapy. USA: The Guilford Press.

Grossmann, K. & Grossmann, K. (2000): Bindung, Exploration und internale Arbeitsmodelle – der Stand der Forschung. In: Parfy E., Redtenbacher H., Sigmund R., Schoberberger R., Butschek C. (Hrsg.): Bindung und Interaktion: Dimensionen der professionellen Beziehungsgestaltung. Wien: Facultas, 13–38.

Guidano, V.F. (1991): The Self in Process. New York: Guilford Press.

Heim, C., Meinlschmidt, G. (2003): Biologische Grundlagen der Verhaltensmedizin. In: Ehlert, U. (Hrsg.): Verhaltensmedizin. Berlin: Springer, 17–94.

Izard, C.E. (1994): Die Emotionen des Menschen: Eine Einführung in die Grundlagen der Emotionspsychologie. Weinheim: Beltz.

James, W. (1890): The Principles of psychology. New York: Henry Holt & Co.

Kanfer, F.H., Reinecker, H. & Schmelzer, D. (1990): Selbstmanagent-Therapie. Berlin: Springer.

Linehan, M.M. (1996): Dialektisch-Behaviorale Therapie der Borderline-Persönlichkeitsstörung. München: CIP-Medien.

Linehan, M.M. (1996): Trainingsmanual zur Dialektisch-Behavioralen Therapie der Borderline-Persönlichkeitsstörung. München: CIP-Medien.

Mahoney, M.J. (1991): Human change processes: the scientific foundations of psychotherapy. USA: Basic Books.

Maturana, H.R. (1982): Erkennen: Die Organisation und Verkörperung von Wirklichkeit. Braunschweig: Vieweg.

Neisser, U. (1979): Kognition und Wirklichkeit. Stuttgart: Klett-Cotta.

Papousek, M. (1996): Kommunikations- und Beziehungsdiagnostik im Säuglingsalter – Einführung in den Themenschwerpunkt. Kindheit und Entwicklung, 5: 136–139.

Perrig, W., Wippich, W. & Perrig-Chiello, P. (1993): Unbewusste Informationsverarbeitung. Bern: Huber.

Piaget, J. (1936): Le Naissance de l'intelligence chez l'enfant. Neuchâtel: Delachaux & Niestlé. (Dt.: Das Erwachen der Intelligenz beim Kinde. Stuttgart: Klett, 1996).

Piaget, J. (1974): Biologie und Erkenntnis. Frankfurt am Main: Fischer.

Stern, D. (1998): Die Lebenserfahrung des Säuglings. Stuttgart: Klett-Cotta.

Sulz, S.K.D. & Lenz, G. (Hrsg.) (2000): Von der Kognition zur Emotion. München: CIP-Medien.

Taylor, S.E. & Brown, J.D. (1988): Illusion and well-being: A social-psychological perspective on mental health. Psychological Bulletin, 103: 193–210.

Young, J.E. (1994): Cognitive Therapy for personality disorders: a schema-focused approach. USA: Professional Resource Press.

2 Wie psychische Probleme entstehen

Im ersten großen Kapitel des Buches haben wir den Menschen zum Gegenstand unserer Betrachtung gemacht, ohne dass wir auf die möglichen Komplikationen seines Lebens abzielten. Die dargestellten Dimensionen dienten der Erfassung jener Kräfte, Strukturen und Verhältnisse, welche die Grundlage des verhaltenstherapeutischen Verständnisses vom Menschen bilden. Nun wollen wir hingegen nach den besonderen Konstellationen zwischen diesen Größen suchen, die das Entstehen psychischer Probleme beeinflussen.

Die in diesem Zusammenhang oftmals genannte traditionelle Unterscheidung von „gesund" und „krank" suggeriert eine mögliche Grenzziehung, wie sie aber bei psychischen Problemen nur schwer durchzuführen ist und dann auch relativ unscharf bleibt. Menschliches Verhalten kann in seinen jeweiligen Eigenschaften eher entlang eines Kontinuums beschrieben werden, das von einer situationsangemessenen Ausprägung bis hin zu situationsunangemessenen Formen reicht. Beispielsweise können Vorkehrungen zur Vermeidung drohender Gefahren einmal höchst sinnvoll erscheinen (wenn der Bergsteiger seine Kletterausrüstung überprüft) und ein andermal höchst übertrieben (wenn jemand die Wohnung nicht verlässt, um sich vor einer Ansteckung mit Aids zu schützen).

In diesem Fall haben wir ein Kontinuum der Kontrollbemühungen vor uns, das sich von der augenscheinlichen Angemessenheit im ersten Fall bis zur mutmaßlichen Angst- oder Zwangsstörung im zweiten Fall erstreckt.

Wir ahnen aber bereits, dass diese Bewertung eng mit veränderlichen gesellschaftlichen Konventionen und aktuellen Ereignissen verknüpft ist. War die Benutzung von Flugzeugen unmittelbar nach den Terrorakten vom 11. September 2001 wirklich gefährlicher oder entwickelten viele Menschen spontan eine Flugphobie? Und noch vor nicht allzu langer Zeit galt Homosexualität als psychische Erkrankung, was uns heute als ein befremdlicher Gedanke erscheint. Um diese Unschärfe bei der Einschätzung von psychischen Problemen zu verringern, arbeiten Forscherinnen seit Jahren an Kriterien, die die Beurteilung erleichtern sollen.

In diagnostischen Klassifikationssystemen wird detailliert angegeben, welche Kriterien eine Person aufweisen muss, damit vom Vorliegen einer bestimmten

Störung gesprochen werden kann. Diese Regelung der Diagnosevergabe ist in den Konventionen der Forscherinnen begründet, welche in Jahresabständen neu ausverhandelt werden und daher ebenfalls in Veränderung begriffen sind. Sowohl das amerikanische „Diagnostische- und statistische Manual psychischer Störungen – DSM IV“ (American Psychiatric Association, 1994) als auch die in Europa entstandene „Internationale Klassifikation psychischer Störungen – ICD-10“ (Dilling et al., 1993) haben – wie an der begleitenden Nummerierung ersichtlich wird – zahlreiche Überarbeitungen erfahren. Dabei wurden ganze Störungskategorien entfernt sowie neue definiert.

Daher ist die Bezugnahme auf das jeweils aktuellste Klassifikationssystem überaus sinnvoll: Nur so kann zunächst gewährleistet werden, dass über vergleichbare psychische Phänomene gesprochen wird. Dies stellt aber nicht nur für die Beforschung des Verlaufes und der Wirkung von Psychotherapie eine notwendige Voraussetzung dar. Insbesondere die Epidemiologie als Wissenschaft von der Häufigkeit und der raum-zeitlichen Verteilung von Erkrankungen muss möglichst eindeutig bestimmbare Störungsbilder zur Verfügung haben, die dann zur Ausgangsbasis von Untersuchungen herangezogen werden. Das daraus resultierende reichhaltige Wissen umfasst Daten zur Auftretenshäufigkeit einzelner Störungen (Prävalenz) und ihres Neuauftretens zwischen bestimmten Zeitpunkten (Inzidenz) in verschiedenen Bevölkerungsgruppen. Untersuchte Zusammenhänge zwischen spezifischen Risiko-, Auslöse- und Verlaufsfaktoren erlauben eine genauere Einschätzung der vorliegenden Probleme und realistischere Vorhersagen über die Chancen einer Behandlung. Nicht zuletzt erleichtert dieses Wissen in der verhaltenstherapeutischen Praxis die Zuordnung bestimmter Störungsbildern zu bereits bewährten störungsspezifischen Therapieansätzen. Eine Auswahl solcher für die Verhaltenstherapie typischen störungsspezifischen Konzepte werden wir noch in einem späteren Kapitel kennen lernen (siehe Kap. 6).

Die diagnostische Zuschreibung einer bestimmten Störung orientiert sich vordergründig an den konkreten Symptomen. In die Diagnose wird einbezogen, welche Verhaltens- und Erlebnisweisen, welche Gefühle und Gedanken in welchen Situationen gehäuft auftreten und wie lange dies anhält. Kommen verschiedene Diagnosen in Betracht, sind so genannte differenzialdiagnostische Überlegungen nötig. Anhand welcher Kriterien kann ich die vorliegende Symptomatik eindeutig einer Störungskategorie zuordnen? Häufig tritt auch der Fall ein, dass mehrere Diagnosen eindeutig vergeben werden können – dann liegt eine so genannte Komorbidität von Störungen vor.

Um von der Diagnose zur hilfreichen Behandlung zu kommen, benötigen wir aber auf jeden Fall zusätzliche Vorstellungen über die Ursachen von psychischen Problemen. Werden zum Beispiel notwendige emotionale Erfahrungen vermieden? Durch welche Verhaltensweisen? Behindern vielleicht Einstellungen oder

Erwartungen die Ausführung der erwünschten Handlungen? Wie könnten wir diese in Worte fassen? Unsere diesbezüglichen Vorstellungen sollten möglichst konkret sein und im Einklang mit dem verhaltenstherapeutischen Menschenbild stehen. Aus ihnen leiten sich die nachfolgenden Behandlungsschritte und die verwendeten Methoden ab. Erst durch individuelle Zusammenschau aller ursächlichen Faktoren kann eine spezifisch verhaltenstherapeutische Diagnose erstellt werden.

2.1 Was uns schützt und was uns gefährdet

Grundsätzlich können ja im Leben jedes Menschen Risikofaktoren ausgemacht werden, die das Entstehen psychischer Probleme wahrscheinlicher machen, und so genannte protektive Faktoren, die davor schützen. Als Risikofaktoren gelten insbesondere chronisch belastende Beziehungen zur Familie oder der direkten Umgebung (Überbehütung oder Vernachlässigung durch die Eltern, widersprüchliche Kommunikationsformen, Leben in fremden Kulturen), akut traumatisierende Ereignisse in der Vorgeschichte (Todesfälle, Katastrophen) und biologische Faktoren (Temperament, Erbkrankheiten, Behinderung). Als protektive Faktoren gelten eigene Stärken (also Ressourcen wie soziale Kompetenz, Intelligenz oder Selbstvertrauen) und emotionale Bindungen an Personen, die in Krisensituationen Unterstützung geben können, sowie die Integration in soziale Netzwerke (Freundeskreis, Schule, Arbeitsplatz). Die individuelle Bereitschaft, unter Risikobedingungen psychische Probleme zu entwickeln, wird „Vulnerabilität" genannt. Die Unempfindlichkeit gegenüber Risikobedingungen wiederum bezeichnet man als „Resilienz".

Durch das jeweilige Zusammenwirken von protektiven und Risikofaktoren unter aktueller Belastung ergibt sich die individuelle Prädisposition zur Ausprägung von psychischen Störungen. Eines möchten wir dabei aber hervorheben: Obwohl die Erfahrungen der ersten Lebensjahre sehr wichtig sind für den Aufbau schützender und stützender Bedingungen, kann keinesfalls direkt von einer „unglücklichen Kindheit" auf eine spätere Neigung zur psychischen Symptombildung geschlossen werden. Beispielsweise wird das Vorliegen eines unsicheren Bindungsmusters selbst von Bindungsforscherinnen als nur ein weiterer Risikofaktor unter vielen anderen möglichen gesehen. Im Laufe des Lebens gibt es zahlreiche Gelegenheiten, stabilisierende und ausgleichende Mechanismen für den Umgang mit Belastungen zu entwickeln – die selbstorganisierende Natur des Menschen ist geradezu dafür ausgelegt, ein Überleben trotz widrigster Bedingungen mithilfe verschiedenster Strategien zu gewährleisten. Und andersherum betrachtet schützt auch eine „glückliche Kindheit" nicht zwingend vor psychischen Krisen, da bei aktuellen Belastungen nicht automatisch alle stützenden Faktoren greifbar sein müssen. Oder vielleicht übersteigt trotz größtmöglicher Abstützung das bloße Ausmaß der Belastung die gegebene Verarbeitungskapazität (etwa bei Foltererfahrungen).

Wenn Menschen nun aber eine psychische Störung entwickelt haben, können oft mehr oder weniger konkrete Auslöser gefunden werden. Am augenscheinlichsten ist der Einfluss akuter Traumatisierungen beim Erlebnis unmittelbarer Gewalt („man-made-desasters" wie Krieg, Entführung oder Misshandlung) und bei Naturkatastrophen. Zu den Auslösern zählen auch nachhaltig veränderte äußere Lebensbedingungen wie der Verlust eines Elternteils oder der Arbeitsstelle, aber auch zunächst positiv eingeschätzte Ereignisse wie die Geburt eines Kindes oder das berufliche Aufrücken in eine verantwortungsvollere Position. Weiters können sich innerpsychische Bedingungen verändern, etwa der Verlust von in die Zukunft gerichteten Hoffnungen, der Zusammenbruch bislang wohl gehüteter Illusionen über die Bedeutung der eigenen Person oder schwindendes Selbstvertrauen im Alter.

Neben den auslösenden Bedingungen müssen wir auch nach den aufrechterhaltenden Bedingungen einer psychischen Störung fragen. Oft ist die unmittelbare Vermeidung von Situationen, die korrigierende Erfahrungen ermöglichen könnten, am Weiterbestehen der Probleme beteiligt. Oder vielleicht dient die Symptombildung einer vermeintlichen Lösung von innerpsychischen Konflikten, welche nun selbst zum Problem geworden ist. Und auch in den Beziehungen zu anderen Menschen können die problematisierten Verhaltensweisen eine regulative Funktion erfüllen – denken wir nur an die Distanz schaffende Rolle von Zwängen innerhalb einer Familie oder die Nähe fordernde Qualität mancher Ängste.

Die Analyse des Problemverhaltens – das schließlich die Synthese aus allen verursachenden Faktoren darstellt – führt uns zur therapeutischen Einzelfallkonzeption. Doch müssen wir auch hier vor überzogenen Erwartungen warnen. Weder ein „vollständiges Erfassen aller Ursachen" noch die Identifikation „der Hauptursache" eines Problems ist aus unserem Verständnis heraus möglich – und zwar aus prinzipiellen, der Natur des Menschen innewohnenden Gründen. Die parallele Organisation menschlicher Verarbeitungsprozesse bringt es mit sich, dass vielerlei Faktoren auf verschiedensten Ebenen gleichzeitig zusammenwirken. Wir haben bereits von der Mehrfachbestimmtheit menschlichen Verhaltens gehört (siehe Kap. 1.6), was freilich auch für das Problemverhalten gilt. Dies erfordert die flexible Abstimmung einzelner methodischer Schritte, die im Verlauf des Therapieprozesses an die jeweils problematisierten Aspekte angepasst werden.

Der subjektiven Perspektive des leidenden Menschen wird eine gewisse Priorität bei der Problemdefinition und bei der Beurteilung, was relevant und hilfreich ist, eingeräumt. Die diagnostische Einschätzung des Therapeuten bildet zwar den Hintergrund dafür, welches Problem nun zuerst thematisiert und welche Aspekte bevorzugt behandelt werden könnten. Aber die Meinungen und Bedürfnisse der Betroffenen werden als „Aussagen von Experten für die eigene Problematik" respektiert und fließen zu einem guten Teil in den gemeinsam auszuhandelnden Therapieprozess ein.

Wenn wir also im Folgenden versuchen, eine repräsentative Auswahl von in der verhaltenstherapeutischen Praxis immer wieder vorkommenden Problempunkten darzustellen, dann haben wir keinen „Erklärungsperfektionismus" im Sinn. Die von uns hervorgehobenen Problembereiche überschneiden sich oder eröffnen sogar verschiedene Perspektiven auf ein und dieselben Problemkonstellationen. Sie beanspruchen keinesfalls Vollständigkeit. In diesem Zusammenhang wollen wir auch darauf hinweisen, dass Verhaltenstherapeutinnen nach einem „hinreichend genauen Verständnis" menschlicher Probleme streben, um möglichst rasch eine Grundlage für hilfreiches therapeutisches Handeln zur Verfügung zu haben. Die Bewältigung der vorliegenden Problematik steht dabei im Vordergrund.

2.2 **Fehlende Kompetenzen**

Die naheliegendste aller Ursachen für psychische Probleme besteht oft im Umstand, dass jemand nicht gelernt hat, wie mit den spezifischen Anforderungen einer Situation umgegangen werden kann. Selbst ein Fundament guter Beziehungserfahrungen schützt nicht davor, situativ überfordert zu werden. Insbesondere komplexe soziale Situationen wie ein Schulwechsel mitten im Semester, schwierige Aufgaben an einem neuen Arbeitsplatz oder die Übersiedlung in ein anderes Land mit anderer Sprache (die bekannte Migrationsproblematik) stoßen die Menschen an die Grenzen ihrer Möglichkeiten.

Hier können Defizite bezüglich der angemessenen Interpretation kommunikativer Signale bestehen („Lehnen mich die Menschen hier ab oder haben sie bloß eine zurückhaltendere Art, ihre Wertschätzung auszudrücken?"). Oder die Betroffenen haben nicht gelernt, eigene Gefühle wahrzunehmen und mitzuteilen, weswegen es den anderen schwerfällt, auf ihre nicht geäußerten Bedürfnisse Rücksicht zu nehmen. Vielleicht haben sie auch unzutreffende Vorstellungen über ihre Rechte und Pflichten und sind selbst nicht gewohnt, sich durch Nachfragen diesbezügliche Klarheit zu verschaffen. Und die Fähigkeit zur Selbstbeobachtung und Selbstreflexion ist durchaus nicht etwas, das alle Menschen von Anfang an mitbringen – sie ist jedoch erlernbar.

Dies ist vielleicht ein wesentlicher Punkt: Auch wenn viele Defizite auf einen Mangel an früherer Unterstützung hindeuten, wird in der Verhaltenstherapie primär darauf geachtet, welche Fertigkeiten aufzubauen sind, um bestimmten Anforderungen gerecht zu werden oder ein bestimmtes Problem lösen zu können. Die möglichst genaue Beschreibung der benötigten Fertigkeiten oder auch Fähigkeiten – worunter wir beispielsweise die Fähigkeit zur emotionalen Hingabe oder zum Genuss noch mitbegreifen können – erleichtert deren schrittweisen Aufbau. Vorhandene Ressourcen und Kompetenzen können bei gezielter Aktivierung diesen Prozess unterstützen.

Bei lebensgeschichtlich früh auftretenden Kompetenzdefiziten kommt es jedoch häufig zu kumulativen (d. h. aufeinander aufbauenden) Effekten. Wenn etwa schon die „Eintrittskarte" zu einem bestimmten Bereich zwischenmenschlicher Erfahrung fehlt, gibt es vorerst keine Chance, die darauf aufbauenden Kompetenzen zu erwerben. Ein Kind, das zu schüchtern ist, um Kontakte zu den Mitschülerinnen knüpfen zu können, wird deshalb auch keine Gelegenheit bekommen, zu erlernen, wie es sich in einer Gruppe von Gleichaltrigen behaupten kann. Die daraus resultierenden Schwierigkeiten im Umgang mit den dabei auftretenden Gefühlen und die stetig anwachsenden negativen Erwartungen werden wir im Folgenden betrachten.

2.3 Schwierigkeiten im Umgang mit Gefühlen

Negativ erlebte, also mit starken Unlustqualitäten behaftete Gefühle stehen oft am Anfang von sich allmählich ausweitenden psychischen Problemen. Dies erklärt sich aus der natürlichen Neigung des Menschen, unangenehme Empfindungen vermeiden zu wollen. Treten diese Gefühle wiederholt in bestimmten Situationen auf und haben die Betroffenen nicht die Erwartung, dass sie die Situationen mit der Zeit besser bewältigen können, so tendieren sie dazu, diese Situationen immer mehr zu vermeiden. Damit ist die psychische Stabilität jedoch keineswegs wiederhergestellt. Vielmehr erhöht sich die Sensibilität für die Auslöser unangenehmer Gefühle, beziehungsweise können die entsprechenden negativen Erwartungen auch bereits ohne direkte Anwesenheit situativer Auslöser dieselben Gefühle provozieren. Gleichzeitig sinkt die Toleranz gegenüber zeitweilig erlebten unangenehmen Gefühlen und die Schwelle, ab der sie auftreten, wird immer niedriger. Die Hoffnung, durch eigene Kraft die belastenden Situationen bewältigen zu können, schwindet zunehmend, was sich auch auf das Selbstwertgefühl negativ auswirkt. Dies kann im Extremfall dazu führen, dass sich Menschen gänzlich aus den beruflichen wie privaten sozialen Beziehungen zurückziehen.

Eine andere Möglichkeit der Vermeidung unangenehmer oder konflikthafter Gefühle in potentiell auslösenden Situationen besteht darin, dass die psychische

Selbstorganisation sie auf verschiedene Weise von der bewussten Wahrnehmung fernhält. Das kann einmal durch frühzeitige Hemmung emotionaler Prozesse erfolgen – statt einer klaren Wahrnehmung des Gefühls bleibt vielleicht nur ein diffuses Unbehagen zurück. Mitunter verlieren die Betroffenen mehr und mehr den Zugang zum emotionalen Erleben. Sie können sich daher in ihren Handlungsentwürfen nicht von ihren Gefühlen leiten lassen und wirken dann insgesamt „emotional gehemmt".

In einer zweiten Variante werden aufkommende unangenehme Gefühle sofort mit anderen, gegengerichteten Gefühlen überdeckt. Wären die primären Gefühle etwa Angst und Scham, dann könnte als sekundäres Gefühl Ärger erlebt und zum Ausdruck gebracht werden. In diesem Beispiel besteht die ursprünglich ausgelöste Unsicherheit nur für Sekundenbruchteile, und bevor sie bewusst wird, drängt sich bereits der Ärger in den Vordergrund und stabilisiert die Person gegenüber der Umwelt. Zunächst dient diese Reaktion der Bewältigung einer emotionalen Vulnerabilität, aber im zweiten Schritt kann sie selbst zum Problem werden – im gewählten Fall ist die soziale Umgebung vielleicht nicht mehr bereit, ein bestimmtes Ausmaß an Aggression zu tolerieren.

Aber selbst wenn die unangenehmen emotionalen Prozesse eine Gelegenheit zur Entfaltung bekommen, können begleitende kognitive Prozesse vor gänzlicher Bewusstwerdung schützen beziehungsweise diese abschwächen. Zum Beispiel kann die Bedeutung und Bewertung der Gefühle heruntergespielt werden („der frühe Verlust meiner Mutter war nicht so schlimm"). Oder sie können fälschlicherweise anderen Personen zugeschrieben werden („er hat mich so aggressiv angesehen, daher war meine wütende Reaktion durchaus berechtigt"). In vielerlei Hinsicht können automatische gedankliche Prozesse die Selbst- und Fremdwahrnehmung verzerren, damit die psychische Belastung durch unangenehme oder konflikthafte Emotionen reduziert wird. Auch hier entsteht das Problem erst dann, wenn Beziehungen zu zerbrechen drohen, da die Personen als „gefühlskalt" oder „schwierig und kompliziert" wahrgenommen werden.

Im Extremfall einer Traumatisierung – etwa nach einer Vergewaltigung oder einem schweren Unfall – können die begleitenden Gefühle und Gedanken (also die gesamte Erinnerung an den Vorfall) völlig dem Bewusstsein entzogen sein. Diese „Dissoziation" dient ebenfalls der unmittelbaren Bewältigung der traumatischen Situation und wirkt daher zunächst adaptiv (Fiedler, 2001). Die solcherart unverarbeiteten Traumaerfahrungen besitzen jedoch die Neigung, unvorhersehbar ins Bewusstsein zurückzudrängen, sei es als stark affektiv besetzte Erinnerung, als Albtraum oder als nochmaliges Durchleben der Traumasequenz, so als ob sie sich gerade ereignen würde. Diese „Flashbacks" werden von inneren oder äußeren Reizen ausgelöst, die nah verwandt mit den ursprünglichen traumatischen Bedingungen sind. Je mehr die Betroffenen bemüht sind, ja nicht wieder an das Trauma erinnert zu werden, desto weniger gelingt eine allmähliche Integration der traumatischen Erlebnissequenzen. Durch Vermeidung werden hilfreiche emotionale Anpassungsprozesse blockiert und die Sensibilität für auslösende Reize steigt, was das Problem nur verschlimmert.

Wir haben auch schon mehrfach erwähnt, dass Temperamentseigenschaften eine zentrale Rolle bei der Entstehung von Problemverhaltensweisen spielen können. Die genetisch mitgegebene Bereitschaft, auf emotionale Auslöser überaus rasch und überschießend zu reagieren, verlangt sowohl den Betroffenen als auch den Bezugspersonen zusätzliche Anstrengungen ab (Linehan, 1996). Nicht nur die äußeren Belastungsfaktoren müssen bewältigt werden, sondern auch die dadurch provozierte innere emotionale Instabilität samt den damit einhergehenden Interaktionsproblemen. Beispielsweise ist nicht nur die Enttäuschung zu verkraften, vom Partner/von der Partnerin in einer wichtigen Situation im Stich gelassen zu werden, sondern die aufkommende intensive Wut behindert zudem noch den konstruktiven Umgang mit den nun alleine zu bewältigenden Anforderungen. Vielleicht dominiert diese Wut sogar anhaltend im Denken und Handeln, sodass jede in Frage kommende Bezugsperson zuerst mit diesem Gefühl konfrontiert wird. Es kann dann leicht sein, dass sich die Bezugsperson selbst durch die Wut bedroht fühlt. Oder sie empfindet die gezeigte Intensität als unangemessen in Relation zum Anlass und ist daher nicht zur Einfühlsamkeit bereit.

Für die enttäuschte Person ist dies doppelt belastend: Die kommunikative Zurückweisung der Wut – die so genannte „Invalidierung" des Gefühls – kann den emotionalen Prozess ja nicht so einfach beenden. Aus Enttäuschung über das subjektiv erlebte Unverstanden-Werden entsteht mitunter nur noch größere Wut, die vielleicht noch eindringlicher um ein Gehört-Werden kämpft. Oder aber es geht bei wiederholter Zurückweisung allmählich der bedeutungshaltige Bezug zu den eigenen Gefühlen verloren. Die Betroffenen sind dann verunsichert, erleben eine schwer benennbare Spannung und vermeiden jede weitere Kommunikation darüber. In Extremsituationen kann es zum Versagen der Impulskontrolle kommen und krasse selbstschädigende, oft sogar suizidale Handlungen werden gesetzt. Diese dienen dann genauso wie Medikamentenmissbrauch oder Drogenkonsum der Unterbrechung des quälenden Selbsterlebens.

2.4 Problematische Denkgewohnheiten und Schemata

Die individuelle Informationsverarbeitung spielt eine zentrale Rolle dabei, wie wir uns selbst in Bezug zur Umwelt setzen. Die kognitiven Prozesse strukturieren Wahrnehmung und Einschätzung der erlebten Situationen. Daher tragen sie auch einen wesentlichen Teil dazu bei, welche Gefühle wir erleben oder in welcher Stimmung wir sind. Die Wahrscheinlichkeit ist daher sehr groß, dass dort, wo psychisches Leid entstanden ist, auch kognitive Prozesse beteiligt sind. Bestimmte Charakteristika des Denkens tragen zur Entstehung psychischer Schwierigkeiten bei.

Beispielsweise kann eine typische Ursachenzuschreibung („Attribution") beobachtet werden: Wenn jemand die positiven Erlebnisse der Gunst der Umwelt und dem Können der anderen zuschreibt, aber für die negativen Erlebnisse grundsätzlich sich selbst verantwortlich macht, dann ist er bereits stark gefährdet, selbstunsicher und deprimiert zu werden. Und gerade bei depressiven Menschen konnten noch einige weitere symptomatische Denkgewohnheiten ausgemacht werden (Beck et al., 1994). So neigen sie zu unangemessenen Schlussfolgerungen, d. h. obwohl keine entsprechenden Hinweise vorliegen oder diese sogar gegen die Folgerungen sprechen, wird ein negativer Schluss gezogen. Jemand kann überzeugt sein, in einer sozialen Gruppe abgelehnt zu werden, obwohl die anderen Gruppenteilnehmerinnen nicht nur keinen Anlass dafür bieten, sondern sogar aufrichtig darum bemüht sind, eine warmherzige Beziehung aufzubauen.

Bei selektiven Verallgemeinerungen werden einzelne Details aus dem Zusammenhang gerissen und zum Ausgangspunkt einer gedanklichen Einschätzung gemacht. Dabei werden meist andere wichtige Situationsmerkmale ignoriert. Eine einzelne Unaufmerksamkeit der Gesprächspartnerin kann als grundsätzliches Desinteresse an der eigenen Person gewertet werden, obwohl viele andere Bemühungen des Gegenübers eher darauf hindeuten könnten, dass eine hohe Wertschätzung besteht. Und selbst wenn in einer Situation einmal tatsächlich negative Erfahrungen gemacht wurden, sind zur Depression neigende Menschen gefährdet, in Form einer so genannten Übergeneralisierung nun anzunehmen, dass auch in allen anderen Situationen notwendigerweise dieselben negativen Erfahrungen gemacht werden müssen. „Wurde ich einmal abgelehnt, werde ich folglich immer abgelehnt werden".

Ebenfalls kann die Bedeutung oder Größe von Ereignissen systematisch verzerrt werden, sei es durch Maximierung („dass ich noch immer nicht aufgeräumt habe ist eine Katastrophe") oder durch Minimierung („dass ich das Studium abgeschlossen habe ist doch das Mindeste"). Manche Menschen tendieren dazu, sich selbst und ihre Umgebung in gegensätzlichen, einander ausschließenden Kategorien einzuordnen. In diesem „Schwarz-Weiß-Denken" (Denken in Dichotomien) gibt es nur absolute Extreme, wobei sich die Betroffenen selbst oft dem negativen Extrem zuordnen. „Sie ist ein absolutes Genie – dagegen bin ich ein totaler Versager."

Wenn wir unsere Aufmerksamkeit auf die inneren Monologe der Menschen legen, dann fallen bei sorgfältiger Betrachtung zahlreiche „blitzartig" vorüberziehende kognitive Ereignisse auf, welche üblicherweise nicht bewusst wahrgenommen werden. Sie stehen oft in Zusammenhang mit den Bedingungen der aktuellen Situation und der Art, wie sich die Person darin selbst erlebt. Falls aus der jeweiligen Form der Informationsverarbeitung systematische Verzerrungen resultieren, wirkt sich die Summe dieser „Nadelstiche" deutliche negativ auf Stimmung und Gefühlslage aus. Zumeist verweisen die kognitiven Ereignisse auf größere, dahinterstehende Themen wie etwa dem allgemeinen Zweifel an der eigenen Leistungsfähigkeit oder der eigenen Liebenswürdigkeit. Oder sie korrespondieren mit konkreteren Annahmen über sich selbst und die Umwelt, die umso problematischer werden, je einseitiger, unflexibler und unangemessener sie zu negativen Interpretationen und Selbsteinschätzungen führen.

Beispielsweise kann die Annahme, mit allen Menschen in jeder Situation gut auskommen zu müssen, leicht zu chronischen Schuldgefühlen führen. Oder die Annahme, dass alle anderen Menschen einen nur ausnützen wollen, belastet notwendigerweise die zwischenmenschlichen Beziehungen. Näher betrachtet enthalten diese Überzeugungen meist auch charakteristische „Wenn-dann-Annahmen" (so genannte konditionale Annahmen). Etwa: „Nur wenn ich mit allen Menschen gut auskomme und sie mich mögen, dann kann ich glücklich sein." Oder: „Wenn ich mich anderen Menschen anvertraue, dann werden sie mich ausnützen." Wir gehen davon aus, dass diese grundlegenden Annahmen in Form von Schemata organisiert sind. Werden sie einmal aktiviert (zum Beispiel während einer depressiven Episode), dann werden aktiv Hinweise gesucht, die die Annahmen bestätigen können, und jene ausgeblendet, die ihnen widersprechen.

Besonders stabil und daher schwer veränderbar sind die in frühen Beziehungen entstandenen Schemata. In der Interaktion mit den ersten Bindungspersonen wird die Art und Weise, wie zwischenmenschliche Verhältnisse erlebt werden, vorgeformt und gefestigt (siehe Kap. 1.8). Dabei werden zentrale Bereiche definiert: Das Kind kann sich zum Beispiel selbständig und autonom erleben, wenn die Eltern eine gute Balance zwischen nötiger Unterstützung und Ermutigung zum selbstbestimmten Handeln finden. Sind sie hingegen überkontrollierend und sehen hinter jedem Handlungsimpuls des Kindes eine Gefahr, oder helfen sie dem Kind selbst in den Situationen nicht, in denen es überfordert ist, dann können so genannte frühe maladaptive Schemata entstehen (Young, 1994). Diese Schemata beinhalten negative Annahmen über das zu erwartende Verhalten der Bezugspersonen und über sich selbst (siehe Kap. 5.2). Im gewählten Beispiel etwa „dass andere mich kontrollieren wollen, dass sie mich aber im entscheidenden Moment ohnedies im Stich lassen werden." Oder „dass an mir ein fürchterlicher Makel haftet (weswegen ich so kontrolliert werden muss) und daher soziale Isolation droht." Auch kann sich ein Schema der Abhängigkeit entwickeln,

„weil ich annehmen muss, dass ich unfähig bin, durch eigene Kraft überleben zu können." Damit einhergehend wird die Umwelt oft als sehr gefahrvoll eingeschätzt.

Wir unterscheiden Prozesse, die zur Aufrechterhaltung, zur Vermeidung und zur Kompensation maladaptiver Schemata beitragen. Aufrechterhalten werden sie nicht nur durch die erwähnte selektive Wahrnehmung und ähnliche Mechanismen kognitiver Verzerrung, sondern auch durch schemageleitete Verhaltensweisen. Beispielsweise könnte eine Frau in der Kindheit erfahren haben, dass sie angesichts der massiven Gewalt der Eltern nur überleben kann, indem sie ihre eigenen Bedürfnisse zurückstellt. Das damals etablierte Schema der bedingungslosen Unterordnung könnte aber selbst dann, wenn dies nicht mehr überlebensnotwendig ist, durch eine spezielle Partnerwahl aufrechterhalten werden. Sucht sich diese Frau etwa einen dominanten Mann, so sind ihr die Verhältnisse durchaus wieder vertraut (was auch Sicherheit gibt), andererseits ist es umso schwerer, Eigenständigkeit zu entwickeln. Die Vertrautheit problematischer Schemata dürfte übrigens ein Grund dafür sein, sie beizubehalten – offensichtlich gilt: besser darunter leiden, als sich dem Wagnis einer völlig unbekannten (und somit ungeschützten) Neupositionierung auszusetzen.

Durch willentliche oder automatische Prozesse können sowohl die Auslöser („Trigger") als auch die mit dem aktivierten („getriggerten") Schema verbundenen intensiven unangenehmen Gefühle vermieden werden. In Form einer kognitiven Vermeidung wird der Zugang zu Gedanken oder Bildern blockiert, die ein maladaptives Schema auslösen könnten. Wenn Betroffene über problematische Details befragt werden, sagen sie vielleicht: „Ich will darüber gar nicht nachdenken!" oder „Ich habe es vergessen!". Verschiedene Formen der Affektvermeidung haben wir bereits im letzten Kapitel kennengelernt – die frühzeitige Blockierung emotionaler Prozesse findet auch bei schemainduzierten Gefühlen statt. Und die Vermeidung auf der Verhaltensebene umfasst all jene Situationen, in denen maladaptive Schemata getriggert werden könnten. Betroffene haben entsprechend ihrer Annahmen bereits vor Eintritt der Situation derart negative Erwartungen, dass sie alles tun, um ihr auszuweichen.

Prozesse der Kompensation oder Überkompensation von frühen maladaptiven Schemata sind dort anzutreffen, wo Menschen nahezu das Gegenteil dessen vermitteln, was wir aus der Kenntnis ihrer frühen Schemata erwarten würden. So können Betroffene, die in der Kindheit stark unter emotionaler Vernachlässigung und physischer Unterlegenheit gelitten haben, im Erwachsenenleben alles daran setzen, die anerkennenden Gefühle anderer zu wecken und eigene Stärke zu demonstrieren. Doch selbst wenn sie im Fitness-Studio deutlich wahrnehmbare Muskelpakete aufbauen oder sich in Gesprächen immer in den Vordergrund spielen, um bewundert zu werden, bleibt eine tückische Vulnerabilität. Ihnen ist nämlich die zugrundeliegende Verletzlichkeit meist nicht bewusst und daher sind sie anfällig dafür, die ursprünglichen maladaptiven Schemata erneut getriggert zu bekommen. Und wenn die zuvor noch gelingende Kompensation deshalb noch weiter übersteigert wird, entsteht auch die Gefahr, sozial nicht mehr akzeptiert zu werden. Rücksichtslos egozentrische Menschen mögen zwar durch ihr Verhalten das früh etablierte Schema, nicht über sich selbst bestimmen zu können und anderen ausgeliefert zu sein, zunächst kompensieren können – aber wenn sie dann eben wegen jener Rücksichtslosigkeit von ihren Freunden verlassen werden, fühlen sie sich notwendigerweise wieder dem Gutdünken der anderen ausgeliefert.

2.5 Konflikte zwischen verschiedenen Plänen

Da menschliches Verhalten mehrfachbestimmt ist, d. h. durch verschiedene Pläne auf unterschiedlichen Ebenen geleitet wird, kann es leicht dazu kommen, dass diese Pläne in Widerspruch zueinander geraten (siehe Kap. 1.6). Wohlgemerkt: Die den Plänen zugrunde liegenden Bedürfnisse sind an sich nicht notwendigerweise konflikthaft, sondern die Pläne selbst führen zu gegensätzlichen Verhaltensneigungen (Caspar, 1996). So spricht nichts dagegen, sowohl ein Bedürfnis nach Kontrolle als auch eines nach emotionalen Bindungen befriedigen zu wollen. Wenn der Plan darin besteht, äußerste Selbstbeherrschung zu üben (etwa im beruflichen Umfeld als Feinmechaniker), dann steht dies nicht in Konflikt mit dem Plan, sich auf emotionale Angebote (der Partnerin) einzulassen. Aber sobald beide Bedürfnisse durch unangemessene Pläne in ein und derselben Situation befriedigt werden sollen, kommt es zu Problemen. Erlebe ich jede spontane Äußerung des Partners als bedrohlichen Kontrollverlust, den ich unterbinden möchte, wird es zunehmend schwerer, die Beziehung aufrecht zu halten.

Wir können drei Konflikttypen unterscheiden: Einmal den so genannten Annäherungs-Annäherungs-Konflikt („Soll ich Wiener Schnitzel oder Tafelspitz bestellen – beides esse ich gerne"), dann den Annäherungs-Vermeidungs-Konflikt („Ich würde so gerne das köstlich klingende Feinschmecker-Menü probieren, aber es ist schon unverschämt teuer") und zuletzt den Vermeidungs-Vermeidungs-Konflikt („Es gibt heute nur Gulasch, das ich nicht sonderlich mag – soll ich der Bequemlichkeit wegen bleiben und es essen oder nochmals in den grausigen Regen hinaus, um ein anderes Gasthaus zu suchen"). Diese Konfliktformen finden sich selbstverständlich nicht nur in den eben beispielhaft genannten Bereichen kleiner alltäglicher Entscheidungen. Sie treten insbesondere dort auf, wo sich Menschen den Anforderungen zentraler Lebensbereiche stellen und diese mitgestalten wollen, also in der Arbeit, der Partnerschaft oder Familie, aber auch in gesellschaftlichen und politischen Dimensionen. Hier können zum Beispiel Wünsche nach Nähe und Distanz oder nach Sicherheit und Autonomie zueinander in Konflikt geraten.

Konkrete Lebenssituationen aktivieren daher oftmals verschiedene parallel bestehende Pläne, die individuelle Annäherungs- und Vermeidungsziele beinhalten (Grawe, 1998). Durch leichte Dominanz eines Planes lassen sich solcherart entstehende Konflikte auch wieder lösen. Es etablieren sich dann Annäherungs- oder Vermeidungsschemata, die persönliche Bevorzugungen im Umgang mit konflikthaften Situationen festlegen. Manche Menschen neigen beispielsweise dazu, sich im Zweifelsfall eher „in die Höhle des Löwen zu begeben", andere wiederum wollen „kein Haar riskieren". Wenn sich die subjektive Bedeutung zweier Pläne jedoch genau die Waage hält und bestimmte Konfliktthemen wiederholt in emotional besonders wichtigen Bereichen auftreten, kann daraus eine chronisch starke psychische Belastung resultieren.

Stagnation und Unentschlossenheit in zentralen Lebensfragen sind manchmal nur äußere Anzeichen einer inneren Konflikthaftigkeit zwischen den beteiligten Plänen. Um die damit einhergehende Spannung kanalisieren und verringern zu können, bilden sich mitunter Automatismen der Verarbeitung heraus – wir könnten auch von regelrechten Konfliktschemata sprechen (Grawe, 1998). Diese verhindern die volle Bewusstwerdung des Konfliktes etwa dadurch, dass widersprüchliche Pläne auf unterschiedlichen Ebenen des Verhaltens voneinander getrennt bleiben. So können Menschen sprachlich zum Ausdruck bringen, wie sehr sie sich über eine unerwartete Begegnung freuen, obwohl die abweisende Körperhaltung eher das Gegenteil signalisiert. Während die verbal geäußerte Annäherungskomponente des Konfliktes in diesem Beispiel durchaus bewusst ist, kann es sein, daß die körperlich ausgedrückte Vermeidungskomponente dem Bewusstsein verschlossen bleibt.

Diese so genannte Dissoziation psychischer Prozesse hat die Trennung ursprünglich zusammengehöriger und zusammenwirkender Prozessanteile zur Folge, und zwar im Dienste der Spannungsreduktion (wir haben diese Möglichkeit bereits bei der Bewältigung traumatischer Erlebnisse kennen gelernt; siehe Kap. 2.3). Beispielsweise können Komponenten der ganzheitlich-emotionalen und der analytisch-rationalen Verarbeitung voneinander dissoziiert werden (Fiedler, 2001). In diesem Sinne werden oft Gefühlserlebnisse von der zugehörigen gedanklichen Verarbeitung abgelöst, sodass ihre auf die jeweiligen Auslöser bezogene Bedeutung nicht mehr zu erschließen ist. Oder die physiologische Gefühlskomponente – der körperliche Spannungsanteil – wird dissoziiert, was bei einem chronisch aktivierten Konfliktschema zu nachhaltigen Körperveränderungen führen kann. Die psychosomatischen Erkrankungen zeigen, dass Dissoziation und kognitive Vermeidung zwar kurzfristig Spannungsreduktion bewirken, langfristig aber deutlich negative Effekte mit sich bringen können.

Manche Symptome stellen das konflikthafte Verhältnis zweier Pläne beinahe symbolisch dar. Zum Beispiel litt eine Frau unter der zwanghaft auftretenden Vorstellung, mit Jesus – so wie er in der Kirche am Kreuz hängt – einen oralen sexuellen Kontakt zu haben. Darauf folgten exzessive Gebetsrituale, das Ausspülen des Mundes mit Weihwasser und Selbstgeißelungen. Die Frau war mit einem Alkoholiker verheiratet, der an Sexualität nicht interessiert war und jedes Gespräch darüber ablehnte. Sie selbst hatte zwar ein großes Verlangen nach sexuellen Erlebnissen, verbot sich aber jeden Gedanken an eine Trennung vom Mann oder gar an außereheliche Sexualität auf Grund ihrer strengen, religiös motivierten Prinzipien. Alltägliche Fantasien einer möglichen sexuellen Annäherung hätten die Bedürfnisse nach Lustgewinn und Selbstwerterhöhung befriedigen können, standen aber in klarem Widerspruch zu dem Plan, die religiösen Werthaltungen zu wahren. Diese Werthaltungen erfüllten ihrerseits wiederum Bedürfnisse nach Kontrolle und Stabilität in den Bindungen zum Mann und zur religiösen Gemeinschaft.

Als der Annäherungs-Vermeidungskonflikt sie im Vorfeld der Erkrankung zunehmend belastete, suchte sie durch vermehrten Kirchenbesuch im Gebet Beruhigung. Aber bei genau dieser Gelegenheit wurde angesichts der Christusstatue das ursprüngliche Symptom geboren, das dann immer aufwändigere Zwangsrituale nach sich zog. In der Vorstellung von der Fellatio mit Jesus wurde eine kurzfristig entlastende Kompromissbildung zwischen den konflikthaften Plänen realisiert, welche langfristig jedoch umso drastischere Selbstbestrafungshandlungen hervorrief. Das kognitive Symptom wurde in seiner inhaltlichen Widersprüchlichkeit zum Symbol für die sich zuspitzende Unvereinbarkeit der beteiligten Pläne.

2.6 Einseitigkeit von Persönlichkeitsstilen

Bei den meisten der bisher angeführten Probleme können die Betroffenen in der Regel die Quelle ihres Leidens der eigenen Person zuordnen. Fehlende Kompetenzen, unangenehme Gefühle, Selbstzweifel und innere Konflikte sind an der eigenen Person problematisch. Sie führen zu vielgestaltigen Symptomen, die dann als Depressionen, Panikattacken oder Zwangshandlungen diagnostiziert werden können. Deshalb möchten die Betroffenen genau jene Aspekte verändern beziehungsweise „loswerden“. Sie definieren ihre eigene Gesundheit über die erhoffte Abwesenheit dieser Probleme, welche als „nicht zu mir gehörig“ erlebt werden („ich-dyston“).

Im Unterschied dazu können Eigenarten einer Person für sie selbst zunächst unproblematisch bleiben, aber dem sozialen Umfeld zu schaffen machen. Wenn jemand überaus langsam und genau arbeitet, erlebt er sich vielleicht als besonders verantwortungsbewusst – „so bin ich eben und das ist gut so" (die Eigenschaften werden als „ich-synton", d. h. als ganz normal zu einem gehörend eingestuft). Es ist aber durchaus möglich, dass bei allzu übertriebener Genauigkeit die Arbeitskolleginnen ungern mit dieser Person zusammenarbeiten. Sie wird vielleicht als „umständlich, penibel, stur" bezeichnet und wegen dieser Eigenschaften und den damit einhergehenden Verhaltensweisen abgelehnt. Die Betroffenen merken folglich nur indirekt durch die negativen Reaktionen der Bezugspersonen, dass irgendetwas problematisch ist – aber was dies nun ist, bleibt oft diffus. Sie können den eigentlichen Anlass für das Problem nicht erkennen und ihn auch nicht der eigenen Person zuordnen.

Diese Form der Interaktions- oder Beziehungsstörung findet sich häufig bei Menschen, die deutlich ausgeprägte Verhaltensweisen relativ unabhängig von den konkreten Situationen zeigen. Sie interpretieren die Umwelt einseitig und unflexibel und reagieren auf die unterschiedlichsten Anforderungen mit immer ein und demselben stark eingeschränkten Verhaltensrepertoire. Insgesamt findet sich vom akzentuierteren Persönlichkeitsstil bis hin zur diagnostischen Kategorie der „Persönlichkeitsstörungen" jeder Ausprägungsgrad. Das, was als persönlicher Stil in einzelnen Berufen und individuellen Beziehungen noch von Vorteil ist, kann in der Extremausprägung der Persönlichkeitsstörung zu drastischen sozialen Problemen führen.

Denken wir nur an das obige Beispiel vom „überaus genauen Arbeiter". Vielleicht ist der beschriebene Mann in einem Betrieb beschäftigt, der weniger unter Zeitdruck produziert, sondern höchste Qualität anstrebt. Als einer, der diese Leistungen besonders sorgfältig erbringt, genießt unser Arbeiter großes Ansehen. Beginnt er aber der Betriebsleitung immer öfter auseinanderzusetzen, was am Arbeitsablauf und an den Leistungen der Kolleginnen noch unzulänglich ist, könnte das Wohlwollen schnell abhanden kommen. Die Kolleginnen fühlen sich vielleicht verraten und die Betriebsleitung bevormundet – sie wird es sich nun gut überlegen, ob sie dem Arbeiter tatsächlich die angestrebte Führungsposition überlässt.

Auch privat könnten die Freunde eine minutiöse Vorplanung des gemeinsamen Urlaubes zunächst noch sehr schätzen. Aber wenn sie dann vor Ort ungeachtet der Launen des Wetters und ihrer eigenen Bedürfnisse genötigt werden, eine Sehenswürdigkeit nach der anderen zu besichtigen, überlegen sie es sich möglicherweise, ob sie noch einmal einen gemeinsamen Urlaub riskieren wollen. Und wenn unser Arbeiter wegen „querulatorischem Verhalten" etwa gar gekündigt wird sowie von Freunden und Partnerin verlassen, dann könnte der Zeitpunkt gekommen sein, wo er auf Grund einer depressiven Verstimmung in Therapie kommt. Sollte er zusätzlich die Diagnosekriterien einer „zwanghaften

Persönlichkeitsstörung" erfüllen, müssen die damit korrespondierenden starren Prinzipien seines Denkens thematisiert werden.

Die verschiedenen Persönlichkeitsstile können auch in Hinblick auf die jeweils zugrunde liegenden Bedürfnisse betrachtet werden. Der übertrieben genaue Arbeiter mag mit seinem zwanghaften Verhalten ein starkes Bedürfnis nach (Selbst-) Kontrolle befriedigen, was jede Form von Spontaneität erschwert. Personen mit einer Neigung zu einzelgängerischem oder misstrauischem Verhalten haben wahrscheinlich ein starkes Bedürfnis nach sozialer Unabhängigkeit und Autonomie. Sie sind gleichzeitig aber kaum in der Lage, die Nähe engerer Beziehungen zu ertragen. Dem entgegen suchen anhängliche und selbstunsichere Menschen häufig Nähe und Sicherheit in engen Bindungen, sind aber wiederum unfähig zu selbstbestimmt-unabhängigem Handeln.

Wir können durchaus annehmen, dass sich Menschen generell in einem Raum gegensätzlicher Bedürfnisse bewegen. Diese gegensätzlichen Bedürfnisse können als Endpunkte oder Pole verschiedener Dimension betrachtet werden. Ein Vorschlag besteht darin, zwei einander ergänzende Dimensionen zu definieren (Fiedler, 2000): Eine erstreckt sich vom ausschließlich angestrebten Pol der „Autonomie" (Bedürfnis nach sozialer Unabhängigkeit) zum Pol der „Bindung" (Bedürfnis nach sozialer Geborgenheit). Die andere Dimension erstreckt sich vom Pol der „Selbstkontrolle" (Bedürfnis nach Sinnstabilität und Selbstsicherheit) zum Pol der „Selbstaktualisierung" (Bedürfnis nach Sinnfindung und Spontaneität). Beide definieren den Raum, in dem jeder Mensch gemäß seiner situativen Bestrebungen eingeordnet werden kann.

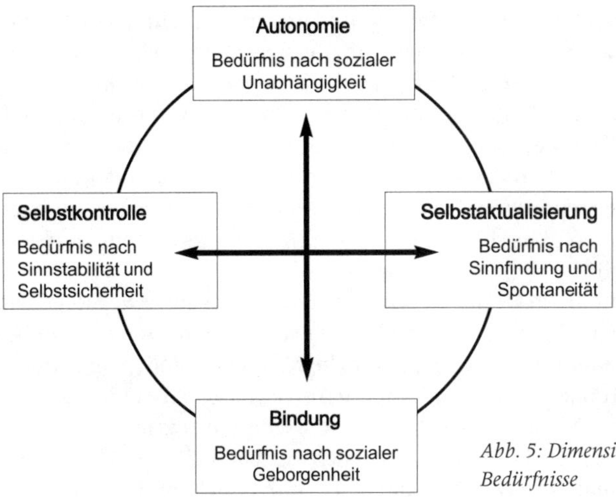

Abb. 5: Dimensionen gegensätzlicher Bedürfnisse

Üblicherweise nähern wir uns dabei je nach Situation mal mehr dem einen Ende und mal dem anderen Ende einer Dimension, d.h. wir werden zu unterschiedlichen Zeitpunkten unterschiedlichen Bedürfnissen gerecht. Menschen, die zu einseitigen und stereotypen Verhaltensweisen tendieren, sind über alle Situationen hinweg nur einem Bedürfnis oder einer bestimmten Bedürfniskonstellation verpflichtet. Da die Pläne, die dieses Bedürfnis befriedigen sollen, extrem starr und dominant sind, kommen die genau gegensätzlichen Bedürfnisse zu kurz. Die daraus resultierenden Konflikte werden bei Persönlichkeitsstörungen aber eher „ausgelagert" – die Umwelt und Bezugspersonen werden durch den stereotypen Umgang mit dem Konfliktpotential belastet (und die eigene Person entlastet). Die Bezugspersonen werden etwa beeinflusst, Verhaltensweisen zu zeigen oder zu unterlassen, um den eigenen Bedürfnissen gerecht zu werden (Sachse, 2001). Dies mag kurzfristig gelingen, langfristig aber fühlen sich die anderen manipuliert, d. h. sie sind unangenehm davon berührt, dass sie immer wieder etwas getan oder unterlassen haben, wozu sie eigentlich von sich aus nicht bereit waren. Somit werden problematische, also einseitige Persönlichkeitsstile oft erst durch die sekundär verursachten Beziehungsstörungen bemerkbar.

2.7 Wiederholte Krisen in Beziehungen

Überall dort, wo Menschen zusammentreffen, gibt es notwendigerweise auch Spannungen. Dies liegt zu einem guten Teil wohl daran, dass Menschen eben verschieden sind. Unterschiedliche Interessen, Bedürfnisse und Gewohnheiten führen zu zwischenmenschlichen Konflikten, und dies umso mehr, wenn die Beteiligten aufeinander angewiesen sind oder einander nicht ausweichen können. Am Arbeitsplatz, in der Familie und der Partnerschaft verdichten sich folglich unsere zwischenmenschlichen Probleme. In der Arbeit oder in der Verwandtschaft können wir die jeweiligen Bezugspersonen ja meist nicht frei wählen. Und selbst bei der freien Partnerwahl ist nicht garantiert, dass wir jemanden finden, der genau unsere Beziehungswünsche erfüllt. Sollte dies dennoch gelingen, müssen wir immer damit rechnen, dass sich die Interessen und Bedürfnisse im Laufe des Lebens ändern können.

Stabilität und Harmonie in Beziehungen ist also durchaus nicht der Regelfall, selbst wenn dies eine häufig geäußerte Sehnsucht sein mag, die dem Grundbedürfnis nach sicherer Bindung entspringt. Manche Menschen sind geschickter in ihren Anpassungsleistungen, tolerieren größere Abweichungen oder handhaben ihre gegenseitigen Erwartungen flexibler. Andere wiederum reagieren sehr sensibel auf jede Diskrepanz und können sie nur schwer überbrücken. Hier beginnen chronische Auseinandersetzungen, die nicht selten auch zu Beziehungsabbrüchen führen. Wie können wir uns diese negativen Beziehungsdynamiken vor dem Hintergrund unserer bisherigen Betrachtungen erklären?

Im Gespräch mit „streitenden Paaren" fällt zunächst auf, dass sich die Partner durch das Verhalten des jeweils anderen oft zutiefst missverstanden, gemaßregelt, angegriffen, enttäuscht oder vernachlässigt fühlen. Die selbstbestimmten Verhaltensweisen eines Partners lösen nicht selten „maladaptive Schemata" beim Gegenüber aus. Problematische und verallgemeinernde Grundannahmen über die eigene Person werden durch ganz bestimmte zwischenmenschliche Konstellationen getriggert. Möchte beispielsweise eine Frau etwas alleine unternehmen und der Mann hat die Vorstellung: „nur wenn wir alles teilen, können wir uns den nötigen gegenseitigen Halt geben", dann kann der Gedanke auftauchen: „ich bin ihr völlig egal". Dahinter steht vielleicht die schmerzhafte Befürchtung, als Mensch nicht genug wert zu sein, um wirklich geliebt zu werden.

Diese Annahmen sind jedoch meist nicht ganz bewusst. Vielmehr werden die daraus resultierenden unangenehmen Gefühle oft direkt mit der Partnerin als deren Verursacherin in Zusammenhang gebracht – die eigenen Gefühle und das Gegenüber sind ja ungleich greifbarer als die flüchtig aufblitzenden Gedanken. Und daraus folgt mit fataler Logik, dass die Partnerin beschuldigt und zurechtgewiesen werden muss. Wenn der Mann in unserem Beispiel nun sagt: „dir war es schon immer egal, wie es mir geht" und die Frau sich denkt: „was ich auch mache, es ist immer falsch; ich halte das nicht mehr aus", dann beginnt sich die Spirale des Streits zu drehen. Dabei beschleunigen die Kommunikationsformen mancher Paare noch die Eskalation (Schindler, Hahlweg & Revenstorf, 1998).

Direkte Beschuldigungen bleiben sehr vage und generalisierend („du bist einfach zu blöd"), anstatt konkrete Verhaltensweisen der Partnerin und eigene Wünsche in angemessener Weise zu thematisieren („mich stört, dass du mich beim Heimkommen gleich mit deinen täglichen Sorgen konfrontierst; ich wünsche mir, dass du mich erst einmal ein wenig Ausspannen lässt"). Auch ist es oft schwierig, bei einer bestimmten Situation oder einem bestimmten Thema zu bleiben – anstatt ein Problem gemeinsam zu lösen, werden dann immer neue und noch schwierigere aufgeworfen. Die bloßen Worte und Standpunkte des Streitpartners können dabei mitunter kaum wiedergegeben werden, da eigene Gedanken und Vorwürfe in den Vordergrund drängen und das Verstehen des Gegenübers behindern.

Formen misslingender Kommunikation sind leider nicht nur auf das jeweilige Paar zu begrenzen. Sie sind vielmehr dort, wo Kinder vorhanden sind, als generationsübergreifendes Phänomen zu betrachten. Wenn die Eltern oft und heftig streiten, erleben die Kinder deutlich das Unvermögen und die Grenzen der Erwachsenen. Es entstehen verunsichernde Gefühle, bei deren Bewältigung eben jene streitenden Eltern nicht helfen können, da sie selbst mit der Situation überfordert sind. Bindungsbeziehungen als „sichere Basis“ sind kurzerhand nicht mehr verfügbar und ein Mangel an Feinfühligkeit wird förmlich greifbar. Chronische Beziehungskrisen können daher zu fortgesetzten „Mikrotraumatisierungen“ der Kinder führen, welche wiederum sensibler und vulnerabler in spätere Erwachsenenbeziehungen hineingehen. Dort laufen sie Gefahr, bei Unstimmigkeiten sofort mit den schlimmsten Befürchtungen zu reagieren („maladaptive Schemata“ werden getriggert) und sich in der von den Eltern bereits bekannten Weise gegen die Partnerin zu wenden, was dann den Teufelskreis auch in der nächsten Generation am Leben erhält.

Literatur

American Psychiatric Association (1994): Diagnostic and Statistical Manual of Mental Disorders, Fourth Edition. Washington, DC: American Psychiatric Association. (Dt.: Diagnostisches und statistisches Manual psychischer Störungen DSM-IV. Göttingen: Hogrefe, 1996.)

Beck, A.T., Rush, A.J., Shaw, B.F. & Emery, G. (1994): Kognitive Therapie der Depression. Weinheim: Psychologie Verlags Union.

Caspar, F. (1996): Beziehungen und Probleme verstehen: Eine Einführung in die psychotherapeutische Plananalyse. Bern: Huber.

Dilling, H., Mombour, W. & Schmidt, M.H. (Hrsg.) (1993): Internationale Klassifikation psychischer Störungen: ICD-10, Kapitel V (F); klinisch-diagnostische Leitlinien/Weltgesundheitsorganisation. Bern: Huber.

Fiedler, P. (2000): Integrative Psychotherapie bei Persönlichkeitsstörungen. Göttingen: Hogrefe.

Fiedler, P. (2001): Dissoziative Störungen und Konversion. Weinheim: Psychologie Verlags Union.

Grawe, K. (1998): Psychologische Therapie. Göttingen: Hogrefe.

Linehan, M.M. (1996): Dialektisch-Behaviorale Therapie der Borderline-Persönlichkeitsstörung. München: CIP-Medien.

Linehan, M.M. (1996): Trainingsmanual zur Dialektisch-Behavioralen Therapie der Borderline-Persönlichkeitsstörung. München: CIP-Medien.

Sachse, R. (2001): Psychologische Psychotherapie der Persönlichkeitsstörungen. Göttingen: Hogrefe.

Schindler, L., Hahlweg, K. & Revenstorf, D. (1998): Partnerschaftsprobleme: Diagnose und Therapie. Handbuch für den Therapeuten. Berlin: Springer.

Young, J.E. (1994): Cognitive Therapy for personality disorders: a schema-focused approach. USA: Professional Resource Press.

3 Die therapeutische Beziehung

Eine gute Beziehung zwischen einer Patientin und ihrer Psychotherapeutin ist einer der potentesten Wirkfaktoren von Psychotherapie. Das hat sich in vielen Therapiestudien schulenübergreifend bestätigt und wird auch von Vertretern unterschiedlicher Therapierichtungen nicht bestritten. Trotzdem ist aber offensichtlich, dass große Unterschiede bestehen, welchem Aspekt der therapeutischen Beziehung jeweils Bedeutung zugemessen wird, ob bzw. auf welche Entwicklungs-, Störungs- und Veränderungskonzepte dabei Bezug genommen wird und welche Strategien daraus abgeleitet werden.

Die Verhaltenstherapie unterscheidet sich in der Bewertung und Gestaltung der Beziehungsebene deutlich von anderen Schulen. Grundsätzlich wird davon ausgegangen, dass den verschiedenen Störungen jeweils unterschiedliche Bedingungen zugrunde liegen. Genetische, biologische und psychosoziale Faktoren können als prädisponierende, auslösende und aufrechterhaltende Faktoren an der bestehenden Symptomatik beteiligt sein (bio-psycho-soziales Störungsmodell). Vergangene und aktuelle Beziehungserfahrungen spielen für jede dieser drei Ebenen eine wichtige und gleichzeitig verschieden zu gewichtende Rolle. So wird angenommen, dass eine basale Beeinträchtigung auf der Beziehungs- bzw. Bindungsebene sowohl zur Entstehung und Auslösung als auch zur Aufrechterhaltung einer Störung beitragen kann (siehe Kap. 1.8 und 2.1). Erfahrungsgemäß treten aber auch bei einer an sich gut entwickelten Bindungsfähigkeit soziale Probleme auf (z. B. sozialer Rückzug) – in erster Linie als Anpassung an länger dauernde psychische Störungen. Prognostisch gesehen gelten Beziehungsbereitschaft und soziale Kompetenz jedoch immer noch als die wichtigsten Ressourcen, über die jemand verfügen kann.

3.1 Überlegungen zu Therapiebeginn

In einem ausführlichen diagnostischen Prozess, der auf Grund seiner klärenden Wirkung auch therapeutische Effekte hat, nimmt die Analyse der Bindungsaspekte eine entsprechend wichtige Rolle ein. Es geht in erster Linie um Überlegungen, mit welchen Beziehungsangeboten der Patientin geholfen werden kann und mit welchen Schwierigkeiten sie beim Aufbau des Arbeitsbündnisses in der Therapie zu kämpfen haben wird. Die Ergebnisse fließen in die Therapieplanung mit ein: in die Festlegungen der Schwerpunkte (woran wird gearbeitet) sowie in die Wahl der Methoden im Verlauf (womit wird wann gearbeitet).

Nicht zuletzt wird sich das Vorgehen nach den bestehenden Möglichkeiten zur Selbstregulation richten (siehe Kap. 1.7). So wird es etwa bei einer sehr schweren aktuellen Belastung in der Regel nicht möglich sein, den so genannten Selbstmanagement-Ansatz zu verfolgen, bei dem sehr schnell selbstverantwortliches Handeln der Patientin gefordert ist (Verhaltenstherapie als Hilfe zur Selbsthilfe; Kanfer, Reinecker & Schmelzer, 1996). Das muss nicht bedeuten, dass dieser Ansatz nicht zu einem späteren Zeitpunkt zum Einsatz kommen kann. Die unterschiedlichen Vorgangsweisen fordern ein flexibles Rollenverhalten der Therapeutin, das auf die Beziehungsmöglichkeiten und -erwartungen der Patientin zugeschnitten ist. Die Beziehungsgestaltung in der Verhaltenstherapie folgt einer einzigen Vorgabe: den unterschiedlichen Grundbedingungen Rechnung zu tragen. Es wäre hingegen unzulässig, einem bestimmten Kommunikationsverhalten über alle Zeiten und Störungen hinweg Vorrang einzuräumen.

Eine Verhaltenstherapeutin reflektiert daher zu Beginn und während des gesamten Behandlungsverlaufes welche Formen der Beziehungsgestaltung

- → einer bestimmten Patientin
- → zu einem definierten Zeitpunkt der Behandlung
- → innerhalb eines spezifischen Settings und
- → unter Einsatz jeweils spezifischer Methoden

eine Veränderung ermöglichen.

Im Einzelnen bezieht sich diese Reflexion v. a. auf folgende Einflüsse:

1. Personvariablen bzw. das Störungsbild bestimmen, ob eine Patientin beziehungsbereit oder zurückhaltend (misstrauisch, ängstlich) die Therapie beginnt.
2. Auch eine zunächst gut etablierte Beziehung kann während des Behandlungsverlaufes Irritationen unterliegen.
3. Ein Wechsel des Settings, in der Verhaltenstherapie nicht unüblich, bedeutet einen Wechsel in der Distanz zwischen Patientin und Therapeutin.
4. Unterschiedliche Therapiestrategien fordern unterschiedliches Interaktionsverhalten, primär von Seiten der Therapeutin, in Folge auch der Patientin.

In der Verhaltenstherapie bedeutet somit eine „gute" Patient-Therapeut-Beziehung eine vertrauensvolle Grundhaltung der Patientin gegenüber ihrer Therapeutin, die flexibel ihr Beziehungsverhalten den jeweiligen Notwendigkeiten im Therapieverlauf anpasst.

Während die Verhaltenstherapie in ihren frühen Schriften (nicht in der Praxis) das Beziehungsthema vernachlässigt hat, finden sich heute ausreichend Vorschläge für eine adäquate Beziehungsgestaltung.

Wir orientieren uns hier unter anderem am Konzept von Klaus Grawe zur „komplementären Beziehungsgestaltung" (Grawe, 1992; Ambühl, 1992; siehe Kap. 5.4). Die Therapeutin wird darin aufgefordert, ihr Beziehungsangebot den wichtigsten interaktionellen Plänen ihrer Patientin anzupassen. Als theoretischer Hintergrund dient die Plananalyse (Grawe & Caspar, 1984; Caspar, 1996), die diese Motive darstellt (siehe Kap. 1.6). Es wird davon ausgegangen, dass Pläne, die soziale Beziehungen betreffen, auch in der Therapiesituation aktuell sind. Die Therapeutin wird sie zunächst aus dem Kommunikationsverhalten ihrer Patientin beim Erstgespräch erschließen und weiter verfolgen. Sie wird versuchen, mithilfe von Empathie und Perspektivenübernahme die aktuellen Bedürfnisse zu erfassen. Es ist dabei manchmal aber wesentlich, sich gerade nicht am offen beobachteten Verhalten zu orientieren, sondern die dahinter liegenden Motive aufzuspüren. Etwa bedeutet sexuell provokantes Verhalten einer Jugendlichen eher das Bedürfnis nach Schutz als nach Verführung, bzw. mag eine aggressive Patientin in erster Linie nicht verletzen, sondern getröstet werden wollen. Übersieht die Therapeutin solche zugrunde liegenden Motive, so misslingt die Kommunikation, der Beziehungsaufbau wird verzögert oder verhindert.

Nicht alle Patientinnen „verbergen" auf diese Art ihre Erwartungen an die Therapeutin. Viele gehen offen in das Erstgespräch und kommunizieren direkt. Negative Erfahrungen im Bereich der Bindung veranlassen allerdings die Betroffenen, schützende Verhaltensstrategien aufzubauen. Für diese Gruppe ist ein sehr sensibles Kontaktangebot unerlässlich.

3.2 Aufbau einer therapeutischen Zusammenarbeit

Der Entschluss, sich in eine psychotherapeutische Behandlung zu begeben, fällt nicht immer leicht. Zuzugeben, für die Bewältigung des Alltagslebens Hilfe zu brauchen, reduziert oft die Selbstachtung und fast immer Selbstwirksamkeitserwartungen. Wir wissen, dass viele Patientinnen mit schweren psychischen Störungen erst Jahre nach Beginn der Beeinträchtigungen Hilfe aufsuchen – aus Angst, als verrückt zu gelten; aus Scham über die Art, wie sie mit ihrer Störung leben und wegen der Einschränkungen in der Lebensführung, die geheim gehalten werden. Sie wissen, dass sie nun darüber sprechen sollten, und es ist vielleicht das erste Mal, dass sie ansatzweise dazu bereit sind.

Es gibt noch andere Gründe für Barrieren, die den Weg zur Behandlung oder deren positiven Verlauf behindern: Zweifel an der Wirksamkeit der Therapie (vielleicht auf Grund negativer Vorinformationen oder -erfahrungen), Angst vor unabsehbaren oder nicht gewollten Folgen einer Änderung, Angst, längst fällige Entscheidungen zu treffen und in die Tat umsetzen zu müssen. Vieles mündet nun in die Frage, inwieweit diese Therapeutin helfen kann, ob sie ein schützendes und beruhigendes Klima verbreitet und ob sie fachlich so kompetent ist, dass der zeitliche und finanzielle Aufwand sich rechtfertigen.

Von besonderer Bedeutung ist das Erstgespräch, in dem die Entscheidung für oder gegen die vorläufige Aufnahme einer Therapie getroffen wird. Es dient zunächst dem gegenseitigen Kennenlernen. Patientin und Therapeutin registrieren nonverbale Beziehungssignale des Gegenübers und den Stil der verbalen Kommunikation. Die Patientin gewinnt einen Eindruck über die Arbeits- und Denkweise der Therapeutin, die zunächst recht behutsam vorgehen wird. Möglicherweise ist es die erste und gleichzeitig letzte Zusammenkunft. Die Therapeutin wird sich eine allgemeine Orientierung verschaffen und die vorliegende Problematik soweit explorieren, dass sie der Patientin Auskunft über ihre Störung und Behandlung geben kann.

Die Beziehungsgestaltung der ersten Stunden ist von Seiten der Therapeutin durch ihre Grundhaltung im Sinne therapeutischer Basisvariablen (Rogers, 1957) geprägt. Emotionale Zuwendung und Empathie, Wertschätzung, Kongruenz sowie Sanktionsfreiheit, aber auch die Verschwiegenheitspflicht erleichtern es der Patientin, über sich zu sprechen. Neben diesen Basisvariablen betont die Verhaltenstherapie vor allem die Transparenz ihres Vorgehens. Dies betrifft die Aufklärung zu Beginn als auch Einzelentscheidungen während der Behandlung: Unter dem Begriff „Patientenschulung“ (Fiedler, 1997) wird eine ausführliche Information der Patientinnen verstanden, die alle Facetten einer Störung umfasst. Darunter fallen die „Übersetzung“ der klinischen Diagnose (Symptome, Epidemiologie, Verlauf) sowie eine umfassende Aufklärung über Behandlungsmethoden und deren Wirksamkeit.

Das transparente Vorgehen entspricht nicht nur einem persönlichen Grundrecht. Es soll auch die Angst vor ungewollter Manipulation verhindern und die Behandlungsmotivation fördern. Selbstreflexion, Selbstöffnung, die gemeinsame Suche nach Entstehungs- und Veränderungsbedingungen (durch „geleitetes Entdecken“) machen die Patientin zur Expertin ihrer selbst. Parallel dazu erlebt sie die Therapeutin als jemanden, der nach einem Konzept vorgeht, das auf einem breiten Störungs- und Veränderungswissen basiert.

Die Therapeutin wiederum ist angehalten, diese ihre fachliche Kompetenz mit Respekt zu vermitteln.

Während des Erstgesprächs, vor allem aber in den weiteren Sitzungen einer allgemeinen „diagnostischen" Phase wird die Therapeutin erste Überlegungen anstellen, mit welchen Beziehungsvoraussetzungen ihre Patientin die Behandlung aufnimmt. Wird sie es schaffen, die geforderte Nähe überhaupt auszuhalten? Gibt es traumatische Erfahrungen, die sie besonders sensibilisiert haben? Oder ist sie gewohnt, akzeptiert und gemocht zu werden? Die Antwort auf solche Fragen erleichtert es der Therapeutin, ihr Verhalten feinfühlig auf ihr Gegenüber abzustimmen, Krisen zu antizipieren bzw. zu vermeiden.

Für eine erste Analyse der Beziehungsfähigkeit kann sie auf mehrere Quellen zugreifen:

➔ auf verbales und nonverbales Kommunikationsverhalten beim Erstkontakt und in den nachfolgenden Sitzungen, d. h. auf Blickkontakt und Körperhaltung, Offenheit, emotionale Beteiligung, Dominanz, Misstrauen, Übereinstimmung von nonverbalem und verbalem Ausdruck;

➔ auf Stellenwert, Qualität, Funktion und Bedeutung aktueller sozialer Beziehungen; auf das Erleben von Intimbeziehungen, Körperkontakt, Sexualität etc.;

➔ auf frühere Beziehungen, d. h. auf Erfahrungen innerhalb der Ursprungsfamilie, soziale Kontakte mit Gleichaltrigen (Peergroup), die bestätigende oder korrigierende Einflüsse auf das Selbstbild hatten, weiters auf Trennungserlebnisse und deren Bewältigung;

➔ auf die klinische Diagnose: Störungen auf der Ebene der sozialen Beziehungen von Erwachsenen werden im Rahmen diagnostischer Zuordnungen (Internationale Klassifikation psychischer Störungen – ICD, Diagnostisches und statistisches Manual psychischer Störungen – DSM) mit Ausnahme der Persönlichkeitsstörungen nur unzureichend berücksichtigt. Dagegen finden sich in einschlägigen Arbeiten zur verhaltenstherapeutischen Behandlung Hinweise für störungsspezifische Beziehungsgestaltungen;

➔ auf die verhaltenstherapeutische Diagnostik im engeren Sinn: Die Beziehungsfähigkeit eines Individuums ist nach verhaltenstherapeutischen Modellvorstellungen in Form kognitiv-affektiver Schemata organisiert (siehe Kap. 1.5). Die Erfassung, Stabilisierung oder gegebenenfalls Veränderung dieser grundlegenden Einstellungen, die sich in fast allen engeren sozialen Interaktionen manifestieren, ist relevanter Teil der Behandlung. Zur Erfassung negativer Schemata orientieren wir uns am Konzept der Kognitiven Therapie nach Beck (1986), der schema-fokussierten Therapie nach Young (1990) und am Konzept der Plananalyse nach Caspar (1996). Entsprechend den Arbeiten von Beck und Young wissen wir, dass Beziehungsschemata durch soziale Interaktionen aktiviert werden. Das gilt auch für das psychotherapeutische Setting. So kann die Ungewohntheit und somit Uneindeutigkeit eines therapeutischen Erstkontaktes negative Grundannahmen bzw. frühe fehlangepasste Schemata aktivieren. Andere Patientinnen aktualisieren solche Schemata erst später, wenn die Beziehung enger geworden ist. Auch äußere Bedingungen, wie Unterbrechungen der Therapie wegen Urlaubs oder Krankheit der Therapeutin, sind imstande, negative bzw. fehlangepasste Schemata zu aktivieren. Diese äußern sich als inadäquates Verhalten der Patientin gegenüber ihrer Therapeutin auf der emotionalen, kognitiven und der Verhaltensebene. Die Kommunikation ist dabei weniger durch das aktuelle Geschehen determiniert, sondern als lebendiges Relikt aus früheren Zeiten zu sehen. Das Auftreten solcher Verhaltensmuster wird nicht nur diagnostisch verwertet, sondern ist in Folge wichtiges Instrument der Therapie (siehe Kap. 5.2).

→ Die Plananalyse ermöglicht die interaktionellen Pläne eines Menschen als Teil seines Lebensstils zu begreifen. Neben der generellen Relevanz dieses Konzeptes für die Psychotherapie ist es auch ein probates Mittel, Beziehungserwartungen und -befürchtungen einer Patientin in der Therapie abzuleiten. Die Plananalyse geht davon aus, dass Annäherungs- und Vermeidungsziele (Grawe, 1998, siehe Kap. 3.5) intrapsychische Prozesse sowie den Umgang mit anderen Menschen steuern: den Wunsch nach Bindung und das Vermeiden von Trennung, das Bedürfnis nach Anerkennung und Vermeiden von Geringschätzung, den Wunsch, Hilfe zu bekommen, aber nicht hilflos zu sein. Das Verhalten der Patientin in der psychotherapeutischen Situation ist Ausdruck dieser Ziele. So kann z. B. eine therapeutische Beziehung nicht ausreichend eingegangen werden, weil der Autonomieanspruch zu hoch ist. In einem anderen Fall gelingt es der Patientin nicht, das tatsächliche Ausmaß der Störung zu kommunizieren, weil die Angst vor Kritik alles andere blockiert.

Wie bereits erwähnt, hat das Ergebnis der Plananalyse unmittelbare Handlungsrelevanz für das verhaltenstherapeutische Vorgehen, indem es als Grundlage der komplementären Beziehungsgestaltung dient. Die Therapeutin wird ihre Beziehungsgestaltung der Planstruktur anpassen.

Betrachten wir nun die Beziehungsaufnahme noch einmal aus der Sicht der Patientin: Die Patientin, die das erste Mal in Therapie geht, wird versuchen, diese besondere Art einer Beziehung zu begreifen. Es ist keine freundschaftliche, es ist keine herkömmlich professionelle wie zu Ärzten, Anwälten oder Priestern. Während der Behandlung wird sie die wichtigsten Aspekte dieser spezifischen Beziehung verstehen und schätzen lernen. Sie erlebt, dass die Therapeutin verlässlich und verschwiegen ist, gleichzeitig aber auch, dass sie – im Gegensatz zur besten Freundin – nicht jederzeit und an beliebigem Ort verfügbar ist. Und dass dieser Kontakt Geld kostet. Von vornherein steht fest, dass diese Beziehung irgendwann zu Ende sein und danach nicht in eine private übergehen wird. Die Psychotherapie hat ihre eigenen Regeln.

Im Zentrum des verhaltenstherapeutischen Gesprächs stehen die Anliegen und Beschwerden der Patientin. Die Therapeutin antwortet darauf aus ihrem Wissen über menschliche Entwicklung und deren Störbarkeit, über Veränderungsmöglichkeiten und -strategien im Allgemeinen und aus ihrer Beurteilung der Patientin im Besonderen. Die Therapeutin zeigt neue Sichtweisen in der Begründung eines Problems und fungiert auf diese Weise als Modell für die Patientin – in der Person einer Therapeutin. Ihre Modellfunktion besteht auf keinen Fall darin, ihre persönlichen Bewältigungsstrategien zu beschreiben, d. h. zu erzählen, wie sie selbst mit Krisen umgegangen ist. Sich selbst zum Thema zu machen widerspricht dem verhaltenstherapeutischen Auftrag. Die Patientin lernt von Anfang an, dass diese Beziehung eine asymmetrische ist, in der sie selbst sich öffnet, ihr Gegenüber aber verschlossen bleibt, was die eigene Lebensgestaltung betrifft. Die Therapeutin selbst lernt im Rahmen ihrer Ausbildung, während der Arbeit nur für die Patientin dazusein, selbstbezogene Gedanken oder persönliche Probleme in dieser Zeit weitgehend auszuschalten. Ihr Verhalten steht im Dienste der Patientin.

Die Forderung nach persönlicher Zurückhaltung bedeutet nicht, dass dem berechtigten Wunsch der Patientin, ihre Therapeutin kennen zu lernen, nicht nachgekommen wird. Sie erlebt bereits im Erstgespräch, dass die Therapeutin kompetent ist, dass heißt, menschliche Schwierigkeiten im Allgemeinen, spezifische Störungen im Speziellen kennt, dass sie sich in die Lage der Patientin emotional, kognitiv und auch sozial hineinversetzen kann (empathische Grundhaltung). „Dumme“ Ängste, „verrückte“ Handlungen, „verbotene“ Wünsche und Reaktionstendenzen werden nicht verurteilt, sondern gelassen aufgenommen. Die Patientin erlebt die Therapeutin als einen Menschen, der Trauer mitfühlt, aber davon nicht überschwemmt wird, der Anteilnahme zeigt, aber nicht fassungslos vor der Schwere der Symptomatik oder Problemlage resigniert. Neben professionellen Eigenschaften erfährt die Patientin aber auch persönliche Belange, etwa Grundberuf und Ausbildung. Sie schätzt das ungefähre Alter, Kleidung und die Gestaltung der Therapieräume verraten Geschmack und Vorlieben der Therapeutin usw. Schon nach der ersten Begegnung weiß die Patientin mehr, als ihr unmittelbar bewusst ist.

Die Patientin kann also trotz der persönlichen Zurückhaltung ihrer Therapeutin all das über sie erfahren, was für ihre Entscheidung, eine Psychotherapie zu beginnen oder fortzuführen, bzw. jemand anderen zu wählen oder die Therapie abzubrechen, ausschlaggebend ist.

Ein weiterer Aspekt der therapeutischen Kommunikation muss betont werden, der in krassem Gegensatz zu privaten Beziehungen steht: die Kommunikation ist nie Selbstzweck. Worüber immer die Patientin sprechen mag – die Inhalte werden stets in ihrer Bedeutung analysiert und als Therapiethema behandelt. Auch aus scheinbar oberflächlichen „Small-talk"-Sequenzen können therapeutisch wertvolle Überlegungen gezogen werden: etwa kann Smalltalk Vermeidung und Widerstand oder auch Unklarheit über die Patientenrolle anzeigen. All das macht deutlich, dass die Beziehung zwischen Patientin und Therapeutin sich grundsätzlich von freundschaftlichen Beziehungen unterscheidet. Dieser Unterschied gewährt Handlungsspielraum. Die professionelle Grundhaltung ermöglicht es der Therapeutin, gegenüber positiven oder negativen Gefühlen und Verhaltensweisen ihres Gegenübers, die in einem anderen sozialen Kontext z. B. als Bewunderung oder Kränkung erlebt werden, auf professionelle Art zu reagieren, d.h. diese als Teil des Prozesses zu sehen. Solche Äußerungen sind an die Therapeutin gerichtet, nicht an eine Bekannte. Sie können aus externen Quellen stammen (frühere Beziehungserfahrungen, gegenwärtige soziale Konflikte der Patientin) oder aus Interaktionen im Rahmen der laufenden Therapie. Dennoch gelten sie nicht dem Menschen selbst, wie es bei kollegialen oder freundschaftlichen Begegnungen der Fall ist, die reziprok verlaufen und auch eine gemeinsame Geschichte haben. Diese Haltung wird der Patientin vermittelt und eröffnet ihr notwendige Freiheitsgrade im Verhalten.

3.3 Dimensionen der Beziehungsgestaltung

Die Therapeutin, die vor allem zu Beginn der Therapie die individuellen Beziehungserwartungen ihrer Patientin erfassen möchte, wird auch auf Ergebnisse der Verhaltenstherapie-Forschung zurückgreifen. Für einzelne klinische Störungsbilder existieren charakteristische Beziehungsmuster. Eine ausreichende Kenntnis der einschlägigen Literatur erleichtert die individuelle Fallkonzeption und sichert eine professionelle Gestaltung der Kommunikation.

Im Folgenden sollen beispielhaft einzelne Störungsbilder besprochen werden.

→ Persönlichkeitsstörungen sind primär Beeinträchtigungen auf der Beziehungsebene. Die Beziehungsarbeit nimmt daher, eingebettet in jeweils komplexe Behandlungsmodelle, einen entsprechenden Stellenwert ein. Wie bereits erwähnt, lassen sich einzelne Störungen auf Grund typischer Schema-Inhalte voneinander unterscheiden (siehe Kap. 3.2 und 5.2). Die Bedeutung für die therapeutische Interaktion liegt in der Tatsache, dass es durch die aktuelle Beziehung häufig zu Schema-Aktivierungen kommt. Erst die Behandlung beseitigt diese Dynamik. Das Wissen um die spezifischen Auffälligkeiten erleichtert es der Therapeutin, trotz der Dramatik, die durch die Aktualisierung vergangener Beziehungserfahrungen entsteht, komplementär auf das Verhalten ihrer Patientin zu reagieren.

→ Patientinnen mit einer Posttraumatischen Belastungsstörung kommen mit großer Ambivalenz in die Therapie. Sie können sich nicht vorstellen, dass jemand sie tatsächlich verstehen kann, da ihr Erleben sie anderen längst entfremdet hat. Gleichzeitig hoffen sie, dass jemand bereit ist, das Erlebte mitzutragen, ohne davon überwältigt zu sein. Bei keiner anderen Störung ist die Empathie der Therapeutin in solchem Ausmaß gefordert. Dies betrifft die wechselnden Nähe- und Distanzbedürfnisse (Beziehungswunsch versus Beziehungsangst) der Patientin, den Umgang mit Dissoziationen (siehe Kap. 2.3), das schnelle Erfassen von Angstsignalen. Erst wenn die Therapeutin ihre Zuverlässigkeit beweisen konnte, wird die Patientin bereit sein, mit der belastenden Trauma-Arbeit im engeren Sinn zu beginnen.

→ Für Patientinnen mit einer Sozialphobie ist bereits das Aufsuchen einer Therapie eine paradoxe Entscheidung. Sie begeben sich in jene Interaktion, die sie stets gefürchtet haben: sie stehen im Mittelpunkt, sprechen über jene Schwächen, die sie bislang verborgen haben. Dies fällt bekanntlich nicht leicht – die Offenheit ist eingeschränkt. Der Beziehungsaufbau gestaltet sich oft schwierig und braucht vor allem Zeit. Typische Wahrnehmungsverzerrungen verhindern, dass die Patientin Akzeptanz und Respekt der Therapeutin wahrnehmen und davon als Ressource profitieren kann. Sowohl Elemente der kognitiven Therapie als auch soziale Expositionsübungen bedürfen einer längeren Vorbereitung (siehe Kap. 5.1). Das Dilemma jedes verhaltenstherapeutischen Vorgehens, nämlich den Mittelweg zu finden zwischen Akzeptanz der Schwierigkeiten und deren Veränderung, wird hier besonders deutlich.

Verhaltenstherapeutische Standardbehandlungen, wie sie bei vielen Störungen durchgeführt werden, setzen gewisse Kompetenzen bei Patientinnen voraus, die die geplante Behandlung überhaupt erst ermöglichen. Dazu zählen Faktoren wie eine zumindest rudimentäre Möglichkeit zur emotionalen Differenzierung, Selbstwahrnehmung, Selbstreflexion, Selbstöffnung, die Bereitschaft zur aktiven Mitarbeit und Selbstkontrolle. Voraussetzung auf der Beziehungsebene ist die Fähigkeit, die Nähe der therapeutischen Situation auszuhalten. Viele Patientinnen verfügen über diese Fertigkeiten, manche werden sie erst erwerben, um dann mit der störungsspezifischen Arbeit im engeren Sinn zu beginnen.

Die Verhaltenstherapie sieht eine tragfähige Patient-Therapeut-Beziehung als unerlässliche Voraussetzung für jedes therapeutische Geschehen. Sie gilt aber nicht als alleiniger Wirkfaktor. Für stabile Verhaltensänderungen, wie wir sie bei Patientinnen mit psychischen Störungen anstreben, bedarf es mehr als einer positiven Beziehung. Die Verhaltenstherapie hat, basierend auf einer differenzierten Störungslehre, Veränderungsmethoden entwickelt, die den unterschiedlichen Anliegen ihrer Patientinnen gerecht wird. Die einzelnen Strategien verlangen von der Therapeutin ein z. T. recht unterschiedliches Kommunikationsverhalten. Jemanden im freien Feld zur Exposition zu ermutigen, ist etwas anderes, als im geschützten Therapiezimmer zu imaginieren. Ermutigung bedeutet stets ein gewisses Ausmaß an direktiver Haltung, während sich die Therapeutin bei einer „Fantasiereise" zurückhalten wird. Wenn wir davon ausgehen, dass sich eine „klassische" Verhaltenstherapie meist aus kognitiver Therapie und erlebnisorientierten Methoden zusammensetzt, wird augenscheinlich, welche Flexibilität von Patientin und Therapeutin, bezogen auf den Beziehungsaspekt, gefordert ist. Konfusionen, die daraus entstehen können, dass – eventuell sogar innerhalb einer Sitzung – die Therapeutin aus einer wenig direktiven Haltung in eine sehr stark anleitende Rolle wechselt, werden antizipiert und besprochen.

Jede einzelne Methode selbst stellt Anforderungen an die Patientin, deren Bewältigung in der Einzeltherapie nur auf der Grundlage einer funktionierenden Beziehung möglich ist. Wir übersehen manchmal, welch hohe Bereitschaft wir eigentlich von unseren Patientinnen verlangen, wenn wir eine Standardmethode einsetzen. Das soll kurz erläutert werden.

→ Die kognitive Therapie arbeitet mit „automatischen Gedanken": Patientinnen sind aufgefordert, Gedanken und visuelle Bilder, die durch innere oder äußere Reize oder gezielt durch die Therapeutin provoziert werden, zu verbalisieren (siehe Kap. 5.2). Diese Technik setzt die Bereitwilligkeit voraus, sehr offen und spontan zu sein, intime Fantasien, die die Betroffene vielleicht selbst noch nicht einmal kennt, preiszugeben. Patientinnen, die dazu bereit sind, haben großes Vertrauen in die Toleranz ihrer Therapeutin. Zu Beginn der Therapie wird das oft nur ansatzweise der Fall sein. Wichtig ist, dass die Therapeutin diese Blockaden kennt, nachvollziehen kann und auch anspricht, der Patientin aber Möglichkeiten der Zensur offen lässt.

→ Entspannungsverfahren sind für viele Patientinnen ein angenehmer Teil der Therapiestunde, nicht jedoch für Menschen mit einem hohen Kontrollbedürfnis. Entstehende Schwierigkeiten betreffen weniger die Relaxation per se als vielmehr den Auftrag, die Augen zu schließen. Solange die Patientin nicht zu einem gewissen Kontrollverzicht bereit ist – und das ist eine Frage der Beziehung – wird der Einsatz dieser Technik scheitern.

→ Expositionsbehandlung in vivo („Flooding"; siehe Kap. 5.1): die Bereitschaft der Patientin, sich Situationen auszusetzen, die extreme Angst evozieren, signalisiert ein großes Ausmaß an Vertrauen in die Therapeutin. Der emotionale Zustand während der Übung selbst führt üblicherweise zu Veränderungen im Beziehungsverhalten. Suche nach Schutz und Nähe geht in Zorn und Ärger über, wenn die Therapeutin versucht, den Fokus der Patientin auf die Angst zu lenken, um internes Vermeidungsverhalten zu unterbinden, aber nur dann kann habituiert werden (siehe Kap. 5.1). Die Beziehung muss zu diesem Zeitpunkt bereits belastbar sein, Aggressionen werden antizipatorisch besprochen und als Teil der Therapie akzeptiert.

→ Ähnliches gilt für die Behandlung durch Reizkonfrontation und Reaktionsverhinderung, der Standardmethode der Verhaltenstherapie für Zwangsstörungen. Auch hier hat die Therapeutin zwei widersprüchliche Aufträge: Vertrauen erhalten und Anstrengung (im Sinne einer Unterdrückung der Zwangsimpulse) fordern. Gereiztheit ist oft das vorrangige Gefühl der Patientin, Aggression liegt nahe. Bei aller Belastung durch Konfrontationsmethoden sind erfolgreiche Sequenzen aber auch beziehungsfördernd. Die Patientin erlebt zunächst, dass ihr die Therapeutin mehr Kompetenz zuschreibt als sie sich selbst. Der Erfolg nach überstandener Konfrontationsübung ist beziehungsfördernd, führt gleichzeitig zu tatsächlichem Autonomiegewinn und damit einhergehend zu verbessertem Selbstvertrauen.

→ Bei Beziehungsstörungen ist der Einsatz verhaltenstherapeutischer Standardmethoden beträchtlich erschwert. Zu geringe Verlässlichkeit in der Inanspruchnahme der Therapie, unvorhersehbares Nähe-Distanz-Verhalten, verzerrte Selbst- und Fremdwahrnehmung, fehlendes Problembewusstsein – um nur einige Merkmale zu nennen – verunmöglichen ein gezieltes Vorgehen im Sinne des Selbstmanagements. Basale Voraussetzungen auf der Beziehungsebene müssen erst etabliert werden, um ein Arbeitsbündnis herzustellen. In diesem Fall wird das therapeutische Beziehungsgeschehen selbst zur Behandlungsmethode. Die Patientin lernt, Beziehungssignale wahrzunehmen, sie richtig zu interpretieren, ihre emotionalen Reaktionen zu spüren und ihnen irgendwann auch zu vertrauen. Sie lernt, Reaktionen, die von der Aktivierung alter Schemata getriggert worden sind, vom aktuellen Geschehen im Hier und Jetzt abzugrenzen. Die Therapeutin konfrontiert die Patientin mit inflexiblen und unangepassten Wahrnehmungs- und Verhaltensmustern, erarbeitet dahinter liegende Motive und zugrundeliegende Verzerrungen. Als Unterstützung werden u. a. verschiedenste Formen des Rollenspiels als auch imaginative Methoden (siehe Kap. 5.1 und 5.2) eingesetzt – mit dem Ziel, adäquate Beziehungsfunktionen zu etablieren.

Neben störungs- und methodenbedingten Einflüssen gibt es eine Reihe anderer Faktoren, die einen uniformen Umgang mit dem Beziehungsaspekt verbieten. Jede Veränderung des Therapie-Ortes verlangt eine Umstellung – auf beiden Seiten. Auch die Therapiedauer zeigt Wirkung. Sie ist verbunden mit Schwankungen der Befindlichkeit, mit Verbesserungen und manchmal auch Rückfällen. Je länger die Behandlung dauert, desto vertrauter wird die Beziehung. Die Therapeutin wird darauf achten, nicht Ersatz für fehlende soziale Kontakte zu werden. Sie wird immer die zeitliche Begrenzung im Auge haben und die Patientin veranlassen, dies zu beachten. Dennoch ist der Abschluss der Therapie bei allen positiven Aspekten auch ein Abschied, der wie alle anderen bisherigen Schritte sorgfältig zu gestalten ist (siehe Kap. 4.3).

Literatur

Ambühl, H. (1992): Die therapeutische Beziehungsgestaltung unter dem Gesichtspunkt der Konfliktdynamik. In: Margraf, J. & Brengelmann, J. (Hrsg.): Die Therapeut-Patient-Beziehung in der Verhaltenstherapie. München: Röttger.

Beck, A.T., Rush, A.J., Shaw, B.F. & Emery, G. (1986). Kognitive Therapie der Depression. München: Urban und Schwarzenberg.

Caspar, F. (1996): Beziehungen und Probleme verstehen. Bern: Huber.

Fiedler, P. (1997): Therapieplanung in der modernen Verhaltenstherapie: Von der allgemeinen zur phänomen- und störungsspezifischen Behandlung. In: Reinecker, H. & Fiedler, P. (Hrsg.): Therapieplanung in der modernen Verhaltenstherapie. Eine Kontroverse. Lengerich: Pabst.

Grawe, K. (1992): Komplementäre Beziehungsgestaltung als Mittel zur Herstellung einer guten Therapiebeziehung. In: Margraf, J. & Brengelmann, J. (Hrsg.): Die Therapeut-Patient-Beziehung in der Verhaltenstherapie. München: Röttger.

Grawe, K. (1998): Psychologische Therapie. Göttingen: Hogrefe.

Grawe, K. & Caspar, F. (1984): Die Plananalyse als Konzept und Instrument für die Psychotherapieforschung. In: Baumann, U. (Hrsg.): Psychotherapieforschung. Makro- und Mikroperspektiven. Göttingen: Hogrefe.

Kanfer, F.H., Reinecker, H. & Schmelzer, D. (1996): Selbstmanagement-Therapie. Berlin: Springer

Lazarus, A. (1995): Praxis der Multimodalen Therapie. Tübingen: dgvt.

Rogers, C.R. (1957): The necessary and sufficient conditions of therapeutic personality change. Journal of Consulting Psychology, 21, 2: 95–103.

Young, J.E. (1990): Cognitive Therapy for Personality Disorders: a schema focused approach. Sarasota: Professional Resource Exchange, Inc.

4 Der therapeutische Prozess

Die folgende Beschreibung des verhaltenstherapeutischen Prozesses gilt in erster Linie für die Einzeltherapie einer erwachsenen Patientin, die die Einzelpraxis aufsucht. Sie ist nicht direkt übertragbar auf stationäre Behandlungen, auf ein so genanntes „home-treatment“, auf eine (üblicherweise manualisierte) Gruppentherapie oder auf die Arbeit mit Kindern und Jugendlichen. Der Prozess bleibt in solchen Fällen nur in seinen Grundzügen gleich und bedarf im einzelnen verschiedenster Modifikationen.

Wesentliche Veränderungsschritte werden bereits eingeleitet, bevor ein persönliches Gespräch mit einer Psychotherapeutin vereinbart wird. Der Leidensdruck als Teil der Veränderungsmotivation hat zugenommen, die Patientin hat wahrscheinlich auch schon eine subjektive Krankheitstheorie entwickelt. Mit der Entscheidung, eine Psychotherapie zu beginnen, signalisiert die Patientin im Verlauf des Erstgesprächs ihre vorläufige Bereitschaft, sich professionell unterstützen zu lassen. Sie wird mit bestimmten Erwartungen in die gemeinsame Arbeit einsteigen. Bereits an dieser Stelle ist es wichtig, darauf hinzuweisen, dass die zu erwartenden positiven Entwicklungen nicht allein auf den Einsatz psychotherapeutischer Hilfe zurückzuführen sind, sondern auf bereits bestehenden Fähigkeiten aufbauen. Die körperlichen, materiellen, intellektuellen und kulturellen Ressourcen der Patientin sind primär nicht das Produkt der Behandlung, sondern deren Fundament. Sie bestimmen wesentlich mit, welche Möglichkeiten und Freiräume für neue Erfahrungen prinzipiell bestehen. Die Therapeutin wird alles dafür tun, dass diese Möglichkeiten zukünftig auch ausgeschöpft werden. Denn sie weiß, dass die tatsächlichen Veränderungen letztlich im Lebensraum der Patientin stattfinden müssen. Psychotherapie stellt dafür nur die Vorarbeit dar.

Jede Verhaltenstherapie besteht aus mehreren ineinandergreifenden Teilen. Dazu gehören die begleitende Information der Patientin, Aufbau und Aufrechterhaltung der therapeutischen Beziehung, Stützung der Motivation, allgemeine und störungsspezifische Diagnostik, Therapiezielformulierung, Anwendung geeigneter Methoden, Umsetzung in die Lebensrealität und Evaluation. Außer bei einem manualabhängigen Vorgehen mit einer sehr knappen Zieldefinition sind diese inhaltlichen Einheiten nicht in einer starren Reihenfolge angeordnet.

Üblicherweise verläuft die Therapie in Schleifen, indem Beziehungs- und Motivationsaspekte immer wieder überprüft und fokussiert werden, Therapieziele sich ändern. Andere Module nehmen wiederum einen fixen Platz ein. So kann z. B. die Arbeit mit anspruchsvollen, die Patientin sehr fordernden Strategien erst dann begonnen werden, wenn Vertrauen und Motivation ausreichend vorhanden sind.

Die Verhaltenstherapie versucht, ihre therapeutischen Methoden dem aktuellen Störungswissen und der Individualität der Patientin nach einem Schlüssel-Schloss-Prinzip anzupassen. Je nach Beschwerdebild werden Interventionen auf verschiedenen Erlebens- und Verhaltensebenen stattfinden. Meist handelt es sich um ein multimodales Vorgehen. Die Verhaltenstherapie hat nämlich seit Beginn nicht nur Störungsmodelle, sondern auch Behandlungsstrategien entwickelt und ihre Wirksamkeit an unterschiedlichen Patientinnengruppen evaluiert. Die enorme Forschungstätigkeit der letzten Jahrzehnte hat sich insofern auch aus der Sicht der Praktikerin bezahlt gemacht. Die Konsequenz: es gibt nicht *die* Verhaltenstherapie, die mit ein und derselben Methode alle Patientinnen gleich behandelt. Es bedarf der Passung von Person, Störung und Methode.

Zumindest zwei Voraussetzungen sind notwendig, um diesem Anspruch zu genügen: einerseits müssen Verhaltenstherapeutinnen über das aktuelle klinische Wissen verfügen, da neue Erkenntnisse über Störungsbedingungen oft eine Erweiterung des Behandlungsrepertoires fordern. Dafür gibt es ausreichend Beispiele in der Geschichte der Verhaltenstherapie.

Andererseits ist eine differenzierte psychologisch-verhaltenstherapeutische Diagnostik für den Einzelfall notwendig. Schwierigkeiten und Symptome, v. a. ihre Rolle und Funktion innerhalb eines Netzes von Kompetenzen, Ressourcen und Defiziten, müssen dabei umfassend dargestellt werden. Ihre Eingebundenheit in interpersonelle Prozesse und systemische Bedingungen hat dabei – nicht zuletzt unter dem Gesichtspunkt der Lebensqualität – einen hohen Stellenwert. Die Störungsgenese wird erarbeitet, das therapeutische Vorgehen auf der Basis von Zieldefinitionen konzipiert.

4.1 Die Problemanalyse

Der diagnostische Prozess, bekannt als „Problemanalyse“, besteht aus mehreren Teilen, von denen jeder für sich bereits eine Intervention darstellt.

Der erste Schritt dient der Erhebung der vorliegenden Problematik. Die Schwierigkeiten, die die Patientin formuliert, werden zusammen mit den Beobachtungen von Seiten der Therapeutin systematisch geordnet und hinsichtlich ihrer Dringlichkeit bewertet. Die klinische Exploration erfolgt mithilfe gängiger Untersuchungsmethoden. Qualität und Intensität der Symptome sowie die subjektive Belastung und Beeinträchtigung der Lebensqualität werden erfasst.

Die Patientin besteht jedoch nicht nur aus ihren aktuellen Problemen. Sie hat eine „Persönlichkeit", die sowohl ihre Symptomatik formen als auch die Therapie unterstützen oder behindern kann. Stabile Eigenschaften, d.h. typische Denk-, Gefühls- und Verhaltensmuster, werden innerhalb der Problemanalyse transparent: Bindungsfähigkeit und Beziehungserwartungen, Selbstkonzept und Selbstregulation. Diese Bedingungen sind für die Therapieplanung von Relevanz. Sie beeinflussen den Beziehungsaufbau, die Motivation, die Zielformulierung, das Methodenrepertoire.

Dieser erste Teil ist nicht nur Datenerhebung, sondern Intervention auf verschiedenen Ebenen. Die Ordnung der Schwierigkeiten ersetzt Chaos durch Übersichtlichkeit. Aus multiplen Problemen werden beschreibbare Einheiten, aus diffusem Leid operationalisierbare Beschwerden. Die Patientin erlebt sich nicht als gestört, sondern als jemanden, der innerhalb funktionsfähiger Anteile eine Störung hat, die erklärbar und behandelbar ist. Es ist die Aufgabe der Therapeutin, anhand ihres fachlichen Wissens diese Strukturierungen zu unterstützen.

Erstes Resultat der Problemanalyse ist die Erstellung einer klinischen Diagnose im Sinne der ICD (Internationale Klassifikation psychischer Störungen) bzw. DSM (Diagnostisches- und statistisches Manual psychischer Störungen) Klassifikation. Verhaltenstherapeutinnen erarbeiten die Diagnose gemeinsam mit ihren Patientinnen und bemühen sich, sie in therapeutisch wirksamer Form zu vermitteln. Sie sind verpflichtet, relevante Informationen über diese Störung weiterzugeben: über die Häufigkeit, über mögliche Ursachen, typische Verläufe und die Wahrscheinlichkeit einer Spontanremission (d.h. Wegfall der Symptome ohne therapeutische Intervention). Die Patientin erhält auch Auskunft über Behandlungsformen und deren Wirksamkeit, gegebenenfalls über die Vor- und Nachteile einer Kombinationstherapie.

Die Klassifikation liefert einen wichtigen – wenn auch nicht den einzigen – Beitrag zur Feststellung der Behandlungsbedürftigkeit. Trotz des vorliegenden Störungswissens bedarf es im Einzelfall eines differenzierten Bedingungsmodells, sowohl für die Entstehungsgeschichte der Symptomatik (ätiologische Begründung) als auch für eine optimale Therapieplanung.

Bei der Erstellung einer individuellen Fallkonzeption wird die Therapeutin auf der Grundlage der erhobenen Informationen versuchen, eine Störung in ihrer Verflechtung mit intrapsychischen, körperlichen, sozialen und systemischen Aspekten zu beschreiben. Zu diesem Zweck existieren Strukturierungshilfen (Instrumente), die unter den Bezeichnungen „horizontale" oder „situative Verhaltensanalyse“ sowie „vertikale Verhaltensanalyse“ oder „Plananalyse“ in der verhaltenstherapeutischen Literatur zu finden sind.

Das älteste Verfahren, die horizontale oder situative Verhaltensanalyse (Kanfer, Reinecker & Schmelzer, 1996; siehe Kap. 1), bezieht sich auf Mechanismen der klassischen Lerntheorie. Sie zeigt die Abhängigkeit eines operationalisierbaren Problemverhaltens von auslösenden Bedingungen und/oder nachfolgenden Konsequenzen auf.

Unter dem Gesichtspunkt der Praxisrelevanz ist ihr Einsatz dann indiziert, wenn innerhalb einer komplexen klinischen Symptomatik auch kleine, abgrenzbare pathologische Verhaltenseinheiten belastend sind, für die eine – ebenfalls abgegrenzte – symptomorientierte Intervention auf der Basis lerntheoretischer Prinzipien vorgesehen ist. Solche Verhaltensketten sind bei einigen Störungen bekannt und beschrieben, etwa bei Essattacken, Selbstverletzungen oder Ängsten mit Fluchtverhalten. Innerhalb eines breiter angelegten verhaltenstherapeutischen Vorgehens ist es oft sinnvoll, solche Verhaltensketten im Sinne gezielter Einzelinterventionen direkt zu bekämpfen, indem deren Auslöser und Konsequenzen bewusst gemacht werden. Die Patientin lernt diese Steuerungsmechanismen kennen, indem sie selbst – nach Auftreten des Problemverhaltens – ihre Verhaltensanalyse durchführt. Damit wird es ihr möglich, scheinbar unkontrollierbares Verhalten durch Modifikation der steuernden Elemente einer Selbstkontrolle zugänglich zu machen. Die horizontale Verhaltensanalyse ist in diesem Fall diagnostisches und therapeutisches Instrument zugleich.

Die „vertikale Verhaltensanalyse“ (Grawe & Dziewas, 1977) oder „Plananalyse“ (Grawe & Caspar, 1984; Caspar, 1996) geht davon aus, dass Verhalten nicht nur durch unmittelbar vorherrschende Reize, sondern durch übergeordnete Ziele und Pläne determiniert ist (siehe Kap. 1.6). Mit Hilfe der Plananalyse wird versucht, ein spezifisches Mosaik hierarchisch angeordneter positiver Ziele und Vermeidungspläne abzubilden. Diese Pläne hängen auch mit Emotionen, Grundannahmen und Schemata, mit der Patient-Therapeut-Beziehung und der Behandlungsmotivation zusammen. Psychische Störungen werden aus der Perspektive der Planstruktur interpretiert, wobei auf Irrationalität, Absolutheit und Konflikthaftigkeit der Pläne und Unterpläne geachtet wird. Manches davon ist bewusst, vieles nicht. Therapie bedeutet Veränderung innerhalb des gesamten Plangefüges, bedeutet Bewusstmachung, Überprüfung, Modifikation und Erweiterung, v. a. in bezug auf die Ziele, die die Patientin verfolgt.

Auch das Fehlen jeglicher Ziele führt zu permanenten Irritationen. Wir sehen dies z. B. bei depressiven Patientinnen oder auch bei Adoleszenten im Rahmen einer krisenhaften Entwicklung. Hier besteht die therapeutische Intervention in der Suche nach Aktivierung latenter Bedürfnisse und in der Ermutigung, altersentsprechende Lebensziele zu entwerfen.

Die Therapeutin selbst erschließt meist wichtige Teile der Planstruktur, bevor die Patientin sie in ihrer Gesamtheit erfasst. Das ist notwendig, weil die Beziehungserwartungen an die Therapeutin diesen Plänen entsprechen und sich die komplementäre Beziehungsgestaltung daran orientieren wird.

Im nächsten Teil der Problemanalyse geht es um die Erarbeitung der Störungsgenese. Die Patientin ist nicht nur an einem aktuellen Bedingungsmodell interessiert, sie möchte verstehen, warum gerade sie diese Störung entwickelt hat.

Mit Hilfe eines bio-psycho-sozialen Modells wird die Therapeutin versuchen, diesem Wunsch zu entsprechen und die Fallkonzeption zu erarbeiten. Sie beurteilt dabei drei Faktoren in Hinblick auf ihre ätiologische Relevanz:

→ Prädispositionen: Genetische, biologische und psychosoziale Bedingungen bzw. Erfahrungen lassen eine besondere Vulnerabilität für die Entwicklung bestimmter Störungen entstehen. In diesem Zusammenhang spielen Temperamentseigenschaften als frühe und überdauernde Verhaltensbereitschaften eine Rolle, weiters kognitive Dysfunktionen (z. B. exekutive Funktionsstörungen), vor allem aber pathogene Sozialisationsmuster, belastende Lebensereignisse und Traumatisierungen.

→ Auslösende Mechanismen: Es wird davon ausgegangen, dass körperliche, entwicklungspsychologische und psychosoziale Stressoren nur auf Grund einer Prädisposition und/oder nachfolgender Belastungen zur Entstehung längerer psychischer Störungen führen können. So genügt zwar ein Trauma, um eine posttraumatische Belastungsstörung auszulösen. Ob daraus allerdings eine Anpassungsstörung wird, hängt nicht mehr allein vom Einzelereignis ab.

→ Aufrechterhaltende Bedingungen: Es kann sein, dass eine Störung sekundär „Vorteile" mit sich bringt, z. B. im sozialen Gefüge oder in der beruflichen Umgebung, dass sie also in einem übergeordneten Sinn bzw. Plan funktional ist oder die Patientin schützt. Vor allem finden sich bei länger dauernden Störungsbildern Ängste, da die Patientinnen nach vielen Jahren des sozialen Rückzugs Angelegenheiten des täglichen Lebens, vor allem aber ihre Entwicklungsaufgaben, in Angriff nehmen müssen. Viele können sich ein Leben ohne Symptomatik nicht vorstellen. Für die Therapieplanung bedeutet das, dass zunächst mangelhaft entwickelte Funktionen etabliert werden müssen, damit eine Trennung vom bisherigen Lebensstil vollzogen werden kann und die Patientin bereit wird, sich Neuem auszusetzen.

Die Auseinandersetzung mit der Vergangenheit der Patientinnen ist fixer Bestandteil jeder Verhaltenstherapie und erfüllt verschiedene Zwecke. Für die Konstruktion der Störungsgenese sind vor allem abnorme psychosoziale Bedingungen in der Kindheit und Adoleszenz als vulnerabilitätsfördernd zu bewerten. Die Patientin wird versuchen, relevante Erfahrungen und Ereignisse wiederzuerinnern und deren Beitrag zur eigenen Entwicklung mithilfe der Therapeutin zu verstehen. Bei negativen Sozialisationsbedingungen ist dieser Prozess in erster Linie kein diagnostischer, sondern ein vorrangig therapeutischer. Jedes Wiedererinnern führt zu Neubewertungen und ermöglicht unter guten Therapiebedingungen allmählich eine Distanzierung vom Geschehenen. Die eigene Rolle innerhalb belastender Interaktionen (als Kind, Jugendliche oder Erwachsene) wird unter einem aktuellen Gesichtspunkt und in Anwesenheit der Therapeutin anders definiert; die begleitenden Gefühle (Scham, Traurigkeit, Schuld) verlieren dadurch an Intensität. Die Patientin kann auch begreifen, dass etwas, das durch negative Erfahrungen erworben bzw. nicht entwickelt wurde, durch Alternativerfahrungen zu korrigieren ist. Dadurch verändern sich die Kontrollüberzeugungen und damit einhergehend Erwartungen an die Selbstwirksamkeit. Die Veränderungsmotivation steigt.

Für die Therapeutin wiederum ist die Lebensgeschichte vor allem Unterstützung bei der Fallkonzeption. So wird sie versuchen, ihr Bedingungsmodell durch spezifische Informationen aus der Biographie zu erhärten. Aktuelle Auffälligkeiten müssen durch Vulnerabilitäten erklärbar sein, d. h. das gegenwärtige Verhalten muss sich aus den bisherigen Erfahrungen „ableiten“ lassen.

Für die Therapieplanung ist nicht zuletzt auch der Zeitfaktor, der der Lebensgeschichte zu entnehmen ist, zu berücksichtigen. Verhaltensmuster, die bereits sehr lange bestehen, sind nicht nur in die Entwicklung anderer Funktionen involviert, sondern im Allgemeinen auch sehr veränderungsresistent. Die Patientin wird Zeit und Kraft brauchen, sie zu durchbrechen. Viel Veränderungsmotivation ist gefordert.

4.2 Die individuelle Fallkonzeption – gemeinsame Zielsetzungen

Die Einzelresultate der Problemanalyse münden schließlich in eine individuelle Fallkonzeption.

Die Therapeutin integriert dabei ihre diagnostischen Ergebnisse in bestehende Störungs- und Veränderungsmodelle, ohne die individuellen Besonderheiten ihrer Patientin zu vernachlässigen. Die Fallkonzeption berücksichtigt die Störung in ihrem Kontext: klinische Diagnose und Komorbidität, Persönlichkeitsstil und Beziehungsfähigkeit, psychische und soziale Ressourcen, Leidensdruck, subjektive Krankheitstheorie, Therapiemotivation, Entstehungsgeschichte, aktuelles Bedingungsgeflecht, zeitübergreifende Pläne und Motive. Darauf aufbauend werden Zielperspektiven aufgezeigt und spezifische Therapiemethoden eingesetzt.

Es ist für die Verhaltenstherapie charakteristisch, dass sie sich in großer Ausführlichkeit mit der Formulierung der Therapieziele auseinandersetzt. Diese Ziele sind das Produkt gemeinsamer Arbeit. Aus globalen Wünschen der Patientin („ich möchte glücklicher sein"; „ich möchte, dass es mir besser geht") sollen mithilfe der Therapeutin handlungsrelevante Formulierungen entstehen, die es auch erlauben, Veränderungen in Richtung erwünschter Zustände überprüfbar zu machen. Zieldefinitionen beruhen auf der Problemanalyse sowie auf dem problemrelevanten Veränderungswissen. Dabei sind aktuelle Therapieziele (z. B. Symptomlinderung, Angstfreiheit oder Angsttoleranz) von jenen zu trennen, die eventuell später im Verlauf der Behandlung neu entworfen werden. Denn therapeutische Fortschritte motivieren zu neuen Perspektiven, insofern die Patientin unter der wiedergewonnenen Autonomie weitere Bedürfnisse entwickelt. Die Zieltiefe verändert sich daher möglicherweise im Verlauf der Therapie. Bei Bedarf unterstützt die Therapeutin die Patientin bei ihrer Ziel- und Wertklärung. Etwa weist sie darauf hin, dass Teilziele und Kompetenzen zur Zielerreichung notwendig sind und dass letztere vielleicht erst erworben werden müssen. Außerdem überprüft sie die Ziele auf Machbarkeit und Kosten (psychische Belastung, Ausmaß der notwendigen Selbstkontrolle, zeitlicher und finanzieller Aufwand).

Der Verpflichtung zur „informierten Zustimmung" (informed consent) verbietet jegliche Form einer Zielverfolgung, die nicht im Sinne der Patientin ist. So ist eine Veränderung der Zieltiefe (z. B. nach Symptomlinderung folgt Traumabearbeitung) ohne dezidierte Zustimmung von Seiten der Patientin ebenso wenig professionell wie eine unabgesprochene Veränderung der Strategien, auch wenn dies Erfolg verspricht. Umgekehrt wird die Therapeutin Ziele nicht unterstützen, die sie aus ethischen Gründen ablehnen muss, wenn z. B. andere Menschen dadurch negativ betroffen werden, oder die Patientin sich damit Situationen aussetzen würde, die aus therapeutischer Sicht nicht zu vertreten sind.

Auf der Grundlage der erhobenen Informationen geht es in dieser Phase darum, die Behandlung im engeren Sinn weiter zu planen. Für die Erstellung eines individuellen Therapiekonzeptes wird die Therapeutin zunächst auf störungsspezifische Literatur zurückgreifen. So liegen heute zu fast allen Störungsbildern evaluierte Interventionsmodelle mit definierten Einzelelementen vor (siehe auch Kap. 6). Eine direkte Übertragbarkeit dieser Modelle ist allerdings erfahrungsgemäß schwieriger, als es der Therapeutin möglicherweise lieb ist. So wissen wir zum Beispiel von der Behandlung der Ess-Brech-Sucht (Bulimia Nervosa), dass regelmäßiges Essen Heißhunger verhindert. In der therapeutischen Realität erweist sich die Integration dieser relativ einfachen Strategie in den Alltag der Patientin aber oft als schwierig. Dafür kann es viele Gründe geben: etwa, dass die Patientin nicht an den Sinn dieser Maßnahme glaubt; dass sie die Kraft ihrer Selbstkontrolle überschätzt; dass sie sich nicht vorstellen kann, ohne zu Hungern schlank zu bleiben; dass sie noch nicht sicher ist, Therapie zu wollen; oder, dass ihre Selbstfürsorge sehr gering ist, weil sie sich selbst nicht wichtig ist u. v. a. m.

Die individuelle Problemanalyse ist daher auch das Instrument, welches Bedingungen aufzeigt, die die Durchführung einer Standardtherapie beeinflussen, behindern oder verunmöglichen. Dann ist therapeutische Kreativität gefordert, um das Vorgehen den speziellen Bedürfnissen einer Patientin anzupassen – unter Beibehaltung der wichtigsten Elemente einer Verhaltenstherapie. Das sind:

1. Patientinneninformation
2. Ressourcenaktivierung
3. Problemaktualisierung und Einsatz spezifischer Methoden zur Problembewältigung
4. Stabilisierung der erworbenen Fähigkeiten

1. Patientinneninformation

Im Sinne des Selbstmanagement-Ansatzes wird die Patientin über alle Belange ihrer Störung und deren Behandlung informiert. Dabei geht es nicht nur um die Erfüllung eines persönlichen Grundrechts, sondern auch darum, dass über das Verstehen der Störungsbedingungen eine Außenbetrachtung („Externalisierung") des Problemverhaltens möglich wird (Laireiter, 1995). Die Patientin distanziert sich auf diese Weise von ihren zwingenden, sich aufdrängenden Verhaltensmustern und wird unter diesem Aspekt imstande, sie zu beobachten, zu bewerten, zu bekämpfen. Sie verbündet sich mit der Therapeutin gegen die Störung. Die Transparenz des Vorgehens wird von Beginn an demonstriert und unterstützt den Beziehungsaufbau. Widerstandsphänomene werden nicht provoziert, nicht zuletzt deshalb, weil die subjektive Störungstheorie der Patientin einer Überprüfung unterzogen wird.

Zusätzlich lernt die Patientin aber auch zu verstehen, auf welchen Grundlagen die Veränderungsansätze aufgebaut sind. Eine Aufklärung über den Wirksamkeitsmechanismus soll sie motivieren, auch belastende Teile der Behandlung auf sich zu nehmen. Vor allem motiviert sie dieses Wissen zur Selbstöffnung – denn sie begreift, dass die Therapeutin ihr nur helfen kann, wenn sie ihr „Material" dafür zur Verfügung stellt.

2. Ressourcenaktivierung

Eine der wichtigsten Beziehungsregeln für die Therapeutin besteht darin, ihre Patientin nicht nur aus der Störungsperspektive, sondern auch aus der Ressourcenperspektive wahrzunehmen (Grawe, 1998).

Als Ressourcen bezeichnen wir Wünsche und stabile Interessen, kognitive und soziale Kompetenzen, Selbstregulation und Belastbarkeit, körperliche Merkmale, beruflichen und finanziellen Status, das soziale Netzwerk, Beziehungsbereitschaft – Merkmale der Patientin also, die auch ihr Selbstwertgefühl und ihre Identität wesentlich ausmachen. Eines der ersten Ziele besteht darin, vorhandene Ressourcen transparent zu machen und nicht nur den Blick der Therapeutin, sondern vor allem den der Patientin darauf zu lenken. Ein Blick auf Gegenwart und Vergangenheit gibt ja auch Beispiele für gelungene Lebensvollzüge. Die Patientin bezieht daraus energetisches Potential für die gewünschten Veränderungen. In weiterer Folge werden Ressourcen gepflegt oder auch aktiviert, wenn sie nicht im Bewusstsein der Patientin sind. Im Verlauf der Therapie wird die Patient-Therapeut-Beziehung Teil des positiven Selbstwertgefühls, und die durch die Therapie gewonnenen Fähigkeiten werden selbst zu künftigen Ressourcen.

Positive externe und interne Grundbedingungen beeinflussen das weitere Vorgehen. Kompetenzen auf der Beziehungsebene oder im Bereich der Selbstregulation eröffnen andere therapeutische Möglichkeiten als wenn diese fehlen. Auch ein ausgeprägtes Autonomiebedürfnis kann genützt werden. Die Therapeutin wird die vorhandenen Ressourcen also hinsichtlich ihrer Nützlichkeit für das passende Vorgehen überprüfen, um darauf aufzubauen.

3. Problemaktualisierung und Einsatz spezifischer Methoden zur Problembewältigung

Die Bedeutung der Problemaktualisierung liegt darin, dass Veränderungen nur stattfinden können, wenn ein Problem – kognitiv, emotional, psychophysiologisch, motorisch – aktualisiert ist. Angst kann sich nur verändern, während sie erlebt wird. Misstrauen kann sich nur verringern, wenn ich mich der Gegenwart anderer Menschen aussetze. Verhaltenstherapie bedeutet, dass die Patientin irgendwann bereit wird, bisheriges Vermeidungsverhalten aufzugeben, negative Emotionen zu erlauben, um korrigierende Erfahrungen wirken zu lassen. Sie erlebt dann zum Beispiel, dass Traurigkeit nicht vernichtet, Panik nicht tötet, Menschen nicht immer beschämen, oder, dass sie ihren Gefühlen nicht nur nicht ausgeliefert ist, sondern diese kontrollieren kann.

Sich den Problemen auszusetzen und bisheriges Vermeidungsverhalten aufzugeben, ist eine der schwierigsten Therapiepassagen für die Patientin. Mit Hilfe der therapeutischen Beziehung und mit dem Wissen um die absolute Notwendigkeit einer Exposition wird die Zustimmung zu dieser Veränderung für sie möglich. Die Therapeutin wird nun alles tun, die Patientin dabei zu unterstützen. Das Therapieklima während der Sitzungen muss Schutz gewährleisten, wenn emotionsprovozierende Strategien verwendet werden. Automatische Gedanken, Rollenspiele, imaginative Techniken, In-vivo-Expositionen, die Patient-Therapeut-Beziehung – all das sind potente Methoden zur Aktualisierung. Parallel dazu lernt die Patientin die aktualisierten Schwierigkeiten zu meistern. Dafür stehen eine Reihe bekannter Standardmethoden zur Verfügung (Margraf, 2000; siehe auch Kap. 5).

Sobald die Patientin sich auf ihre Bewältigungsstrategien verlassen kann, wird sie aufgefordert, sich der Realsituation auszusetzen und das in der Therapie erworbene Denken und Verhalten zu überprüfen bzw. durchzuführen. Denn die Verhaltenstherapie geht davon aus, dass die Einsicht in vergangene und gegenwärtige Konflikte, pathogene Grundannahmen und Schemata nicht ausreicht, um dauerhafte Veränderungen zu etablieren. Die Übertragung des Gelernten in die Lebensumwelt wird gelingen, wenn durch die Therapieerfahrungen und durch erste Erfolge die Selbstwirksamkeitserwartungen gestiegen sind und die Patientin sich zutraut, mit belastenden Gefühlen fertig zu werden. Dennoch sind – selbst mit Begleitung der Therapeutin – die ersten Konfrontationen mit „draußen" schwierig und sie werden noch anspruchsvoller, sobald die Patientin auf sich allein gestellt ist. Doch gerade damit wird eine eigenständige Problembewältigung initiiert.

Erfolge sind selbstverstärkend. Durch neu erworbene Fähigkeiten steigt das Selbstvertrauen der Patientin. Ihre Wünsche nach Erweiterung ihres Handlungsrepertoires nehmen zu. Dies zeigt sich in neuen Zielerwartungen, die sie mit – und später auch ohne – therapeutischer Hilfe erreichen möchte.

Rückfälle sind selbstverständlicher Teil einer laufenden Therapie und zugleich wichtigste Informationsquellen. Sie geben Hinweise auf spezifische Vulnerabilitäten der Patientin, auf die Macht spezifischer interner und externer Reizkonstellationen. Die Patientin lernt, diese zu analysieren und relevante Informationen daraus zu beziehen, um sie einer Kontrolle zugänglich zu machen.

Auch Widerstände werden unter diesem Gesichtspunkt betrachtet. Die Verhaltenstherapie spricht nicht von „dem" Widerstand. Kanfer et al. (1996) beschreiben verschiedene Formen von Widerstandsphänomenen. Manche werden als Teil der bestehenden Störung oder Persönlichkeit identifiziert („Verhaltensträgheit"), als nicht beachtete Diskrepanz der Störungs- und Veränderungsmodelle von Patientin und Therapeutin oder als „Reaktanz", d. h. als Sich-Widersetzen gegenüber befürchteter Manipulation. Auch die Nichtbeachtung aufrechterhaltender Bedingungen (s. o.) führt zu stagnierender Therapiemotivation. Jedes einzelne Phänomen gibt Hinweise auf spezifische Merkmale der Patientin und fordert zielgerichtete Interventionen.

4. Stabilisierung der erworbenen Fähigkeiten

Viele Kompetenzen, die durch die Behandlung erworben wurden, sind zunächst noch sehr fragil. Im Verlauf der Therapie ist es nun wesentlich, sie zu stabilisieren und zu generalisieren. Die Patientin wird ihre erworbenen Fähigkeiten in unterschiedlichsten Situationen erproben, ihr Verhalten also variieren. Die Therapeutin motiviert sie zum „Überlernen", d. h. dazu, die Ansprüche an sich selbst über das derzeit Notwendige hinaus zu erhöhen, um künftigen Belastungen gewachsen zu sein. Auch der bisherige Therapieverlauf wird wiederholt analysiert, um daraus übergreifende Regeln für Problemlösungen abzuleiten.

Wichtig ist die gemeinsame Antizipation von Rückfällen. Der Umgang mit solchen Krisen ist immer Thema der Therapie und wird gegen Ende erneut fokussiert. Auslösende Faktoren sind aus der Therapie bereits bekannt; darauf kann aufgebaut werden.

Durch den Transfer des Gelernten in das Alltagsleben löst sich die Patientin allmählich von der Therapeutin. Durch die gewonnenen Freiräume macht sie meist eine Reihe neuer Erfahrungen, vor allem im zwischenmenschlichen Bereich. Dabei werden Ressourcen ebenso transparent wie Defizite, vielleicht sind auf Grund der bisher vermiedenen sozialen Situationen sekundär Probleme entstanden, die erst jetzt deutlich werden und an denen, z. B. im Sinn fehlender Kompetenzen, nun gearbeitet werden muss.

4.3 Der Abschied von der Therapie

Im Sinne des Selbstmanagement-Ansatzes hat die Verhaltenstherapie stets im Auge, dass es sich um ein zeitlich begrenztes Bündnis zwischen Therapeutin und Patientin handelt. Dennoch – die sehr wichtige Frage der Patientin zu Beginn der Therapie, wie lange „es" dauern wird, kann selten zufriedenstellend beantwortet werden. Denn oft ändern sich im Verlauf der Therapie die Therapieziele und damit in Zusammenhang die dafür anberaumte Zeit.

„Unendliche" Therapien widersprechen dem Grundkonzept der Verhaltenstherapie. Dieses sieht vor, bei ausbleibenden Fortschritten die Fallkonzeption zu überdenken, die eigenen Kompetenz für den vorliegenden Fall zu hinterfragen und auch, ob das gewählte Setting, z. B. die Einzeltherapie, passend ist.

Aufgrund der geforderten Transparenz im Vorgehen stellt sich die Frage nach einem möglichen Abschluss der Behandlung bei vielen Patientinnen nicht nur einmal. Sobald ein Fortschritt gelungen ist, beinhaltet die neuerliche Definition der Therapieziele die gemeinsame Festlegung eines nächsten Schrittes. Symptomlinderung ermöglicht es, die Zieltiefe zu verändern, d. h. nach unmittelbarer Entlastung werden Bereiche definiert, die für die weitere Entwicklung relevant sind. Durch das erhöhte Selbstvertrauen wird es möglich, anspruchsvollere Veränderungen zu planen. Damit verlängert sich die Therapie und mit dieser Verlängerung auch die Beziehung.

Der Abschluss einer Langzeittherapie erfordert zusätzliche Regeln.

1. Wünschenswerterweise planen und entscheiden Patientin und Therapeutin gemeinsam die Beendigung der Therapie (auch wenn die Patientin jederzeit, auch ohne Angabe von Gründen, abbrechen kann).

2. Als erstes Kriterium gilt das Erreichen definierter Ziele. Darin sind sowohl Symptombeseitigung als auch die Verbesserung übergeordneter Kompetenzen und Einstellungen enthalten. Noch offene Problembereiche werden diskutiert und gegebenenfalls der eigenständigen Veränderung durch die Patientin überlassen.
3. Im Sinne der Transfersicherung werden im letzten Teil der Therapie die Stundenintervalle bereits vergrößert. Das in der Psychotherapie übliche „Ausschleichen" durch Frequenzveränderung beginnt in der Verhaltenstherapie eher früh und ist Teil des Behandlungsmodells.
4. Beziehungsaspekte auf Seiten der Patientin sind von Beginn an miteinzubeziehen. Die Therapeutin wird überlegen, wie schwer oder leicht es der Patientin fallen wird, die Therapie zu beenden. Das hängt mit ihrer Persönlichkeit und/oder Störung sowie mit bisherigen Trennungserfahrungen zusammen. Der Umgang mit einer Patientin, die immer Schwierigkeiten hatte, sich zu verabschieden (und das durch „Beziehungsabbrüche", vielleicht auch Therapieabbrüche, vermieden hat), verlangt einen anderen Umgang. In diesem Fall wird das Ende der Therapie gleichzeitig ein Lernfeld bedeuten, das genützt wird, vor allem aber sorgfältig zu planen ist.
5. Eine vorläufige „Zeitplanung" entspricht nicht nur dem Wunsch vieler Patientinnen, sondern ist gleichzeitig Symbol dafür, dass die Hilfestellung von Seiten der Therapeutin zeitlich begrenzt ist. Die Bereitschaft zur aktiven Mitarbeit wird damit aktiviert.

Auch in der Verhaltenstherapie gibt es Therapieabbrüche. Die Therapie wird vor dem geplanten Erreichen bestimmter Ziele beendet: wegen längerer Krankheit, weil Patientin oder Therapeutin den Wohnort wechseln, weil die materielle Unterstützung wegfällt. In diesen Fällen wird individuell entschieden, was getan werden kann.

Das größere Problem sind plötzliche Therapieabbrüche von Seiten der Patientin, ohne dass derartige externe Gründe vorliegen – z. B. wenn sie entgegen den bisherigen Vereinbarungen mitteilt, dass die aktuelle Therapiestunde die letzte sei. Der Gesprächsführung kommt hier nun entscheidende Bedeutung zu: ein vorsichtiges, auf keinen Fall drängendes Erfragen des Entscheidungshintergrundes, eine Zusammenfassung des bisherigen Behandlungsverlaufes, Hinweise, woran die Patientin weiter arbeiten sollte. Auch Unzufriedenheiten mit der Therapie müssen artikulierbar sein. Die Gestaltung dieser Sitzung darf das Recht der Patientin, aufzuhören, keinesfalls in Frage stellen, ein einvernehmlicher Abschluss soll möglich sein.

Noch schwieriger ist es, wenn Patientinnen unangekündigt nicht mehr kommen. Auch unter diesen Bedingungen wünscht sich die Therapeutin ein persönliches Gespräch – eine „letzte Stunde" – während die Patientin vielleicht mit dieser Vorgangsweise das Gegenteil signalisiert. Unter bestimmten Bedingungen des bisherigen (wohl längeren) Therapieverlaufes und der bestehenden Beziehung kann im Fall eines plötzlichen Therapieabbruches eine telefonische Kontaktaufnahme angezeigt sein. In der Regel wäre eine briefliche Kontaktaufnahme vorzuziehen, die sowohl den Respekt vor der getroffenen Entscheidung als auch den Hinweis vermittelt, dass ein Abschlussgespräch für beide Teile hilfreich sein kann.

Therapieabbrüche fordern Reflexion. Die Therapeutin selbst muss sich fragen, ob sie Signale, die auf einen frühzeitigen Abbruch hingedeutet haben könnten, übersehen hat, also welche Fehler ihr auf welcher Ebene unterlaufen sind. Sie wird aber auch überlegen, inwieweit die Entscheidung der Patientin eine autonome ist – durchwegs im Sinne des Selbstmanagement-Grundsatzes auf der Basis eines gestärkten Selbstvertrauens.

Aufgrund definierter Veränderungsziele und -wege ist es in der Verhaltenstherapie (im Gegensatz zu anderen Therapierichtungen) kaum vorstellbar, dass die Entscheidung, die Behandlung zu beenden, der Patientin allein übertragen wird. Im Idealfall – und das ist auch die gängige Praxis – handelt es sich um einen gemeinsamen Beschluss.

Psychotherapeutinnen sind verpflichtet, ihr professionelles Handeln stets zu überprüfen, und zwar im Rahmen der Supervision bzw. mithilfe einer Intervisionsgruppe. Ihre Bereitschaft, Patientinnen zeitgerecht in deren Eigenständigkeit zu entlassen oder die Tendenz, diese Entscheidung zu lange hinauszuschieben, wird dabei ebenso thematisiert wie andere Aspekte einer Trennungskompetenz (Müller-Ebert, 2001).

Literatur

Caspar, F. (1996): Beziehungen und Probleme verstehen. Bern: Huber.

Grawe, K. (1998): Psychologische Therapie. Göttingen: Hogrefe.

Grawe, K. & Caspar, F. (1984): Die Plananalyse als Konzept und Instrument für die Psychotherapieforschung. In: Baumann, U. (Hrsg.): Psychotherapieforschung. Makro- und Mikroperspektiven. Göttingen: Hogrefe.

Grawe, K. & Dziewas, H. (1978): Interaktionelle Verhaltenstherapie. Sonderheft 1 der Mitteilungen der DGVT.

Laireiter, A.-R. (1995): Die Therapeut-Klient-Beziehung in der Verhaltenstherapie. Psychotherapie Forum, 3: 128–145.

Margraf, J. (Hrsg.) (2000): Lehrbuch der Verhaltenstherapie. Band 1. Zweite vollständig überarbeitete und erweiterte Auflage. Berlin: Springer.

Müller-Ebert, J. (2001): Trennungskompetenz – Die Kunst, Psychotherapien zu beenden. Stuttgart: Klett-Cotta.

Kanfer, F., Reinecker, H. & Schmelzer, D. (1996): Selbstmanagement-Therapie. 2., überarbeitete Auflage. Berlin: Springer.

5 Die verschiedenen therapeutischen Methoden

In diesem Kapitel werden die wichtigsten Methoden der Verhaltenstherapie kurz zusammengefasst dargestellt. „Methode" ist nicht als eine scharf abgegrenzte Handlungseinheit, die immer in gleicher Weise durchgeführt wird, zu verstehen, sondern eine theoretisch begründete Ausrichtung des therapeutischen Handelns, die flexibel an die Patientin und die im Prozess entstehenden Momente angepasst wird.

Eine rigide Anwendung von Standard-Prozeduren wird in der modernen Verhaltenstherapie klar abgelehnt. Die verschiedenen Methoden werden nicht „streng hintereinander durchgeführt", sondern durchdringen einander bzw. leiten parallel mit wechselnden Schwerpunkten das Handeln an.

Der klinische Zugang einer Therapeutin ist in der Regel personen- und störungsbezogen. Dieser störungsbezogene Zugang ist auch wichtig, weil das klinische Hintergrundwissen einer Therapeutin für die Analyse eines Einzelfalles unabdingbar ist. Die folgende Unterteilung orientiert sich an den verschiedenen anvisierten therapeutischen Ansatzpunkten, wobei bei vielen Methoden mehrere psychische Modalitäten berührt werden.

5.1 Die Konfrontation mit emotionalen Erfahrungen

In den Anfängen der Verhaltenstherapie stand insbesondere das Gefühl der Angst im Zentrum der therapeutischen Bemühungen. Aus lerntheoretischen Überlegungen heraus wurde der Ansatz der Konfrontation entwickelt: Indem wir uns den Situationen aussetzen, die uns Angst machen, gewöhnen wir uns an die Angst auslösenden Bedingungen und die Angst selbst wird dabei reduziert, ja kann sogar gänzlich abhanden kommen. Die therapeutische Annäherung an das Erleben situationsspezifischer Angst wurde in vielen Variationen verfeinert, welche wir nachfolgend als die „klassischen" Verfahren der Konfrontation im Kap. 5.1.1 vorstellen wollen.

Während hierbei vor allem die Reduktion der Angst oder die Veränderung von angststeigernden Interpretationsmustern angestrebt wird, treten jüngere Ansätze aus einer anderen Perspektive an unsere Gefühle heran. In emotionsorientierten Verfahren (Kap. 5.1.2) werden „adaptive emotionale Prozesse" therapeutisch induziert und gefördert, um für die psychische Reorganisation genutzt werden zu können. Dabei wird auch die subjektive Bedeutung des jeweiligen Gefühls im Lebenszusammenhang erfahrbar. Die zwischenmenschliche Bedeutung emotionaler Prozesse kann insbesondere mithilfe der so genannten „Familienskulptur" (Kap. 5.1.3) therapeutisch herausgearbeitet werden. Alle Verfahren führen zu einer Konfrontation mit Gefühlen, die bislang in dieser Form nicht erfahrbar waren oder sogar gezielt vermieden wurden.

5.1.1 Die „klassischen" Verfahren

Zu den klassischen Verfahren zählt die Systematische Desensibilisierung, das Angstbewältigungstraining sowie die Konfrontation und Reaktionsverhinderung. Wir werden diese Verfahren nun der Reihe nach näher betrachten.

Die *Systematische Desensibilisierung* wurde vom Psychiater Josef Wolpe in den 50er-Jahren entwickelt. Wolpe formulierte folgendes generelle Prinzip: „Wenn es gelingt, eine mit Angst unvereinbare Reaktion bei Anwesenheit eines angsterzeugenden Stimulus auftreten zu lassen, sodass es zu einer vollständigen oder teilweisen Unterdrückung der Angstreaktion kommt, wird die Verbindung zwischen dem Stimulus und der Angstreaktion abgeschwächt" (Wolpe, 1973).

Wolpe suchte nun nach Verhaltensweisen, die mit Angst unvereinbar sind und die sich in der Therapie praktisch einsetzen lassen. In der „progressiven Muskelentspannung" nach Jacobson (1938) fand er ein geeignetes Verfahren (siehe Kap. 5.5.1).

In der Systematischen Desensibilisierung werden also Therapiebedingungen geschaffen unter denen sich eine Patientin schrittweise langsam wieder an gefürchtete Situationen annähert.

Für die praktische Durchführung der Systematischen Desensibilisierung sind drei Aspekte wichtig:

- die Entspannung;
- das Erstellen einer Angsthierarchie;
- die stufenweise Darbietung der Angstsituationen unter Entspannungsbedingungen.

Die Klientin erlernt also zunächst eine Entspannungstechnik, zumeist die progressive Muskelentspannung. In mehreren Therapiesitzungen werden die einzelnen Teile des Trainings demonstriert und durchgeführt. Die Klientin übt die Entspannung möglichst zweimal täglich, sodass sie nach drei bis vier Wochen in der

Lage ist, sich selbständig rasch in einen entspannten Zustand zu bringen. Viele Klientinnen haben bereits andere Formen der Entspannung erlernt und wenden diese an. Auch diese Verfahren können für die Desensibilisierung adaptiert werden.

Während der Zeit, in der die Klientin das Entspannungstraining lernt, bespricht die Therapeutin in den Therapiesitzungen ausführlich die verschiedenen Situationen, in denen die Klientin Angst verspürt. Zur Erstellung einer individuellen Angsthierarchie werden die Informationen aus Explorationsgesprächen, verschiedenen Angstfragebögen, aus Verhaltensbeobachtungen und Situationstests herangezogen.

Die gesammelten Angstsituationen müssen nun zunächst nach Themenkreisen geordnet werden (z. B. Angst in sozialen Situationen, Angst in geschlossenen Räumen, ...) und in einem zweiten Schritt werden die einzelnen Situationen eines Themenkreises in eine hierarchische Ordnung gebracht. Eine Hierarchie besteht aus einem Kontinuum von der schwierigsten bis zur leichtesten Situation. Die Abstufung sollte die Klientin selbst so vornehmen, dass die schwierigste Situation mit 100, die leichteste mit 0 versehen wird. Auf diese Weise ergibt sich eine Rangreihe von etwa zehn Situationen, die als Angsthierarchie bezeichnet wird. Vor der Darbietung der am wenigsten Angst auslösenden Situation wird häufig eine so genannte „Ruheszene" gestellt, die keinen Bezug zur Angsthierarchie hat und die zur Einführung und Entspannung verwendet wird.

Damit eine Desensibilisierung gelingen kann, ist es nun notwendig, dass sich die Klientin die einzelnen Szenen lebhaft vorstellt. Wolpe hatte das Verfahren nämlich zunächst ausschließlich für die Vorstellung entwickelt – eine frühzeitige Konfrontation in der Realität wurde sogar als problematisch und schädlich betrachtet. Die Therapie sollte in einem ruhigen Raum stattfinden, die Klientin in einem bequemen Stuhl sitzen. Zwischen Klientin und Therapeutin wird ein Zeichen vereinbart (meist das Heben eines Fingers), das es der Klientin erlaubt mitzuteilen, wenn die Darbietung einer Szene der Hierarchie trotz der Entspannung zu Angst führen sollte.

Nach Erlernen des Entspannungstrainings und Erstellen der Angsthierarchie kann mit der eigentlichen Behandlung begonnen werden. Die Therapeutin gibt die Entspannungsinstruktion. Dann beginnt man mit der Situation, die die geringste Angst hervorruft. Wenn trotz der vorherigen Entspannung bei der Vorstellung Angst auftritt, so wird die Vorstellung abgebrochen und zur Entspannung übergeleitet, um dann erneut von vorne zu beginnen. Die einzelnen Szenen der Angsthierarchie werden mehrmals durchgearbeitet, bis die Situation angstfrei erlebt wird und zur nächsten Situation übergegangen werden kann. Die Dauer der Vorstellung soll in etwa 10–20 Sekunden betragen, für die Entspannung benötigt man etwa 10–40 Sekunden.

Die Desensibilisierungssitzung ist nur ein Teil einer Therapiestunde. Wichtig ist, dass am Ende der Sitzung eine Szene steht, bei der die Klientin keine Angst mehr erlebt (ansonsten sollte die Sitzung mit einer Ruheszene beendet werden). Der Verlauf der einzelnen Sitzungen wird von der Therapeutin kurz protokolliert (Angstsituation, Anzahl der Darbietungen, Dauer der Exposition, Vorliegen eines Angstsignals etc.). Nach der Durchführung der Desensibilisierungssitzung sollte die Klientin ausreichend Gelegenheit haben, über einzelne Aspekte der Sitzung im Detail zu berichten. Üblicherweise werden 15–20 Sitzungen insgesamt durchgeführt (Reinecker, 1999).

Entgegen der früher ausschließlichen Arbeit mit angstmachenden Vorstellungen ist heute die wichtigste Variante der Systematischen Desensibilisierung in der Darbietung angstmachender Reize in der Realität zu sehen – die so genannte „Systematische Desensibilisierung in vivo“. Diese Variante wird häufig (z. B. um drei bis fünf Angstsituationen versetzt) einer Bearbeitung in der Vorstellung angeschlossen.

Beispiel einer Angsthierarchie bei Spinnenphobie (nach Marx, 2002):

1. Stellen Sie sich vor, Sie schlagen die Tageszeitung auf und sehen eine postkartengroße Abbildung von einer Spinne.
2. Sie öffnen die Augen und sehen vor Ihnen auf dem Tisch eine Abbildung einer Spinne.
3. Sie schauen auf den Tisch, wo der Fernseher steht und Sie wissen, dass dort unter dem Geschirrtuch in einem verschlossenen Marmeladeglas eine lebende Spinne ist.
4. Sie schauen auf den Tisch, wo der Fernseher steht (3m entfernt) und sehen ein verschlossenes Marmeladeglas, in welchem eine lebende Spinne ist.
5. Sie schauen auf den kleinen Tisch, 2m von Ihnen entfernt und sehen in einem verschlossenen Marmeladeglas eine lebende Spinne.
6. Sie schauen auf den kleinen Tisch, 1m von Ihnen entfernt und sehen in einem verschlossenen Marmeladeglas eine lebende Spinne.
7. Sie schauen auf den kleinen Tisch, 2m von Ihnen entfernt und sehen in einem offenen Marmeladeglas eine lebende Spinne.
8. Sie schauen auf den kleinen Tisch, 2m von Ihnen entfernt und sehen auf der Tischdecke eine lebende Spinne.
9. Und jetzt stellen Sie sich nur vor, wie Sie ein großes Stück Papier von der Küchenrolle nehmen und damit die Spinne kurz entschlossen packen und sie ins WC hinunterspülen.
10. Sie nehmen jetzt ein großes Stück Papier von der Küchenrolle, packen kurz entschlossen die Spinne und spülen sie im WC hinunter.

Nun kommen wir zum *Angstbewältigungstraining*. Der aus der Stressforschung bekannte Begriff der Bewältigung bedeutet, dass wir lernen können, mit belastenden Situationen und damit verbundenen Emotionen umzugehen. Für die Angstbewältigung gibt es eine Reihe verschiedener therapeutischer Strategien, wobei sich folgende Elemente unterscheiden lassen:

- → Diskriminationstraining;
- → Strategien zur Bewältigung von Angst;
- → Üben im therapeutischen Setting.

Durch das Diskriminationstraining sollen erste Anzeichen von Angst frühzeitig erkannt und differenziert werden (verschiedene Ausprägungsgrade), wodurch frühzeitig wirksame Bewältigungsstrategien (z. B. Bauchatmung, Veränderung der Selbstverbalisation ...) eingesetzt werden können. Damit erhält die Patientin ein erstes subjektives Gefühl der Kontrolle über die Angst (ohne sie direkt zu beseitigen).

Strategien zur Bewältigung der Angst bedeuten, dass die Patientin nicht mehr vermeidet sondern sich mit der Angst auseinandersetzt. Hier sollen vorhandene Strategien optimiert oder neue gelernt werden (z. B. das so genannte Stressimpfungstraining).

Durch Üben im therapeutischen Setting sollen Angstbewältigungsstrategien in konkreten Alltagssituationen zum Einsatz kommen.

Angstbewältigung greift in hohem Maße auf Selbsthilfe- und Selbstkontrollstrategien einer Person zurück und macht die Person damit unabhängiger vom therapeutischen Kontext (Reinecker, 1999).

Im Folgenden werden die zehn Regeln zur Angst- und Panikbewältigung (Matthews et al., 1988) dargestellt:

1. Denken Sie immer daran, dass Ihre Angstgefühle und die dabei auftretenden körperlichen Symptome nichts anderes sind als eine „Übersteigerung“ der normalen Körperreaktion in einer Stresssituation.
2. Solche Gefühle und Körperreaktionen sind zwar unangenehm, aber weder gefährlich noch in irgendeiner Weise schädlich. Nichts Schlimmes wird geschehen!
3. Steigern Sie sich in Angstsituationen nicht selbst durch Gedanken wie „Was wird geschehen?“ und „Wohin kann das führen?“ in noch größere Ängste hinein.
4. Konzentrieren Sie sich nur auf das, was um sie herum und mit Ihrem Körper wirklich geschieht – nicht auf das, was in Ihrer Vorstellung noch alles geschehen könnte.
5. Warten Sie ab und geben Sie der Angst Zeit, vorüberzugehen. Bekämpfen Sie Ihre Angst nicht! Laufen Sie nicht davon! Akzeptieren Sie die Angst!

6. Beobachten Sie, wie die Angst von selbst wieder abnimmt, wenn Sie aufhören, sich in Ihre Gedanken (Angst vor der Angst) weiter hineinzusteigern.
7. Denken Sie daran, dass es beim Üben nur darauf ankommt zu lernen, mit der Angst umzugehen – nicht sie zu vermeiden. Nur so geben Sie selbst sich eine Chance, Fortschritte zu machen.
8. Halten Sie sich innere Ziele vor Augen, welche Fortschritte Sie schon – trotz aller Schwierigkeiten – gemacht haben. Denken Sie daran, wie zufrieden Sie sein werden, wenn Sie auch dieses Mal Erfolg haben.
9. Wenn Sie sich besser fühlen, schauen Sie sich um und planen Sie den nächsten Schritt.
10. Wenn Sie sich in der Lage fühlen weiterzumachen, dann versuchen Sie, ruhig und gelassen in die nächste Übung zu gehen.

Um nun das Verfahren der *Konfrontation und Reaktionsverhinderung* vorzustellen, bedarf es zunächst einer Begriffserklärung:

➔ Konfrontation ist die aktive Auseinandersetzung mit einer belastenden Situation (phobisch, traumatisch). Der Patientin wird die Erfahrung ermöglicht, die Angst auslösende Situation ertragen zu können, da die erwarteten unangenehmen Folgen ausbleiben.

➔ Exposition („exposure") bezeichnet die Darbietung einer von der Patientin gefürchteten Situation in der Vorstellung oder in der Realität.

➔ Reaktionsverhinderung („response prevention") bezeichnet die Verhinderung von Vermeidungsverhalten. Eine Löschung von Angstreaktionen kann nur erfolgen, wenn das Vermeidungsverhalten unterbleibt.

➔ Reizüberflutung („flooding") bezeichnet eine besonders rasche und intensive Darbietung gefürchteter Angstsituationen, wobei meist schon zu Beginn die in der Angsthierarchie am meisten gefürchtete Situation präsentiert wird. Flooding kann in der Vorstellung erfolgen, wird aber zumeist in der Realität durchgeführt.

➔ Implosion: Die gefürchteten Situationen werden nur in der Vorstellung dargeboten, wobei die Inhalte bewusst übertrieben werden.

➔ Habituation: Gewöhnung an die Angst mit sehr langsamer Abnahme von Angst- und Orientierungsreaktionen, wenn der Angst auslösende Stimulus in eher geringer und gleichförmiger Intensität dargeboten wird.

Nach Bartling et al. (1980) und Fiegenbaum & Tuschen (1996) besteht ein wichtiges Prinzip der Reizkonfrontation darin, dass die Patientinnen unter therapeutischer Hilfe genau die Situationen aufsuchen, in denen ihre Probleme auftreten. Nach anfänglicher Angststeigerung erfolgt eine Habituation an die Situation und damit ein Rückgang der Angstreaktionen. Dies ermöglicht der Patientin eine

Neubewertung der gefürchteten Situation, einen Abbau des Vermeidungs- und Fluchtverhaltens und den Aufbau neuer Verhaltensmuster (sich den Problemen stellen anstatt zu fliehen).

Es hat sich die Aufteilung in folgende Behandlungsphasen bewährt:

1. Diagnostische Phase
2. Kognitive Vorbereitung
3. Intensivphase
4. Selbstkontrollphase

Ad 1: Diagnostische Phase

Hier sollen die Indikation und Kontraindikation für die Reizkonfrontation abgeklärt und die für die Verhaltensanalyse und Therapieplanung notwendigen Informationen eingeholt werden. Die Patientinnen sollten darüber hinaus medizinisch untersucht sein.

Kontraindikationen bestehen für Patientinnen mit bestimmten körperlichen Erkrankungen (wenn ein erhöhtes Erregungsniveau ungünstig ist wie z. B. bei Herz-Kreislauferkrankungen) und Patientinnen, bei denen die Symptomatik Ausdruck anderer Störungen wie z. B. Depression oder Schizophrenie ist.

Ad 2: Kognitive Vorbereitung

Aus den in der Verhaltensanalyse gewonnenen Informationen entwickeln Therapeutin und Patientin zusammen ein Erklärungsmodell für die Entstehung und Aufrechterhaltung der Störung.

Es ist allerdings nicht immer möglich herauszufinden, wodurch z. B. die übermäßigen Körperreaktionen, die zum ersten Angstanfall führten, ausgelöst wurden. Manchmal beginnen sie nach einer körperlichen Krankheit (verminderte Widerstandskraft des Körpers) oder nach einem Verlust wichtiger Bezugspersonen, aber auch in Zeiten länger dauernder innerer Anspannung (z. B. Partnerschafts- oder berufliche Probleme).

Wenn es ein paarmal zu situationsgebundenen Angstreaktionen gekommen ist, treten sie rasch immer häufiger in solchen Situationen auf. Der Grund dafür ist eine bestimmte Art des Lernens, die wir „Konditionierung" nennen. Als Beispiel sei die Entwicklung einer Hunde-Phobie bei einem Kind genannt (Mathews et al., 1988): Denken Sie an ein Kind, das zum ersten Mal einen Hund sieht: wenn dieser Hund unglücklicherweise laut bellt und dem Kind Furcht einflößt, wird es das nächste Mal, wenn es einen Hund sieht, nervös werden oder gar weglaufen – es entwickelt bei häufiger Wiederholung dieses Vorganges eine „Hunde-Phobie".

Konditionierung bedeutet, dass Furchtreaktionen mit bestimmten „Auslösern" (Dingen oder Plätzen) in Zusammenhang gebracht werden. Mit der Zeit (vorausgesetzt das Kind hat Kontakt mit friedlichen Hunden und wird nicht bedroht oder gar gebissen) wird die automatisch konditionierte Angst verschwinden. Aber wenn das Kind nach dem ersten Angst erregenden Erlebnis Hunde meidet, kann die Angst weiterbestehen oder sogar zunehmen (Entstehung der Hunde-Phobie).

Bezogen auf die Agoraphobie lässt sich sagen: die Angstanfälle werden durch den gleichen Konditionierungsprozess mit bestimmten Situationen verknüpft. Oft genügt schließlich sogar die bloße Vorstellung solcher Situationen, um die Panikreaktion auszulösen. Selbst wenn die ursprünglichen Ursachen für die Entstehung der Agoraphobie längst wieder verschwunden sind, kann die erlernte (konditionierte) Angst bestehen bleiben.

Aus dieser Angst heraus werden nämlich alle Situationen, die gedanklich mit der Panikreaktion verknüpft sind, auch weiterhin vermieden – eine so genannte „Realitäts-Testung“ wird nicht mehr durchgeführt. Dies hat zur Folge, dass die objektive Ungefährlichkeit der phobischen Auslösesituation gar nicht mehr erfahren werden kann (Mathews et al., 1988).

Nach Marks (1987) ist allerdings die alleinige Orientierung der Therapeutin am Modell des klassischen Konditionierens nicht notwendig. Seiner Meinung nach kann man auf den Begriff des unkonditionierten Stimulus (UCS) verzichten und sich in deskriptiver Weise auf den Begriff des „evoking stimulus“ (ES) beziehen.

Aufgabe der Therapeutin ist es allerdings, diejenigen Merkmale der auslösenden Situation (ES) im Detail zu bestimmen, die zur problematischen Angstreaktion („evoked reaction“, ER) führen.

Die auslösende Situation ist bei einer Agoraphobikerin beispielsweise nicht ein spezieller Stimulus, sondern eine komplexe und heterogene Menge von Situationen (Kaufhaus, U-Bahn, Straße, ...). Auch die phobische Reaktion besteht in einem komplexen Muster von Angst und Vermeidungsreaktionen.

Dieses klinische Modell (ES → ER) hat den großen Vorteil, die Aufmerksamkeit von Therapeutin und Klientin auf diejenigen Komponenten der Angst zu lenken, die für die Durchführung des Konfrontationsverfahrens entscheidend sind (Reinecker, 1999).

Aus dem Erklärungsmodell wird unter aktiver Mitarbeit der Patientin ein Veränderungsmodell für ihr spezielles Problem erarbeitet. Dies muss sich logisch aus dem Erklärungsmodell ableiten lassen und für die Patientin plausibel sein.

Die Patientinnen sollen über die Prinzipien der Konfrontationsübungen informiert werden. Weiters soll auf den anfänglichen Erregungsanstieg und auf die Notwendigkeit der Reaktionsverhinderung hingewiesen sowie betont werden, dass Vermeidungsstrategien in der Situation selbst nicht zielführend sind (z. B. Mitführen einer Beruhigungstablette). Die Angst muss in ihrer vollen Stärke durchlebt werden (man soll die Angst kommen lassen und sich nicht dagegen wehren; „Angst ist wie eine Wolke, die kommt und wieder vorbeizieht"), damit der anschließende Habituations- und Umbewertungsprozess stattfinden kann.

Ad 3: Intensivphase der Reizkonfrontation

Vor Beginn der Reizkonfrontation sollten die geplanten Therapieschritte, Abbruchkriterien und Vorgehensweisen nochmals besprochen werden. Die Patientin konfrontiert sich dann direkt in vivo mit der Angst auslösenden Situation und verbleibt darin solange, bis das Abbruchkriterium (z. B. deutliches Abnehmen oder völliges Verschwinden der Ängste) erreicht ist.

Für die Durchführung der Konfrontation ist es wichtig, dass eine tragfähige therapeutische Beziehung hergestellt ist und dass ein plausibles Störungsmodell sowie die Prinzipien des therapeutischen Vorgehens vermittelt worden sind. Dies gewährleistet, dass die Patientin motiviert ist, sich auf die für sie belastende Situation einzulassen. Die Therapeutin leitet dann die Patientin an, sich auf die Angst auslösenden Reize zu konzentrieren und Ablenkungen zu vermeiden.

Zur Verlaufsbeurteilung bittet die Therapeutin die Patientin, die aktuelle Angststärke auf dem so genannten „Angstthermometer" einzuschätzen (Skala von 0–100). Im weiteren Verlauf der Übung blendet sich die Therapeutin zunehmend aus und überlässt der Patientin die Durchführung der Konfrontationsübung in eigener Regie.

Das Vorgehen bei der Reizkonfrontation orientiert sich an folgenden Grundprinzipien:

- direkte Konfrontation mit den symptomauslösenden Reizen,
- lang dauernde Exposition und
- Reaktionsverhinderung.

Die Konfrontation wird in zeitlich verteilten Behandlungseinheiten (wenigstens zwei- bis dreimal pro Woche über zwei bis sechs Stunden) oder als zeitlich gehäufte und massive (= massierte) Behandlung (mehrere Stunden täglich an mehreren aufeinander folgenden Tagen) durchgeführt. Nachfolgend einige Beispiele für Konfrontationsübungen bei einer Patientin mit Agoraphobie (nach Mathews et al., 1988):

- Übung Spazierengehen:
  1. Gehen Sie gemeinsam mit der Patientin so weit von der Praxis weg, wie sie es sich zutraut. Verweilen Sie dort einige Zeit, bis Sie wieder gemeinsam zurückgehen.
  2. Wiederholen Sie Übung 1, bleiben Sie aber ein Stück hinter der Patientin zurück.
  3. Machen Sie beide einen Spaziergang im Kreis, jedoch in entgegengesetzte Richtungen, sodass Sie in der Mitte aneinander vorbeigehen.

4. Gehen Sie auf getrennten Wegen zu einem vereinbarten Ort. Sie sollten zuerst diesen Ort erreichen und die Patientin dort erwarten.
5. Die Patientin verlässt zuerst und alleine die Praxis, Sie treffen einander dann später an einem vereinbarten Ort und zum abgesprochenen Zeitpunkt.
6. Die Patientin macht eine Übung allein, während Sie in der Praxis sind.
7. Die Patientin macht Übungen allein, ohne dass Sie in der Praxis sind.

→ Übung U-Bahn (Zug):
1. Fahren Sie mit der Patientin mit der U-Bahn eine Station und wieder zurück.
2. Fahren Sie gemeinsam, aber setzen Sie sich in getrennte Abteile.
3. Fahren Sie getrennt (Sie fahren voraus) und treffen Sie sich auf dem Ziel-Bahnsteig.
4. Die Patientin fährt allein hin und zurück.
5. Erweitern Sie die Übung stufenweise, bis die Patientin weitere Strecken alleine fahren kann.

→ Übung Kaufhaus/Geschäft:
1. Gehen Sie gemeinsam zu einer ruhigen Zeit in das ausgewählte Kaufhaus.
2. Gehen Sie gemeinsam ins Kaufhaus, aber trennen Sie sich dort für eine kurze Zeit.
3. Warten Sie draußen, während sich die Patientin für kurze Zeit im Kaufhaus aufhält.
4. Gehen Sie für einen vereinbarten Zeitraum vom Kaufhaus fort, während Ihre Patientin im Kaufhaus bleibt.
5. Steigern Sie gemeinsam die Zeit, die Ihre Patientin allein im Kaufhaus verbringt, bevor Sie sich wieder treffen.
6. Die Patientin geht allein zum Einkaufen und kehrt auch allein wieder zurück.
7. Die Einkaufsübungen werden zu besonders belebten Geschäftszeiten oder in besonders belebten Geschäften wiederholt.

Nach Beendigung einer Konfrontationsübung findet eine Nachbesprechung statt, in der die Patientin über ihre Erfahrungen berichten kann.

In diesem Zusammenhang kann es auch bedeutsam sein, dass sich die Patientin auf die emotionale Bedeutung ihrer Angst einlässt („emotional processing") – Näheres kann im nachfolgenden Kapitel (5.1.2) über die emotionsorientierte Therapie nachgelesen werden. So kann z. B. ein in einer sozialen Situation erlebtes Angstgefühl Erinnerungen an Ängste gegenüber früheren Bezugspersonen wachrufen. Die Angst könnte als beschützendes Gefühl erkannt werden und in weiterer Folge könnte das hier noch dahinter liegende Gefühl der Wut (z. B. gegen einen gewalttätigen Vater) bearbeitet werden.

Expositionstraining wird sehr häufig in Gruppen durchgeführt. Dies hat einerseits den Vorteil der Ökonomie, andererseits sind Effekte des Modelllernens bedeutsam. Die Mitglieder der Gruppe lernen nicht nur voneinander, wie sie bestimmte Situationen am besten bewältigen können, sie helfen einander auch bei der Verhinderung von Vermeidungsverhalten.

Es wird immer wieder darauf hingewiesen, wie wichtig die Übertragung der Angstbewältigung in den Alltag der Klientin ist. Therapeutisches Hilfspersonal, aber auch Personen der natürlichen sozialen Umgebung der Patientin können dazu beitragen, der Patientin bei der Exposition und Reaktionsverhinderung beizustehen. Die Kontrolle der Bewältigung einzelner Situationen sollte mit fortschreitender Therapie laufend und schließlich vollständig der Patientin übergeben werden. Wichtig ist auch ein konsequenter Aufbau von Alternativen. Ohne diesen Aufbau von Alternativen, mit deren Hilfe die Patientin Selbständigkeit und Steuerungsmöglichkeit gegenüber ihrer Umgebung erlernt und die für sie eine Quelle der Verstärkung bilden, ist ein Rückfall in alte Verhaltensmuster wahrscheinlich.

Die Anwendung von Konfrontation und Reaktionsverhinderung ist keineswegs auf objektbezogene Ängste (Phobien) beschränkt. Sehr erfolgreiche Anwendungen finden sich auch bei Panikstörungen. Hier erfolgt eine Konfrontation der Patientin mit internen Stimuli. So könnte mit einer Patientin, die einen erhöhten Puls als Zeichen eines drohenden Herzinfarktes ansieht, eine körperliche Übung vereinbart werden (z. B. Fahren auf dem Fahrradergometer, schnelles Treten am Stand), die einen erhöhten Puls hervorruft. Damit könnte der dysfunktionale Gedanke „Herzklopfen heißt drohender Herzinfarkt" nach einem entsprechend zeitlich ausgedehnten körperlichen Training revidiert werden.

Ad 4: Selbstkontrollphase (siehe Kap. 5.3.1)
Damit die unter Anleitung der Therapeutin erzielten Veränderungen langfristig stabil bleiben, muss die Patientin eigenverantwortlich weiterarbeiten. Wichtig ist, dass die einzelnen Übungen genau vorgeplant werden.

So sollte die Patientin wissen, welche Situation sie konkret aufsuchen soll, wie lange sie darin verbleiben soll, wie häufig sie die Übung durchführen soll, was bei Flucht- und Vermeidungstendenzen hilfreich ist und worauf besonders zu achten ist (Fiegenbaum & Tuschen, 1996).

Graduierte versus massierte Reizkonfrontation in vivo:
Bei der graduierten Reizkonfrontation wird mit einer mittleren Angst auslösenden Situation begonnen, während die massierte Reizkonfrontation (auch

Flooding oder Reizüberflutung) auf eine sofortige Auseinandersetzung mit der stärksten Angst auslösenden Situation zielt.

Als Haupt-Anwendungsbereiche für die Reizkonfrontation gelten Angst- und Zwangsstörungen, aber auch Posttraumatische Belastungsstörung (PTSD), Essstörungen und Alkoholabhängigkeit (siehe auch Kap. 6).

Neben den In-vivo-Verfahren (Konfrontation in realen Situationen) gibt es auch In-sensu-Verfahren (Konfrontation in der Vorstellung), die bei nicht beliebig herstellbaren Angstsituationen – z. B. Prüfungsängsten – zur Anwendung kommen bzw. auch zur Vorbereitung von In-vivo-Übungen eingesetzt werden können.

5.1.2 Die emotionsorientierte Therapie

Nachdem wir nun die so genannten „klassischen Verfahren" der verhaltenstherapeutischen Arbeit mit Gefühlen kennengelernt haben, wenden wir uns den jüngeren Ansätzen zu. Die „Emotionsorientierte Therapie" stellt eine solche neuere Entwicklung in der Verhaltenstherapie dar (Sulz & Lenz, 2000). Sie gründet sich auf den prozess-erlebnisorientierten Ansatz, einer aktuellen Variante der humanistischen Tradition von Psychotherapie, in der klientinnenzentrierte Elemente mit solchen aus der Gestalttherapie verbunden werden (Greenberg, 2000). Einen Überblick zum Thema geben zwei Artikel von Elliot (1999).

Die emotionsorientierte Therapie verknüpft traditionelle humanistische Annahmen mit der differenziellen Emotionstheorie, dem dialektischen Konstruktivismus und der Prozessorientierung. Die erste Perspektive ist eine Emotionstheorie, die davon ausgeht, dass Emotionen grundsätzlich adaptiv sind und dem Organismus dazu dienen, komplexe situative Informationen schnell und automatisch zu verarbeiten mit dem Ziel, Handlungen zu vollziehen, die die wichtigsten Bedürfnisse des Organismus erfüllen (z. B. Selbstschutz, Unterstützung). Um die Emotionen zu einem zentralen Schwerpunkt der Therapie zu machen, nutzt der Behandlungsansatz zwei Grundgedanken, nämlich die Konzepte der emotionalen Schemata und die der emotionalen Prozesse (siehe auch Kap. 1.3, 1.4).

Emotionale Schemata sind implizite Organisationsformen von Erfahrungen, die allerdings dem Bewusstsein solange nicht zugänglich sind, solange sie nicht aktiviert und reflektiert werden. Sie sind keine statischen Einheiten, sondern etablieren sich kontinuierlich im Verlauf von Erfahrungen einer Person und bestehen aus einzelnen Elementen, die miteinander in Form eines Netzwerkes verbunden sind.

Es werden vier Arte von emotionalen Prozessen unterschieden:

1. Primär-adaptive emotionale Reaktionen: Die Emotion ist konsistent mit aktuellen Situationen und verhilft der Person zur adäquaten Reaktion (z. B. bei Verletzung führt Ärger zur Selbstverteidigung).

2. Maladaptive emotionale Reaktionen beziehen sich auf Fehlkonstruktionen von auslösenden Situationen, die auf frühen, oft traumatischen Erfahrungen basieren. Eine Patientin mit einer Borderline-Störung könnte z. B. im Laufe ihrer Lebensgeschichte gelernt haben, dass das Angebot von Fürsorge üblicherweise gefolgt wird von sexuellem Missbrauch. Darauf könnte folgen, dass die Patientin auf Empathie und Fürsorge durch eine Therapeutin mit Ärger reagiert, weil sie Fürsorge mit potentieller Verletzung gleichsetzt.
3. Sekundäre reaktive emotionale Reaktion: Hier wird die adaptive Emotion durch eine andere überdeckt bzw. verschleiert, z. B. wenn bei einem Verlusterlebnis im Vordergrund eine Wut steht, die die primäre Emotion (z. B. Traurigkeit) überdeckt.
4. Instrumentelle emotionale Reaktion: Hier wird eine Emotion zugunsten ihres Effektes gezeigt, unabhängig vom aktuellen emotionalen Zustand.

Mit jeder Art des emotionalen Prozesses muss auf differenzierte Art und Weise umgegangen werden. Primär adaptive Emotionen müssen erschlossen und umfassender zugelassen werden. Für maladaptiv-emotionale Prozesse besteht die Strategie darin, einer Klientin den Zugang zu diesen zu ermöglichen und die zugrundeliegenden emotionalen Schemata zu explorieren, um eine Neustrukturierung in gang zu setzen. Sekundär reaktive Emotionen erfordern eine empathische Exploration, um die darunter liegenden primären Emotionen zu entdecken. Bei instrumentellen Emotionen ist es wichtig, deren interpersonale Bedeutung und deren motivationale Grundlage zu erschließen.

Des weiteren können drei grundsätzliche Arten emotionaler Dysfunktion unterschieden werden:

1. Mangelnde Fähigkeit, eigene Gefühle wahrzunehmen: Die Orientierungsfunktion dieses adaptiven Systems ist gestört, wenn die Information aus den primären Gefühlen nicht wahrgenommen wird. Wenn Gefühle nicht auf einer bewussten Ebene wahrgenommen werden, werden sie trotzdem im Gedächtnis gespeichert und beeinflussen in der Folge Gefühle, Gedanken und Handlungen.
2. Aktivierung maladaptiver Schemata: Tief greifende negative emotionale Erfahrungen können in der Entwicklung komplexer kognitiv-affektiver Schemata resultieren. Diese Schemata leiten die Wahrnehmung von affektiv relevanten Mustern in der Umgebung und beeinflussen die Wahrnehmung von sich selbst und der Umwelt. Sie können durch Stimulus-Generalisierung oder durch die Fehlinterpretation von situativen Auslösereizen aktiviert werden.

So bekam z. B. eine Patientin in der U-Bahn plötzlich schwere Angstzustände, als ein Mann einstieg, der denselben Parfumgeruch verströmte wie der sie misshandelnde Großvater. Bei einer anderen Patientin wurde das Missbrauchsschema dadurch aktiviert, dass ein Arbeitskollege freundschaftlich den Arm um ihre Schulter legte.
3. Unfähigkeit, verschiedene Aspekte einer Erfahrung zu integrieren: Dissoziation tritt auf, wenn schmerzhafte Gefühle nicht mehr integriert werden können. Emotionsorientierte Interventionen helfen den Patientinnen, schmerzhafte Erfahrungen, die bisher vermieden worden sind, wieder zu erleben und vorher dissoziierte Aspekte der Erfahrung zu integrieren.

Nun kommen wir zu den möglichen Interventionsprozessen in der prozess-erlebnisorientierten Behandlung. Das meiste, was die Therapeutin in der prozess-erlebnisorientierten Behandlung tut, steht mit empathischem Verständnis, empathischer Exploration, Führung des Prozesses und unmittelbaren Reaktionen auf die Erfahrungen in der Therapie in Verbindung.

Es gibt drei Hauptgruppen von therapeutischen Interventionen:

1. Erkennen der Emotionen der Patientinnen: Patientinnen können angeleitet werden, Elemente ihrer gegenwärtigen Erfahrung, die nicht bewusst sind, auf einer körperlichen Ebene zu beachten. Wenn die Patientinnen auf körperliche Wahrnehmungen achten, können sie z. B. Spannungen oder Schmerzen verspüren; wenn sie die Aufmerksamkeit auf motorisches Verhalten richten, entwickeln sie eine Wahrnehmung für bestimmte Bewegungen und Gesten, für den Gesichtsausdruck und die Qualität der Stimme. Über diese Wahrnehmungen können Gefühle bewusst gemacht werden.
2. Hervorrufen und Intensivieren von Emotionen: Maladaptive Strukturen können besser zugänglich gemacht und für eine Restrukturierung aufbereitet werden, wenn sie in vivo aktiviert werden (Beachtung sensorischer oder expressiv-motorischer Antworten, Anleiten der Klientin zu Aktivitäten wie Polster schlagen etc.).
   Das Hervorrufen von Emotionen in der Therapie führt zu drei spezifischen Veränderungsprozessen:
   a) Wenn Gefühle ausgedrückt werden, kommen zentrale Gedanken ins Bewusstsein.
   b) Wenn Emotionen erfahren werden, führen sie zu Handlungstendenzen.
   c) Wenn Emotionen ausgedrückt werden, führt dies zu weiterer Bearbeitung, Integration und Komplettierung.
3. Emotionale Restrukturierung: Sobald ein Schema aktiviert ist, muss neue Information, die inkompatibel mit existierenden Strukturelementen ist, zur Verfügung gestellt werden, damit eine Veränderung stattfinden kann.

Beispiele für spezifische Problembereiche, die in der emotionsorientierten Therapie gut bearbeitet werden können, sind „emotional unerledigte Angelegenheiten“ („unfinished business“) und intrapsychische Konfliktsituationen. Bei „emotional unerledigten Angelegenheiten“ haben Menschen unterbrochene oder unterdrückte starke Gefühle, wobei der Ausdruck dieser primären Affekte als im Originalkontext zu bedrohlich angesehen wurde bzw. wird.

In der Arbeit mit einem leeren Sessel versucht die Therapeutin die Gegenwart der wichtigen anderen Person hervorzurufen, indem sie eine fiktive Begegnung zwischen der Patientin und dem imaginierten Anderen – der „im leeren Sessel sitzt“ – herstellt. In erfolgreichen Lösungen resultiert eine solche Bearbeitung typischerweise in der Schaffung einer neuen Bedeutungsperspektive für die eigene Person in Beziehung zum anderen, einem stärkeren und unabhängigeren Selbsterleben und einer veränderten Sichtweise des anderen.

Als Beispiel sei eine Patientin angeführt, die in einer scheinbar banalen Alltagssituation an der Klinik Angst und Vermeidungsverhalten zeigte: Eine Mitpatientin hatte in der Ergotherapie irrtümlich den von der Patientin für sich reservierten Platz besetzt, die Patientin getraute sich aber nicht, die Mitpatientin darauf aufmerksam zu machen. Sie erlebte nur Angst und verließ die Ergotherapie. Im anschließenden Therapiegespräch berichtete die Patientin kurz über das Erlebte. Die Patientin wurde gebeten, in einer Vorstellungsübung nochmals in die vorherige Situation zu gehen und das Angstgefühl zu erleben. Sie wurde ermuntert nachzudenken, ob sie dieses Angstgefühl von früher schon kenne und berichtete sofort über die Angst vor dem gewalttätigen Vater.

In der darauffolgenden Übung wurde der Patientin ein leerer Sessel gegenübergestellt: sie sollte sich vorstellen, dass darin ihr (bereits verstorbener) Vater sitzen würde. Die Patientin erstarrte sichtlich und berichtete über Angstgefühle. Auf die Aufforderung, dem Vater zu sagen, wie es ihr gehe, meinte die Patientin, es sei besser zu schweigen – das sei früher am ehesten noch ein Weg gewesen, um gewalttätige Auseinandersetzungen zu vermeiden.

Die Patientin sollte nun eine Person nennen, die ihr in der Auseinandersetzung mit dem Vater wirksamen Beistand hätte geben können. Nach einigem Zögern entschied sie sich für den Bodybuilder und Filmschauspieler Arnold Schwarzenegger. Die Patientin sollte überlegen, wie Arnold Schwarzenegger als ihr Beschützer mit dem Vater umgegangen wäre und dabei kamen sehr viele Gedanken einer verbal und tätlich aggressiven Auseinandersetzung zum Vorschein. Die Patientin schlüpfte schließlich selbst in die Rolle von Arnold Schwarzenegger und sagte dem vorgestellten Vater direkt, was sie dachte. Dabei konnte sie erstmals aggressive Gefühle spüren und zulassen und dies war der Start für die Aneignung sozialer Kompetenz mit adäquater Aggressivität, wie sie für uns alle für die Bewältigung des Alltages notwendig ist.

Eine zweite Art von affektiv-kognitiver Dysfunktion, die ängstliche oder depressive Erfahrung erzeugen kann, ist der intrapsychische Konflikt, in dem das Selbsterleben in zwei Tendenzen aufgespalten ist. Mit Hilfe der Zwei-Sessel-Technik werden beide Seiten des Konflikts angesprochen. Die zwei Sessel im Dialog werden als der „erfahrene Sessel" (der Emotionen und Bedürfnisse repräsentiert) und der „andere Sessel" (der kritische internalisierte Standpunkte und Attributionen der Patientinnen ausdrückt) bezeichnet. In erfolgreichen Lösungen werden Aspekte beider Seiten in ein neues, integriertes und besser funktionierendes Selbsterleben eingebaut.

Veränderung kann auch direkt aus der therapeutischen Beziehung resultieren, die durch empathische Einstimmung, Wertschätzung, Echtheit und Zusammenarbeit charakterisiert ist. Zwei Behandlungsschritte sind in diesem Kontext von besonderer Wichtigkeit, nämlich die empathische Bestätigung und Beziehungsdialoge. Empathische Bestätigung wird dann eingesetzt, wenn ein Patient Verletzbarkeit oder emotionalen Schmerz zeigt. Beziehungsdialoge werden z. B. eingesetzt, wenn eine Patientin zwischen den Therapiesitzungen vereinbarte Hausaufgaben immer wieder „vergisst" und die Vermutung besteht, dass durch die Hausaufgaben z. B. Autoritätskonflikte aktualisiert werden.

In den Kapiteln 3 und 4 dieses Bandes wird ebenfalls auf die Bedeutung und Funktion der therapeutischen Beziehung eingegangen.

5.1.3 Die Familienskulptur

Eine weitere Neuerung der letzten Jahre begegnet uns in der Methode der Familienskulptur, welche von systemischen Therapieansätzen angeregt wurde. Mit der Familienskulptur werden im therapeutischen Setting Situationen geschaffen, aus denen deutlich werden soll, wie die verschiedenen Familienmitglieder zueinander in Beziehung stehen und sich gegenseitig beeinflussen. Symptome und Erkrankungen werden im Zusammenhang mit den familiären Rollenzuweisungen, Kommunikationsmustern, unausgesprochenen Verhaltensregeln und Gefühlen gesehen. Das Ziel ist, dass sich der Sinn des krankhaften oder fehlerhaften Verhaltens eines Familienmitglieds verdeutlicht. Dies trägt zu Akzeptanz und Verständnis bei und bewirkt die Suche nach positiven Lösungen entweder für die Patientin allein oder innerhalb der Familie.

Zur praktischen Durchführung: Es werden in der Familienrekonstruktionsarbeit durch die so genannte Skulpturtechnik Mitpatientinnen aufgefordert, geschilderte Gesten und Bewegungen nicht anwesender Familienmitglieder nachzustellen, oder sie werden von den Patientinnen selbst in die für die dargestellten Familienmitglieder typischen Positionen gebracht. Der Körper wird als ein effektives Instrument gesehen, um Gefühle, die in der Kommunikation übergangen werden, hervorzuholen. Es ist dies ein Prozess, durch den Beziehungsaspekte erfahrbar gemacht werden können (Lehner, 2000).

Dabei wird folgendermaßen vorgegangen: In der Gruppe stellt die Patientin zuerst relevante Familienmitglieder vor und bittet Mitpatientinnen, diese Rollen zu übernehmen. Sie stellt dann die Rollenspielerinnen im Raum auf. Der horizontale Raum wird dafür genutzt, um emotionale Nähe und Distanz auszudrücken. Der vertikale Raum wird genutzt, um Hierarchie, Macht und Hilflosigkeit darzustellen und auszudrücken. Eine Person, die sehr dominant ist, wird z. B. auf einen Stuhl gestellt. Jemand, der hilflos und ängstlich ist, soll sich zusammengekauert auf den Boden setzen. Besondere Belastungen können nicht nur durch die Körperhaltung sondern auch durch übersteigerte Darstellung symbolisiert werden (indem z. B. Decken oder Kissen auf die Schultern der Person gepackt werden). Auf diese Weise wird auch eine bildliche Darstellung geschaffen, die erlebbar ist.

Die Teilnehmerinnen, die bestimmte Haltungen und Positionen eingenommen haben, werden dann aufgefordert, Feedback zu geben. Sie sollen ihre Gefühle, körperlichen Empfindungen, Wahrnehmungen und Gedanken äußern. Dadurch wird ein neues Bewusstsein für zwischenmenschliche Interaktionsmuster und Beziehungsmuster gefördert. Die körperliche Darstellung innerer Vorgänge gibt genauere Informationen als die rein verbale Beschreibung. Sie führt dazu, dass das, was unausgesprochen oder dissoziiert ist und nicht bewusst wahrgenommen wird, hervortritt und erkannt wird.

Eine weitere Möglichkeit, Gefühle ins Bewusstsein zu bringen, entsteht z. B. dadurch, dass die Patientin jedes vermeintliche Familienmitglied einen typischen Satz aussprechen lässt, der charakteristisch für die Situation z. B. in der Kindheit war. Wenn nun die darstellenden Familienmitglieder in einer bestimmten Reihenfolge hintereinander mehrmals ihre charakteristischen Sätze oder Worte aussprechen (einschließlich der Patientin), wird die Patientin meist auf allen Ebenen (körperlich, kognitiv, emotional) berührt. Bezugspersonen können vielleicht plötzlich als „menschliche Wesen" begriffen werden und die Mauern zwischen ihnen und der Patientin werden abgebaut. Dabei ist wichtig, dass Zorn, Wut, Hass, Traurigkeit und Enttäuschung entdeckt werden dürfen und von der Therapeutin und von den Gruppenmitgliedern angenommen werden.

Manchmal ist die Distanz zu den Bezugspersonen ein notwendiges Zwischenziel nach einer Familienskulptur. Die Patientin muss allerdings das übergeordnete Ziel des Abschließen-Könnens in dem nachfolgenden emotionalen Verarbeitungsprozess erkennen, damit sie schließlich aus blockierenden und selbstschädigenden Glaubenssätzen und Verhaltensweisen aussteigen kann. Abschließen ist eine Willensentscheidung, die die Reife erfordert, Schmerz anzunehmen, die damit verbundene Trauerarbeit zu leisten und Verantwortung für das eigene Leben zu übernehmen.

Die Familienskulptur kann sowohl mit realen Familien als auch mit Teilnehmerinnen von Therapiegruppen und in der Einzeltherapie mit Stühlen, Bausteinen, Zetteln oder Schuhen durchgeführt werden. Sie dient einerseits zur Diagnostik des Ist-Zustandes und andererseits als Interventionstechnik zur Einleitung einer lösungsorientierten Veränderung, die vor allem in der Erhöhung des Selbstwertes jedes einzelnen Familien- oder Gruppenmitgliedes und einer authentischeren und kongruenteren Kommunikation besteht.

Wertvolle Hinweise über die im Rahmen der Familienskulptur erfahrenen Gedanken können auch als Ansatzpunkt nachfolgender kognitiver Techniken genutzt werden.

5.2 Der kognitive Ansatzpunkt

Das kognitive Modell (Beck, 1999), auf dem die kognitive Therapie basiert, besagt, dass Gefühle und Verhalten von Personen durch deren Wahrnehmung von Ereignissen beeinflusst werden. Nicht die Situation an sich beeinflusst die Gefühle einer Person, sondern die Art und Weise, wie die Person sie interpretiert. Ein Mann, der auf einer Party eingeladen ist und von der Gastgeberin einer Person vorgestellt wird, die auf seine Versuche in Gesprächskontakt zu kommen kaum reagiert, könnte die Situation in verschiedener Weise interpretieren:

- „Ich bin so uninteressant und unattraktiv, deswegen reagiert die andere Person nicht" → führt zu einem Gefühl der Niedergeschlagenheit, Traurigkeit → das daraus folgende Verhalten könnte Rückzug/Flucht sein (der Mann verlässt die Party und geht nach Hause).
- „Die andere Person ist so eingebildet, kommt sich als etwas Besseres vor" → führt zum Gefühl von Ärger und Wut → daraus könnte als Verhalten folgen, dass sich der Mann anderen Personen zuwendet.
- „Die andere Person ist zu schüchtern und ängstlich, um mit mir zu reden" → führt zum Gefühl von Mitleid → als Verhalten könnte folgen, dass sich der Mann eher aufmunternd weiter kümmert oder seine Versuche aufgibt und sich anderen Personen zuwendet.

Das Beispiel zeigt also, dass abhängig von der gedanklichen Interpretation der Situation ganz unterschiedliche Gefühle und daraus folgendes Verhalten entstehen können.

Im kognitiven Ansatz unterscheidet man drei Ebenen von Gedanken:

1. Ganz an der Oberfläche sind die so genannten „automatischen Gedanken",

das sind plötzlich auftauchende Gedanken, Worte, Erinnerungen, Vorstellungen. Sie können anhand eines Gedankenprotokolls erfasst und verändert werden. Im Gedankenprotokoll werden die Zusammenhänge zwischen äußeren Situationen und auftretenden Gefühlen und Gedanken aufgeschrieben. In weiterer Folge kann das Für und Wider dieser Gedanken bearbeitet und schließlich ein realitätsgerechterer Kompromissgedanken gefunden werden, der dann auch mit einer Reduktion negativer Gefühle einhergeht.

2. Auf einer mittleren Ebene sind die bedingten Annahmen („assumptions") angesiedelt: es sind dies Glaubenssätze, die über verschiedene Situationen unser Leben lenken und leiten. Hier gibt es „Sollte"-Behauptungen (z. B. „Man sollte immer der Beste sein") und „Wenn-dann"-Glaubenssätze („Wenn mich die Leute kennenlernen würden, würden sie mich ablehnen"). Bedingte Annahmen können mit dem Gedankenprotokoll erfasst und mit Verhaltensexperimenten getestet werden.
3. Auf einer tiefsten Stufe finden sich die Grundannahmen („Schema"). Schemata sind absolut („Ich bin ein Totalversager") und dichotom („Es gibt nur Totalversager und absolut erfolgreiche Menschen"). Schemata sind von grundlegender Bedeutung bei Patientinnen mit Persönlichkeitsstörungen. Die Veränderung von Schemata bedarf eines lang dauernden, aufwändigen Therapieprozesses (Beck & Freeman, 1993; Young et al., 2003).

Sehen wir uns nun kurz an, wie diese drei Ebenen zusammenspielen. Jeder Mensch entwickelt zunächst von Kindheit an im Laufe seiner Lebensgeschichte bestimmte Annahmen („beliefs") über sich selbst, andere Menschen und seine Umwelt. Seine innersten Grundannahmen („core beliefs") sind tief verwurzelt. Die Person hält diese Annahmen für absolut wahr, sie glaubt, dass die Dinge „so sind". Grundannahmen bilden die unterste, am wenigsten zugängliche Ebene der Annahmen. Sie sind situationsunabhängig, starr und übergeneralisiert.

Die Grundannahmen beeinflussen die Entwicklung einer mittleren Kategorie von Annahmen, welche aus (häufig unausgesprochenen) Einstellungen, Regeln und Axiomen besteht. Diese „bedingten Annahmen" beeinflussen ihrerseits die Sicht einer Situation und diese wiederum beeinflusst Gedanken, Gefühle und Verhalten. Somit spiegeln sich die grundlegenden Annahmen auch mehr oder weniger direkt in den situationsspezifischen automatischen Gedanken, den damit einhergehenden Emotionen, den körperlichen Reaktionen und im gezeigten Verhalten.

Das individuelle Zusammenwirken von auslösenden Bedingungen, Gedanken, Gefühlen, körperlichen Faktoren sowie Reaktionen und Verhalten wird in der so genannten Fallkonzeption erfasst (siehe auch Kap. 4). Um das Fallkonzept zu erstellen, versucht man sich in der Regel folgende Fragen zu beantworten (Beck, 1999):

→ Wie kommt es, dass die Patientin diese Störung entwickelt hat?

→ Welche Lebensereignisse, Erfahrungen und Interaktionen waren in diesem Zusammenhang von Bedeutung?

→ Welche grundlegenden Annahmen hat die Patientin über sich selbst, ihre Welt und andere Menschen?

→ Welche Axiome, Erwartungen, Regeln und Einstellungen (bedingte Annahmen) hat sie?

→ Welche kompensatorischen Strategien hat die Patientin im Laufe ihres Lebens benutzt, um mit ihren negativen Annahmen zurechtzukommen?

→ Welche automatischen Gedanken, Vorstellungen und Verhaltensweisen tragen zur Aufrechterhaltung ihrer Störung bei?

→ Durch welche Wechselwirkung zwischen den sich entwickelnden Annahmen und Lebensereignissen wurde die Patientin anfällig für die Störung?

→ Was passiert momentan im Leben der Patientin und wie nimmt die Patientin das wahr?

5.2.1 Identifikation und Veränderung problematischer Gedanken

Um die in der Fallkonzeption problematisierten Faktoren therapeutisch verändern zu können, müssen sie der Betroffenen zuerst bewusst werden. Dazu bietet sich das Instrument der Selbstbeobachtung an. Selbstbezügliche Aufmerksamkeit ist jedoch oft nicht oder nicht in ausreichendem Maße vorhanden. Deshalb muss sie in konsequenter therapeutischer Kleinarbeit aufgebaut werden. Dazu werden in schriftlicher Form Gedankenprotokolle geführt, die als idealer Ansatzpunkt zur Veränderung problematischer Gedanken dienen können.

Für die Identifikation automatischer Gedanken sollen Situationen herangenommen werden, in denen intensive negative Gefühle (Angst, Wut, Niedergeschlagenheit, ...) empfunden wurden. Dies können Erinnerungen aus der Vergangenheit oder Gegenwart sein, es kann in der Therapiesituation entstehen oder durch Rollenspiele oder Vorstellungsübungen erreicht werden. Ein möglicher Leitfaden zur Strukturierung der Selbstbeobachtung ist das Sieben-Spalten-Gedankenprotokoll nach Padesky (1995) – eine Modifikation des ursprünglichen Fünf-Spalten-Gedankenprotokolls von Beck (1976).

In der ersten Spalte wird die auslösende Situation genau beschrieben, in der zweiten Spalte die auftretenden Gefühle (jedes Gefühl gesondert, mit einer Prozenteinschätzung von 0–100%), in der dritten Spalte die zu jedem Gefühl passenden automatischen Gedanken.

Fragen, die helfen, automatische Gedanken zu identifizieren, sind z.B.:

→ „Was ist mir durch den Kopf gegangen unmittelbar bevor ich mich so gefühlt habe?“

→ „Was sagt das über mich aus, falls dies wahr ist?“

→ „Was würde das für mich, mein Leben und meine Zukunft bedeuten?“

Dann wird versucht weiter abzuleiten, welche Aussagen aus den Gedanken über mich oder andere getroffen werden können und ob es dazu wichtige Erinnerungen aus der Lebensgeschichte gibt. Schließlich soll aus dem allein ein „heißer Gedanke“ formuliert werden, d. h. der Gedanke über mich (oder über andere) der die meiste Emotion trägt. Mit diesem heißen Gedanken („hot thought“) wird dann in der vierten Spalte weitergearbeitet: es sollen Beweise zur Stützung dieser heißen Gedanken gefunden werden. Dies ist für die meisten Patientinnen sehr belastend, aber eine notwendige Voraussetzung, um auch eine gegenteilige Sichtweise in der fünften Spalte zu erarbeiten (Beweise, die die heißen Gedanken nicht stützen).

Fragen, die helfen, Beweise dafür zu finden, dass ein „heißer“ Gedanke nicht zu 100% wahr ist:

→ „Haben Sie eine Erfahrung gemacht, die beweisen könnte, dass dieser Gedanke nicht immer und überall angemessen ist?“

→ „Wenn jemand, den Sie gerne haben, diesen Gedanken hätte, was würden Sie ihm sagen?“

→ „Wenn jemand, den Sie gerne haben, wüsste, dass Sie diesen Gedanken haben, was würde die Person zu Ihnen sagen? Welche Beweise würden Sie vorbringen, die darauf hinweisen, dass Ihr Gedanke nicht 100%ig angemessen ist?“

→ „Wenn Sie sich nicht so fühlen würden wie gerade jetzt, würden Sie über diese Art der Situation anders denken? Wie?“

→ „Fühlen Sie sich schuldig/verantwortlich für etwas, worüber Sie eigentlich keine Kontrolle haben?“

In der sechsten Spalte geht es darum, ein alternatives und balanciertes Denken zu erreichen. Fragen dazu sind z. B.:

→ „Basierend auf den Beweisen in Spalte vier und fünf des Gedankenprotokolls, gibt es eine alternative Möglichkeit, wie man diese Situation sehen oder verstehen könnte?“

→ „Schreiben Sie einen Satz, der alle Beweise zusammenfasst, die den heißen Gedanken stützen sowie alle Beweise, die diesen nicht stützen.“

→ „Entsteht durch das Verbinden dieser zwei Zusammenfassungen mit dem Wort „und“ ein balancierter Gedanke, der alle Informationen berücksichtigt, die ich gesammelt habe?“

→ „Wenn jemand, der mir wichtig ist, in dieser Situation wäre und hätte diese Gedanken und Informationen zur Verfügung, was wäre mein Rat an sie/ihn?“

Tab. 1

GEDANKENPROTOKOLL						
1. Situation	2. Gefühle	3. Automatische Gedanken (Vorstellungen)	4. Beweise zur Stützung der „heissen“ Gedanken	5. Beweise, die die „heissen“ Gedanken nicht stützen	6. Alternative mehr balancierte Gedanken	7. Gefühle jetzt
Lesen der Kontaktanzeigen in der Zeitung	Traurigkeit 80%	Ich werde nie einen passablen Mann finden. Ich bin zu uninteressant. Ich bin langweilig. Als ich ein Kind war, sagte mein Vater oft: „Halt den Mund, niemand interessiert sich für deine Geschichten.“	Mein Ex-Freund Thomas sagte oft: „Halt den Mund, davon verstehst du nichts“, wenn wir mit seinen Freunden beisammen saßen und über Fußball oder Fischen diskutiert haben. Er warf mir oft vor, dass ich mich für nichts interessiere und nur vor dem Fernsehapparat sitze.	Bevor ich Thomas kennenlernte, ging ich gerne laufen und reiten und war gerne als Kellnerin tätig. In Gesprächen mit anderen Pferdeliebhabern galt ich nie als langweilig.	Wenn ich mich mit Menschen umgebe, die ähnliche Interessen haben, werde ich akzeptiert und keineswegs als langweilig angesehen.	Traurigkeit 40%

Dieser alternative Gedanke der Spalte sechs sollte schließlich in der Spalte sieben (Gefühle jetzt) zu einer Verminderung des am Anfang beschriebenen negativen Gefühls führen.

Alternative Gedanken können schließlich durch Verhaltensexperimente getestet werden. Wenn das Gedankenprotokoll ein Problem aufzeigt, das zu lösen wäre, sollte ein Aktionsplan zur Problemlösung gemacht werden.

Automatische Gedanken beruhen häufig auf Schlussfolgerungen, die mit typischen Denkfehlern behaftet sind und auf diese Weise realitätsinadäquat sind. Zu den typischen Denkfehlern können nach Beck (1999) folgende ausgewählte Beispiele gezählt werden:

→ Alles-oder-nichts-Denken (dichotomes Denken): „Wenn ich nicht total erfolgreich bin, bin ich ein Versager."

→ Katastrophieren: Man macht eine negative Vorhersage für die Zukunft, ohne andere wahrscheinlichere Folgen in Betracht zu ziehen. „Vor lauter Aufregung werde ich gar nichts machen können."

→ Positives abwerten: Wenn ich ein Kompliment bekomme, bin ich der Meinung, dass die andere Person dies nur aus Mitleid mit mir gemacht hat (und eigentlich ganz anders denkt) bzw. dies nur gesagt hat, weil er/sie mich zu wenig kennt.

→ Gefühl als Beweis: Sie denken, dass etwas wahr sein muss, weil Sie es so stark „fühlen", wobei Sie Beweise für das Gegenteil ignorieren oder abwerten.

→ Etikettierung: Sie geben sich selbst oder anderen ein festgelegtes globales Etikett, ohne auf Anhaltspunkte zu achten, die vernünftigerweise zu einer weniger extremen Schlussfolgerung führen würden. „Ich bin ein Verlierer."

→ Mentaler Filter (selektive Verallgemeinerung): Anstatt das vollständige Bild zu sehen, legen Sie übermäßig viel Aufmerksamkeit auf ein negatives Detail: „In meiner Beurteilung ist eine negative Bewertung (neben einigen positiven Bewertungen); das bedeutet, dass ich schlechte Arbeit mache."

→ Personalisierung: Vor allem Depressive neigen dazu, sich für ein negatives Ergebnis verantwortlich zu fühlen, obwohl sie in Wirklichkeit damit gar nichts zu tun haben.

→ Über- und Untertreibung: Die Wichtigkeit bestimmter Dinge wird entweder überschätzt (eigene Fehler, Leistung anderer) oder unterschätzt (eigene Fähigkeiten, Schwächen anderer).

→ Voreilige Schlussfolgerungen: Negative Interpretationen werden vorgenommen, auch wenn keine unumstößlichen Tatsachen vorhanden sind, die diese Schlussfolgerungen erhärten könnten.

5.2.2 Die „Sokratische Gesprächsführung"

Eine weitere Methode zur Veränderung von problematischen Annahmen und Gedanken ist die so genannte „Sokratische Gesprächsführung". Der altgriechische Philosoph Sokrates wurde von einem seiner Schüler gefragt: „Meister, was ist eigentlich der Sinn des Lebens?" Sokrates gab daraufhin nicht, wie vom Schüler erwartet, eine direkte Antwort sondern half dem Schüler durch geeignete Gegenfragen selbst die Antworten zu finden („geleitetes Entdecken").

Die Patientinnen sollen also durch diese Fragetechnik dazu angeleitet werden, eigene Ressourcen zu aktivieren. Sie sollen in die Lage versetzt werden, selbst zu entdecken, dass ihre gewohnte Art zu denken nur eine mögliche Form ist und dass andere Denkmöglichkeiten vielleicht ebenso berechtigt bzw. sogar realitätsgerechter sind.

Im Folgenden soll anhand einer Fallskizze nochmals das Prinzip des Gedankenprotokolls und des sokratischen Dialogs im Rahmen der Kognitiven Therapie besprochen werden (siehe Tab. 1, S. 115):

Frau Elisabeth N., eine 27-jährige ledige Sekretärin, kommt wegen einer depressiven Verstimmung, aufgetreten in zeitlichem Zusammenhang mit der Beendigung einer Partnerschaft, in Behandlung. Aus der Kindheit/Jugend ist eine lange Geschichte von Abwertungen durch den Vater erwähnenswert: sie suchte vergeblich die Anerkennung des Vaters zu erreichen. Im Gedankenprotokoll beschreibt sie als auslösende Situation für die besondere Niedergeschlagenheit in der letzten Woche das Lesen der Kontaktanzeigen in der Samstag-Zeitung. Beim Lesen sei sie sehr niedergeschlagen und verzweifelt geworden und es seien ihr verschiedene Gedanken durch den Kopf gegangen: „Ich werde nie einen passablen Mann finden", „Ich bin zu uninteressant", „Ich bin langweilig". Bei der Besprechung dieser Gedanken in der Therapiestunde wird die Patientin gefragt, ob sie dazu auch irgendwelche Erinnerungen aus ihrer Lebensgeschichte habe. Sie erinnert sich an eine Szene zu Hause am Mittagstisch, als sie ihren Eltern gerne etwas für sie Wichtiges erzählen wollte und der Vater geantwortet habe: „Halt den Mund, niemand interessiert sich für deine Geschichten!" Bei der Erzählung dieser Erinnerung kommen der Patientin kurz die Tränen.

Als wichtigster „heißer" Gedanke wird von der Patientin der Gedanke „ich bin langweilig" ausgewählt (weil er mit den meisten Emotionen verbunden ist). In der vierten Spalte des Gedankenprotokolls geht es nun darum, Beweise für den heißen Gedanken „ich bin langweilig" zu finden. Die Patientin erinnert einige Szenen aus der Kindheit, aber auch aus der Gegenwart. So hätte ihr Ex-Freund Thomas oft gesagt: „Halt den Mund, davon verstehst du nichts", vor allem dann, wenn sie mit seinen Freunden beisammen saßen und über Fußball oder Fischen diskutierten. Er hätte ihr oft vorgeworfen, dass sie sich für nichts interessiere und nur vor dem Fernsehapparat sitze.

Bei der Besprechung der fünften Spalte (Beweise, die die heißen Gedanken nicht stützen) wird die Patientin gefragt, was dafür spricht, dass der Gedanke „ich bin langweilig" vielleicht nicht zutrifft. Die Patientin ist ziemlich ratlos. Hier setzt nun die Therapeutin wieder mit dem sokratischen Dialog ein und fragt die Patientin, ob sie früher, bevor sie Thomas kennengelernt habe, irgendwelche Interessen gehabt hätte. Daraufhin hellt sich das Gesicht der Patientin auf und sie berichtet, dass sie früher sehr gerne geritten sei, sogar Reitunterricht gegeben habe und dass sie auch gerne in der Früh gelaufen sei (nach ihrem Dienst als Kellnerin). Mit anderen Pferdeliebhabern habe sie auch immer viel zu diskutieren gewusst und hätte nicht als langweilig gegolten. Thomas aber habe Pferde und Reiten gehasst, er wolle auch, dass sie nicht mehr als Kellnerin arbeiten solle und auch ihr oftmaliges Jogging fand er blöd. Weil er es so wollte habe sie alles aufgegeben. Als Information aus dieser Diskussion nimmt die Patientin mit, dass sie offenbar nicht als langweilig gilt, wenn sie mit Gleichgesinnten bzw. Menschen mit gleichen Interessen zusammen ist.

Dies führt auch in der sechsten Spalte des Gedankenprotokolls zu dem alternativen Gedanken: „Ich wirke langweilig, wenn ich mit Menschen zusammen bin, deren Interessen ich nicht teile, aber wenn ich mit Gleichgesinnten zusammen bin, bin ich durchaus nicht langweilig." Dieser alternative Gedanke bewirkt, dass die vorhergehende Traurigkeit jetzt doch deutlich weniger ausgeprägt ist (Spalte sieben: Gefühle jetzt).

Aus dem vorhin Gesagten ergibt sich ein Aktionsplan, nämlich dass es sinnvoll wäre, Kontakte zu Gleichgesinnten zu suchen und vielleicht wieder mit dem Reiten anzufangen, zu Laufen, eventuell den Job zu wechseln etc. Trotzdem bleibt als offensichtlich tieferliegendes Problem die problematische Partnerwahl der Patientin. Warum hat sie es solange mit ihrem Freund Thomas ausgehalten, der sie durch lange Zeit schlecht behandelt und abgewertet hat? Hier ist der Gedanke „ich bin langweilig" möglicherweise auch eine tieferliegende Grundannahme (Schema), die sich im Laufe der Kindheit und Jugend im Rahmen eines bestimmten Elternverhaltens entwickelt hat und die durch entsprechende (oft nicht bewusste) Partnerwahl bestätigt wird.

5.2.3 Die Bearbeitung früher Schemata

Die therapeutische Bearbeitung von frühen, d. h. in den ersten Jahren der Entwicklung entstandenen maladaptiven Schemata wird im schemaorientierten Ansatz von Jeffrey Young umfassend skizziert (Young et al., 2003). Dieser Ansatz stellt eine Weiterentwicklung der kognitiven Therapie nach Beck dar. Young unterscheidet fünf Hauptkategorien von frühen fehlangepassten Schemata („Early Maladaptive Schemas", EMS): „Trennung/Ablehnung", „beeinträchtigte Autonomie", „Abgrenzungsprobleme", „auf andere ausgerichtet sein" und „Übervorsichtigkeit und Hemmung". Innerhalb dieser Hauptkategorien werden einzelne Schemata unterschieden, die auf Grund konkreter frühkindlicher Erfahrungen entstanden sind und nach der Art der Erfahrung benannt wurden:

Tab. 2: Frühe fehlangepasste Schemata (Early maladaptive Schemas, EMS; Young et al., 2003)

I. Trennung/Ablehnung
  1. Verlassenwerden/Instabilität
  2. Misstrauen/Missbrauch
  3. Emotionale Deprivation
  4. Unvollständigkeit/Fehlerhaftigkeit, Scham
  5. Soziale Isolation/sich fremd(artig) fühlen

II. Beeinträchtigte Autonomie
  6. Abhängigkeit/Inkompetenz
  7. Vulnerabilität in Bezug auf Ereignisse („Wenn etwas Schreckliches passiert, dann passiert es mir!")
  8. Verwickeltsein mit anderen/„undeveloped self"
  9. Versagen/Scheitern

III. Abgrenzungsprobleme
  10. Anspruch/Dominanz
  11. Mangelnde Selbstkontrolle/Selbstdisziplin

IV. Auf andere ausgerichtet sein („other-directedness")
  12. Unterwerfung
  13. Selbstaufopferung
  14. Ständige Anerkennung/Bestätigung suchend

V. Übervorsichtigkeit/Hemmung
  15. Vulnerabilität gegenüber Fehlern/Negativität
  16. Übermäßige Kontrolle
  17. Unbeugsame Vorgaben („unrelenting standards")
  18. Strafend sein

Die Aufrechterhaltung dieser früh entstandenen Schemata geschieht einerseits auf einer kognitiven Ebene durch Fokussierung auf Informationen, die das Schema bestätigen, und Missachtung und Leugnung von Informationen, die das Schema widerlegen. Andererseits geschieht dies auf der Verhaltensebene durch schema-gesteuerte Verhaltensmuster. Charakteristisch sind Vermeidungsstrategien sowohl auf der kognitiven und emotionalen als auch auf der Verhaltensebene. Diese Strategien erlauben den Patientinnen, dem Schmerz, der mit ihrem Schema verbunden ist, auszuweichen. Eine andere Strategie bilden Kompensationsmechanismen mit typischen Denkmustern und Verhaltensweisen, die dem zugrunde liegenden Schema entgegengesetzt sind (z. B. narzisstische Denk- und Verhaltensweisen bei Patientinnen, die in der Kindheit eine ausgeprägte emotionale Deprivation erlitten haben). Hier sprechen wir von Schema-Kompensation.

Spezifische Fragebögen können helfen, mehr über zugrundeliegende Schemata zu erfahren (kognitive Identifizierung von Schemata). Die affektive Auslösung früher Schemata kann durch Vorstellungsübungen über frühere belastende Situationen, durch Diskussion aktueller Alltagssituationen, die mit ausgeprägteren negativen Emotionen einhergehen, durch Beobachtung und Bearbeitung der therapeutischen Beziehung („Übertragungsphänomene"), im Rahmen von gruppentherapeutischen Prozessen oder auch durch Lesen bestimmter Bücher oder durch Besuch bestimmter Filme erreicht werden.

Die Veränderung dieser tiefsitzenden Schemata ist auch in der kognitiven Verhaltenstherapie ein längerer Prozess (Indikation von Langzeittherapie) und beinhaltet vier hauptsächliche Arten von Interventionen: emotionale, interpersonelle, kognitive und Verhaltensinterventionen. Emotionale Techniken werden schon von Anfang an eingesetzt, um die Schemata „aufzulockern" und flexibler für eine Veränderung zu machen. Interpersonelle Techniken sind wichtig, wenn Patientinnen ihre Schemata in der therapeutischen Beziehung zeigen („Übertragung"). Kognitive Techniken kommen zur Anwendung, um den Prozess der Schema-Veränderung zu systematisieren.

Die letzte Stufe ist die Verhaltensänderung. Dies ist üblicherweise die längste Phase, weil hier langfristig fixierte Verhaltensmuster (wie z. B. Kommunikationsgewohnheiten, Auswahl von Partnerinnen etc.) allmählich verändert werden sollen. Unabhängig, in welcher Phase der Behandlung sich die Patientin befindet, hat es sich gezeigt, dass Schemata dann am besten in Frage gestellt werden können, wenn sie gerade ausgelöst worden sind, d. h. wenn die zum Schema relevante affektive Erregung („arousal") bei der Patientin aktiviert wurde. Generell gilt für die kognitive Therapie, dass eine nur abstrakt-intellektuelle Diskussion von Schemata selten so wirksam ist wie eine Bearbeitung in Gegenwart der entsprechenden Affekte.

5.3 Die Veränderung des Bezuges zu sich selbst

Wir haben bereits darauf hingewiesen, dass all jene Begriffe, die das Wörtchen „Selbst" beinhalten, auf rückbezügliche Prozesse verweisen (siehe Kap. 1.7). Bei der Reizkonfrontation und Reaktionsverhinderung wurde die „Selbst"-Kontrolle als ein Prozess vorgestellt, in dem die Patientin bewusst ihrer spontanen Neigung entgegenwirkt, angstbesetzte Situationen zu vermeiden. Bei den Kognitiven Verfahren ermöglicht die „Selbst"-Beobachtung in Form von Gedankenprotokollen eine Externalisierung, d. h. ein „Aus-sich-heraus-stellen" der eigenen kognitiven Abläufe. Die beobachtete Art der Informationsverarbeitung kann zum Gegenstand therapeutischer Relativierung werden, welche wiederum auf das Denken verändernd zurückwirkt.

Im Folgenden wollen wir jene Verfahren, die rückbezügliche Prozesse initiieren und für therapeutisch geleitete Veränderungen nutzen, noch näher betrachten. Dabei werden wir nicht nur kennenlernen, wie Selbstkontrolle und Selbstregulation aufgebaut werden kann, sondern auch Methoden, die helfen, selbstsicheres und selbstfürsorgliches Verhalten einzuüben.

5.3.1 Der Aufbau von Selbstkontrollfertigkeiten

Unter Selbstkontrolle versteht man die Fähigkeit eines Menschen, eigenes (problematisches, konflikthaftes) Verhalten zu reflektieren und durch andere, günstigere Verhaltensweisen zu ersetzen. Und unter Selbstregulation versteht man diejenigen Prozesse, die eine Person beim Unterbrechen einer Verhaltenskette von sich aus in Gang setzt. Man unterscheidet Selbstbeobachtung (Aufmerksamkeit wird auf eigenes Verhalten gerichtet), gefolgt von Selbstbewertung (man vergleicht die gegenwärtige Aktivität mit den ursprünglichen Zielen des Verhaltens) und weiters einem motivationalen Prozess der Selbstverstärkung – die Person wird zufrieden oder unzufrieden sein abhängig davon, in welchem Ausmaß das beobachtete Verhalten dem erwünschten Standard entspricht.

Selbstkontrolle wird als Spezialfall der Selbstregulation verstanden, der gekennzeichnet ist durch das Vorliegen eines Konfliktes. Wir unterscheiden zwei Grundtypen von Selbstkontrolle: Beim „Widerstehen einer Versuchung" führt jemand ein Verhalten trotz hoher Auftretenswahrscheinlichkeit nicht aus (z. B. Zigarette rauchen beim Raucher). Es findet also der Verzicht auf kurzfristig angenehme Konsequenzen statt, um langfristig negative Konsequenzen zu vermeiden oder positive zu erzielen. Beim „heldenhaften Verhalten" führt eine Person ein Verhalten trotz nachfolgend kurzfristiger aversiver Konsequenzen durch (bei langfristig positiven Konsequenzen), z. B. Aufsuchen der Zahnärztin (Reinecker, 1999).

Entgegen der klassischen Lerntheorie besteht Selbstkontrolle also darin, dass eine Person nicht diejenigen Verhaltensweisen setzt, die auf Grund deutlich gegebener Verstärkungsbedingungen zu erwarten wären. Dafür, dass Selbstkontrolle möglich ist, ist ein bestimmtes kognitives und motivationales Geschehen verantwortlich.

Unter Selbstmanagement versteht man schließlich die Fähigkeit einer Person, eigenes Verhalten durch den Einsatz konkreter Strategien zu steuern bzw. zu verändern. Soll mit therapeutischer Unterstützung Selbstkontrolle erlangt werden, steht die Veränderung des Selbstregulationssystems im Vordergrund. Zum Unterschied von kognitiven Methoden muss zur Einübung von Selbstkontrolle die Patientin lernen, verhaltensorientierte Strategien anzuwenden. Die wichtigsten Methoden zum Aufbau von Selbstkontrolle sind Selbstbeobachtung, Stimuluskontrolle und Verhaltensverträge.

Die Selbstbeobachtung des Problemverhaltens und seiner Bedingungen ist eine wichtige erste Stufe im Änderungsprozess und hilft, Ziele für eine Veränderung genauer zu formulieren. Beispielsweise im Falle von Essstörungen wird das Aufzeichnen von Essattacken und Erbrechen mittels Selbstbeobachtungsbogen angeleitet, wobei situative/auslösende Faktoren, Art und Ausmaß des Problemverhaltens, Gefühle und Gedanken sowie nachfolgende Konsequenzen genau dokumentiert werden sollen. Die Veränderung des Problemverhaltens als Folge der Selbstbeobachtung verläuft in der Regel in die Richtung des therapeutischen Zieles.

Das Prinzip der Stimuluskontrolle besteht darin, dass die Umgebung in einer Weise verändert wird, sodass das Zielverhalten wahrscheinlicher (bzw. das Problemverhalten unwahrscheinlicher) wird. Beispiele dafür wären etwa das Essen nur in der Küche und zu bestimmten Zeiten bei einer Patientin mit entgleisendem Essverhalten („binge-eating-disorder"), das Wegräumen von Aschenbechern oder die Nichtverfügbarkeit von Zigaretten bei Nikotinabhängigen oder Rauchen nur in einem bestimmten Sessel, der in immer unattraktivere Räume gestellt wird. Stimuluskontrolle allein reicht aber üblicherweise zur Veränderung eines konflikthaften Verhaltens nicht aus, sondern muss mit anderen Methoden (z. B. kognitiven) kombiniert werden.

Verhaltensverträge werden in der Verhaltenstherapie als eine spezifische Form der Intervention benutzt. Durch den Vertrag werden sowohl die erwünschten und unerwünschten Verhaltensweisen als auch die zukünftigen Kontingenzen für erwünschtes Verhalten präzisiert (siehe Kap. 5.6.1). Eine nähere Beschreibung von Verhaltensverträgen findet sich bei Reinecker (1999).

5.3.2 Die Einübung von selbstsicherem Verhalten

In einer Begriffserklärung für selbstsicheres Verhalten lassen sich nach Reinecker (1999) folgende gemeinsame Elemente anführen:

- → Selbstsicheres Verhalten ist interpersonales Verhalten, da es in einer ehrlichen und relativ direkten Äußerung von Gedanken und Gefühlen besteht.
- → Selbstsicheres Verhalten ist sozial angemessenes Verhalten.
- → Selbstsicheres Verhalten einer Person berücksichtigt sowohl die eigenen Bedürfnisse als auch die Gefühle und das Befinden anderer Personen.

→ Selbstsicheres Verhalten kann daher von unsicherem Verhalten aber auch von aggressivem Verhalten unterschieden werden.

Der therapiegeleitete Aufbau von Selbstsicherheit – das so genannte Selbstsicherheitstraining – berührt daher vor allem die Bereiche Selbstkonzept, Soziale Fertigkeiten sowie Soziale Ängste. Im deutschen Sprachraum sind derzeit drei Modelle von Selbstsicherheitstraining in Verwendung:

→ Das Assertiveness-Trainings-Programm (ATP)
→ Das Verhaltenstrainingsprogramm zum Aufbau sozialer Kompetenz (VTP)
→ Das Gruppentraining sozialer Kompetenzen (GSK)

Ad 1: Das *Assertiveness-Trainings-Programm* (ATP) von Ullrich und DeMuynck (1998) ist eine Methode der Verhaltenstherapie, die mit ihren drei Zielgebieten: Verringerung sozialer Ängste, Vermehrung sozialer Fertigkeiten und Verbesserung des Selbstwertkonzepts, Änderungen in den zentralen Bereichen „soziales Handeln“ und „Selbstverständnis“ anstreben.

Einen Kernbereich des ATP bilden insgesamt 127 soziale Situationen, die im Rollenspiel eingeübt und anschließend in den In-vivo-Übungen trainiert und umgesetzt werden sollen.

Die Übungen erfassen vier Themenbereiche sozialer Kompetenz:

1. Forderungen stellen
2. Nein-Sagen und Kritisieren
3. Herstellen von Kontakten
4. sich öffentlicher Beachtung aussetzen und sich Fehler erlauben

Die praktischen Übungen finden in Lokalen, Geschäften, auf der Straße, in Verkehrsmitteln, bei Veranstaltungen und bei Behörden statt. Es sollen dabei Fremde aber auch Freunde und Bekannte, der Arbeitsbereich sowie die eigene Familie einbezogen werden. Das gruppentherapeutische Vorgehen bietet eine Reihe von Vorteilen beim Erlernen sozial kompetenten Verhaltens.

Ad 2: Das *Verhaltenstrainingsprogramm zum Aufbau sozialer Kompetenz* (VTP) von Feldhege und Krauthan (1979) bietet gegenüber dem ATP mehr Flexibilität in der Gestaltung und Durchführung einzelner Übungen, was unter Umständen aber auch Vermeidungsstrategien der Teilnehmerinnen begünstigt. Beim VTP werden vier Bereiche unterschieden:

1. Bereich Kommunikation
2. Bereich Kontakt
3. Bereich Selbstbehauptung
4. Bereich Belastung

Defizite im sozialen Verhalten sollen durch so genannte Wissens- und Verhaltenstechniken bearbeitet werden. Die Wissenstechniken sind den Verhaltenstechniken insofern vorgeordnet, als zunächst Information über ein angestrebtes Ziel und darüber, wie man zweck- und zielgerichtet handeln kann, verfügbar sein muss.

Ad 3: Das *Gruppentraining sozialer Kompetenzen* (GSK) von Hinsch und Pfingsten (1998) orientiert sich an einem Prozessmodell sozial kompetenten Verhaltens. Das Modell beschreibt das Zusammenwirken kognitiven, emotionalen und „offenen" Verhaltens bei der Bewältigung sozialer Situationen. Entsprechend diesem Modell werden im GSK auf allen drei Ebenen Bewältigungsfertigkeiten vermittelt. Das Prozessmodell ist auch Grundlage des Erklärungsmodells, welches am Beginn des Trainings vermittelt wird. Damit wird eine Erklärung des Problemverhaltens ermöglicht und die Strukturierung des Trainings in Hinblick auf Aufbau, Inhalte und Ziele transparent gemacht.

Eine Unterteilung wird auf Grund klinischer Erfahrungen nach den Anforderungen von Situationen in drei Bereichen vorgenommen:

1. Recht durchsetzen (Typ R): Damit sind Situationen gemeint, die sich dadurch auszeichnen, dass das Ziel des Verhaltens vorrangig in der Erfüllung eigener Forderungen liegt, die zudem durch gesellschaftliche Normen oder Konventionen legitimiert sind (z. B. Durchführen einer Reklamation nach dem Kauf einer fehlerhaften Ware).
2. Beziehungen (Typ B): Wichtig sind hier das Aussprechen eigener Gefühle und Bedürfnisse sowie das Verständnis für die Gefühle und Bedürfnisse der Partnerin.
3. Um Sympathie werben (Typ S): Hier geht es um Kontaktaufnahme in Situationen, in denen kein Recht darauf besteht, dass einem das Gegenüber entgegenkommt. Somit steht das flexible Reagieren auf das Verhalten des anderen und auf die situativen Bedingungen im Vordergrund.

In allen drei Bereichen werden Instruktionen für selbstsicheres Verhalten gegeben, welches dann in Rollenspielen bzw. Hausaufgaben geübt werden soll.

Für die Durchführung des Trainings wird eine Dauer von sieben Sitzungen plus Einführungsveranstaltung von jeweils ca. 150–180 Minuten vorgeschlagen; die Sitzungen werden je einmal pro Woche durchgeführt. Das Training ist für ca. acht bis zehn Teilnehmerinnen und zwei Therapeutinnen konzipiert. In allen Sitzungen werden Hausaufgaben gestellt und in der nächsten Sitzung besprochen (Übungen des Entspannungstrainings mit einer Kassette und In-vivo-Training der Rollenspiel-Situationen). Zusätzlich wird in den Sitzungen eins bis vier ein Entspannungstraining durchgeführt. Die Anleitung für die Erfolgskontrolle ist leicht verständlich gehalten und ohne großen Aufwand durchführbar.

5.3.3 Die Förderung selbstfürsorglichen Verhaltens durch Euthyme Verfahren

Unter euthymem Erleben und Verhalten ist das zu verstehen, was uns (wörtlich unserer Seele) gut tut. Die euthymen Therapieverfahren konzentrieren sich folglich auf positive Aspekte des Lebens wie Freude, Ausgeglichenheit, Wohlbefinden oder Genuss. Eine menschliche Grundhaltung, die diese positiven Aspekte des eigenen Lebens herbeizuführen und zu wahren trachtet, kann man auch als selbstfürsorgliche Haltung bezeichnen. Selbstfürsorglichkeit wird dabei strikt von Egoismus abgegrenzt.

Im Sinne der Selbstfürsorge soll euthymes Erleben und Verhalten ermöglicht und im Alltag eingesetzt werden können.

In diesem Ansatz geht es also um das Zulassen und die Initiierung positiver Gefühle wie Freude, Stolz oder Wohlbefinden, um das Erlernen von Verhaltensweisen, die einem gut tun bzw. um das Aktivieren von Ressourcen, die mit positiven Emotionen verbunden sind. Im Rahmen des Selbstmanagement-Ansatzes werden diesbezüglich förderliche Selbstgespräche angeregt. Oft ist zuerst die Veränderung übergeordneter Pläne und Regeln notwendig, damit positive Selbstkommentierung oder die Akzeptanz von Lob möglich werden. Auch im Umgang mit der Lebensgeschichte wird gezielt nach positiven Erinnerungen gesucht.

Genussfähigkeit wird gefördert durch Aufmerksamkeitsfokussierung auf positive Reize (Induktion positiver Emotionen, Ausblenden störender Gedanken oder Gefühle), durch Einüben von Verhaltensweisen im Umgang mit positiven Stimulantien (Erfahrung positiver Selbstwahrnehmung über das Ansprechen der verschiedenen Sinne) und durch die Vermittlung genussbejahender Lebensregeln. Hinderliche Selbstgespräche sollen in förderliche, unterstützende oder hilfreiche („freundliche") Selbstgespräche umgewandelt werden.

Der Aufbau von Genussfähigkeit ist ein Baustein innerhalb eines verhaltenstherapeutischen Behandlungsplans bei verschiedensten Störungen (Depression, Angststörung, Schizophrenie, Alkoholabhängigkeit, psychosomatische Erkrankungen etc.). Er kann mit unterschiedlichen Überlegungen in die Therapie eingebaut werden (zur Erhöhung von Autonomie und Selbstständigkeit, zur Konfrontation, zur Krankheitsbewältigung etc.).

Der Aufbau von Genussfähigkeit wird vorzugsweise als Gruppenprogramm ein- bis zweimal wöchentlich durchgeführt. In der „kleinen Schule des Genießens" (Koppenhöfer & Lutz, 1984) werden den Patientinnen zu Beginn der Sitzungen wichtige Genussaspekte erläutert. Dazu gehören folgende hier nur kurz angedeutete Prinzipien:

- → Genuss braucht Zeit.
- → Genuss muss erlaubt sein.
- → Genuss geht nicht nebenbei.

- → Genuss heißt, aussuchen was dir gut tut.
- → Weniger ist mehr.
- → Ohne Erfahrung kein Genuss.
- → Genuss ist alltäglich.

In den einzelnen Therapiestunden werden nacheinander Übungen zu den fünf Sinnen (Riechen, Tasten, Schmecken, Hören und Sehen) durchgeführt. Pro Sinnesbereich sind ein bis zwei Sitzungen aufzuwenden, insgesamt dauert das Programm ca. zehn Stunden. Neben der Sinneswahrnehmung spielen Entspannungsverfahren und die Induktion positiver Gefühle durch spezielle Imaginationen eine wichtige Rolle.

5.4 Die therapeutische Beziehung als Raum für neue Erfahrungen

Es besteht heute über alle Therapieschulen hinweg Einigkeit darüber, dass eine gute Therapiebeziehung eine wichtige Grundlage für eine erfolgreiche therapeutische Arbeit darstellt. Die früher oft gemachte Trennung zwischen Therapiebeziehung und Therapietechnik kann heute so nicht mehr aufrechterhalten werden, weil ja Verhaltenstherapie immer im Rahmen menschlicher Kommunikation stattfindet und daher jede Intervention sowohl einen inhaltlichen als auch einen Beziehungsaspekt hat. Besonders bei Patientinnen mit Persönlichkeitsstörungen, die ja vor allem Probleme im interaktionellen Bereich haben, wird die Bearbeitung von kognitiv-affektiven Schemata im Rahmen der Therapiebeziehung von vorrangiger Bedeutung sein.

In der Therapiebeziehung kann zwischen zwei Perspektiven, nämlich der Ressourcen- und der Problemperspektive unterschieden werden (Grawe, 1998). In der Ressourcenperspektive ist die Schaffung einer tragfähigen Therapiebeziehung als Grundlage für den therapeutischen Veränderungsprozess bedeutsam. In der Folge ist es wichtig, dass es der Therapeutin gelingt, eine Vielzahl von Ressourcen aufzuspüren und für den therapeutischen Veränderungsprozess zu mobilisieren.

In der Problemperspektive geht es um die Beziehungsprobleme, die sich im Therapieverlauf zwischen Patientin und Therapeutin manifestieren können. Als Übertragung werden Gefühle der Patientin gegenüber der Therapeutin bezeichnet, die nicht aus der realen Situation begründet sind, sondern von früheren Beziehungen stammen und nun in der Therapiebeziehung aktualisiert werden.

Problematische Beziehungsmuster entstehen häufig auf Grund traumatischer interpersoneller Erfahrungen meist in der Kindheit (exzessive Kritik, Erniedrigung, körperliche Gewalt, sexueller Missbrauch, Betrug oder andere Formen von Ausnützung). Eine unter solchen Bedingungen aufgewachsene Person geht später oft Beziehungen ein, in denen sich derselbe Missbrauch wiederholt, weil die Person glaubt, sie verdiene es so. Oder sie identifiziert sich mit dem traumatisierenden Elternteil und wird selbst gegenüber wichtigen Bezugspersonen abwertend, gewalttätig oder missbrauchend.

Einer der Hauptgründe für die Beharrlichkeit solcher Strukturen ist häufig in der Loyalität zur Familie und insbesondere zu den Eltern zu finden. In den Augen eines Kindes ist es kaum zu glauben, dass die Eltern nicht korrekt handeln, wenn sie es in irgendeiner Weise missbrauchen, weil es sonst glauben müsste, seine Eltern wären schlecht. Ambühl (2001) drückt es in dem folgenden Satz treffend aus: „Es ist also besser, in einer von Gott regierten Welt als Sünder zu leben als in einer vom Teufel regierten Welt."

5.4.1 Beziehungstests

Die Mount Zion Psychotherapy Research Group (Weiss et al., 1986) entwickelte ein Konzept, das die Art und Weise, wie frühe Lebenserfahrungen bereits beim Aufbau einer therapeutischen Beziehung einfließen können, beschreibt. Darin wird angenommen, dass Patientinnen in eine Therapie kommen mit der unbewussten Strategie bzw. dem Plan, ihre pathogenen Überzeugungen zu überwinden, indem sie deren Richtigkeit in der Therapie – also in der Beziehung zur Therapeutin – mithilfe von so genannten Beziehungstests prüfen. Die Therapiebeziehung stellt also aus dieser Perspektive ein mögliches Experimentierfeld dar, indem sie der Patientin erlaubt, ihre pathogenen Annahmen zu entkräften.

Demnach kann zwischen zwei Arten des Beziehungstests unterschieden werden, nämlich zwischen „Übertragungstests" und „Rollenumkehrtests" (zitiert nach Ambühl, 2001): Beim Übertragungstest lädt die Patientin die Therapeutin dazu ein bzw. provoziert sie dazu, sie auf dieselbe negative Art zu behandeln wie sie von ihren Eltern behandelt wurde. Falls ein Elternteil sie stets kritisiert hatte, versucht sie der Therapeutin zu Kritik Anlass zu geben. Falls ihre Eltern sehr kontrollierend waren, lädt sie die Therapeutin dazu ein, besonders kontrollierend zu sein. Falls ein Elternteil sie sexuell missbraucht hatte, lädt sie die Therapeutin dazu ein, ihr sexuelle Angebote zu machen usw.

Um solche Tests zu bestehen, muss die Therapeutin all diese Einladungen zurückweisen. Denn die Patientin möchte nicht wirklich kritisiert, kontrolliert oder sexuell missbraucht werden, selbst wenn sie sich in der Therapie entsprechend verhält. Vielmehr wünscht sie sich unbewusst, dass die Therapeutin auf solche Angebote nicht eingeht. Auf diese Weise könnte sie ihre unbewussten pathogenen Überzeugungen, dass sie solche Demütigungen verdiene, los werden. Falls sich die Therapeutin jedoch tatsächlich kritisierend oder kontrollierend verhält bzw. die Patientin sexuell ausnützt, dann werden die schlimmen pathogenen Überzeugungen der Patientin noch bestärkt.

Patientinnen versuchen mithilfe des Übertragungstests eine Antwort auf die folgenden drei Fragen zu bekommen:

1. Wird mich die Therapeutin auf dieselbe Weise psychisch schädigen, wie dies meine Eltern getan haben, oder werde ich mit ihr neue, positivere Erfahrungen machen?
2. Bin ich wirklich so eine schlechte Person, die es nicht verdient, gut behandelt zu werden?
3. Sind wirklich alle Personen kritisierend, kontrollierend, missbrauchend etc., wie meine Eltern es waren?

Als Rollenumkehrtest werden hingegen solche Tests bezeichnet, in denen die Patientin mit der Therapeutin dasselbe macht, was früher in der Regel ihre Eltern mit ihr getan hatten, um damit herauszufinden, ob die Therapeutin auch so reagiert, wie sie selber darauf reagiert hatte. Sie versucht beispielsweise die Therapeutin zu entmutigen, so wie sie jeweils von ihren Eltern entmutigt wurde, wenn sie neue Ideen äußerte. Die Patientin möchte dabei lernen, wie sie ihr Problem, in welchem sie sich als hilfloses Opfer gefangen sieht, bewältigen kann. Sie bringt deshalb ihre Therapeutin in genau dieselbe hilflose Position, um herauszufinden, wie die Therapeutin modellhaft dieses Problem löst.

Die Therapeutin muss, um diesen Test bestehen zu können, auf jeden Fall vermeiden, sich als hilflos zu erklären. Dies würde sonst in krasser Weise die krankmachenden Überzeugungen der Patientin bestätigen. Vielmehr hat die Therapeutin beständig zuversichtlich und tätig zu bleiben, ohne auf die permanenten Entwertungen auf der Beziehungsebene zu reagieren.

Diese Art von Beziehungstests wird vor allem von traumatisierten Patientinnen gewählt, weil sie dabei in der aktiveren und sicheren Position sind. Denn selbst wenn die Therapeutin die zu testenden pathogenen Überzeugungen nicht entkräften kann, ist das Risiko einer Retraumatisierung auf Grund der veränderten Rollenverteilung gering.

Rollenumkehrtests haben für den Therapieprozess verschiedene Funktionen: Zunächst beleben sie die ursprünglich traumatisierende Beziehung wieder und beinhalten somit eine lebendige Illustration dessen, was eine Patientin von Seiten ihrer Eltern bzw. eines Elternteils erfahren hat. Auf der kognitiven Ebene erlauben sie der Patientin und der Therapeutin genauer hinzusehen und dem Drama, das die Patientin bisher nicht sehe konnte, ins Auge zu schauen.

Eine zweite wichtige Funktion dieser Tests ist die beziehungsmäßige, d. h. die Patientin stellt damit die Therapeutin auf die Probe. Zum einen möchte sie damit herausfinden, wie sicher sie sich im therapeutischen Setting fühlen kann, um an ihren Problemen arbeiten und sie überwinden zu können. Durch die Wiederbelebung ihres persönlichen Dramas will sich die Patientin versichern, ob die Therapeutin stark genug ist, um die zur traumatischen Erfahrung gehörenden Gedanken und Gefühle ertragen zu können. Denn außerhalb der Therapie hat die Patientin praktisch keine Möglichkeiten, solche heilsamen Erfahrungen zu machen, weil die Leute es entweder gar nicht zulassen, oder weil dies, wenn sie es zulassen, praktisch immer zu einem Beziehungsabbruch führt.

Zum anderen möchte die Patientin mithilfe solcher Tests herausfinden, wie die Therapeutin es schafft, mit solchen Situationen umzugehen, ohne dabei seelisch beeinträchtigt zu werden. Die Patientin möchte diese Fähigkeiten der Therapeutin als ein Modell benutzen, anhand dessen sie ihre pathogenen Überzeugungen entkräften könnte. Sowohl mit Übertragungs- als auch mit Rollenumkehrtests erhoffen sich also die Patientinnen, dass sich Therapeutinnen anders verhalten als sie es auf Grund ihrer bisherigen Erfahrungen kennen und erwarten.

5.4.2 Fallspezifische Beziehungsgestaltung

Das folgende Beispiel macht deutlich, dass Übertragungstests, die an der Oberfläche die gleiche Struktur aufweisen, einen unterschiedlichen therapeutischen Umgang erfordern, je nachdem, welche pathogenen Überzeugungen ihnen zugrunde liegen (Ambühl, 1992):

Ein Klient, dessen Eltern immer sehr beunruhigt waren, wenn er sich eigenständig machte, mag zur Überzeugung gelangen, dass autonome Strebungen andere Leute beunruhigen und für diese verletzend sind. Er wird daher in der Folge diesbezügliche Wünsche und Bedürfnisse unterdrücken. In der Therapie könnte er nun die Therapeutin prüfen, ob diese Befürchtung tatsächlich zutrifft, indem er sich unabhängig verhält (z. B. durch Festhalten an seinen eigenen Einsichten, durch zu spät kommen, durch Ignorieren der Kommentare der Therapeutin). Er will damit „testen", wie gut die Therapeutin solche Verhaltensweisen ertragen kann.

Ein anderer Patient, dessen Eltern sich nicht um ihn kümmerten und ihn offensichtlich zurückstießen, mag ähnliche Verhaltensweisen zeigen (z. B. zu spät oder gar nicht zur Sitzung kommen), um zu prüfen, ob sich die Therapeutin überhaupt um ihn kümmert. Im ersten Fall mag die Therapeutin den Test des Patienten dadurch bestehen, dass sie bestimmte Verhaltensweisen nicht kommentiert und sich dem Klienten gegenüber unbekümmert verhält. Im zweiten Fall dagegen wird von der Therapeutin genau das Gegenteil verlangt, nämlich, dass sie sich aktiv um den Patienten kümmert und diese Dinge zur Sprache bringt (zitiert bei Ambühl, 2001).

Um nun in der Praxis Anhaltspunkte darüber zu bekommen, ob und in welcher Form Patientinnen versuchen könnten, ihre Therapeutinnen beziehungsmäßig auf die Probe zu stellen, bedarf es einer individuellen Fallkonzeption, die zu folgenden fünf Komponenten Aussagen macht:

→ Welches sind die zentralen (oft unbewussten) Ziele der Patientin, die sie in der Therapie erreichen möchte?

→ Welche Befürchtungen (im Sinne von pathogenen Annahmen, Überzeugungen) hindern die Patientin daran, diese Ziele aktiv zu verfolgen bzw. zu erreichen?

→ Welche Einsichten könnten der Patientin helfen, ihre Ziele zu erreichen?

→ Auf welche Weise wird die Patientin wohl in der Therapie versuchen, ihre pathogenen Überzeugungen zu entkräften (Beziehungstests)?

→ Welche Traumata (Ereignisse und Erfahrungen) haben zur Entwicklung pathogener Annahmen geführt?

Korrektive emotionale Erfahrungen setzen nicht notwendigerweise Bewusstsein voraus. Das wirksame therapeutische Geschehen spielt sich nach Grawe (1998, S. 108) „auf der prozessualen Ebene ab, ohne dass es überhaupt inhaltlich thematisiert wird. Es wird zwar angestrebt, dass der Patient Einsicht in seine Pläne bzw. Konflikte gewinnt, aber lange ehe das der Fall sein kann, verhält er sich bereits im Sinne seiner Befürchtungen und testet den Therapeuten".

„Die therapeutische Fruchtbarkeit korrektiver Erfahrungen ist aber grösser, wenn der Patient ein Bewusstsein für die betreffenden Vorgänge entwickelt bzw. wenn er die korrektiven Erfahrungen bewusst macht". Es erscheint demzufolge eine zweigleisige therapeutische Strategie für angezeigt. Einerseits sollen Patientinnen die Erfahrung machen, dass ihre erwarteten Befürchtungen in der Therapie nicht bestätigt werden. Sie können somit erleben, dass sie sich durchaus im Sinne ihrer Wünsche verhalten können, ohne dass zwangsläufig die befürchteten Konsequenzen eintreten werden. Indem andererseits das Beziehungsverhalten in den kritischen Testsituationen der Reflexion der Patientinnen zugänglich gemacht wird, kann eine Generalisierung stattfinden, mit der schließlich der Weg für künftige Veränderungen gebahnt wird (Ambühl, 2001).

Ähnliche Überlegungen werden in den Konzepten zur komplementären Beziehungsgestaltung (Caspar, 1996; Grawe, 1998) und in der Antithese zur Auflösung ungünstiger Interaktionsmuster (Benjamin, 2001) angestellt. Therapeutinnen sollten sich demnach bemühen, die Beziehungen zu ihren Patientinnen möglichst komplementär, d.h. entsprechend zu den Grundbedürfnissen (Kontrolle, Bindung ...) zu gestalten, bei gleichzeitiger Vermeidung, auf dysfunktionale Beziehungserwartungen einzusteigen (dem „Spielehandeln" nach Sachse, 2001) – wenn eine Klientin erwartet, schlecht behandelt zu werden, sollten wir dies keinesfalls tun (siehe Kap. 5.4.1).

Als ein erprobtes Verfahren zur strukturierten Beurteilung zwischenmenschlicher Beziehungen gilt die „Struktur-Analyse sozialer Beziehungen (SASB)“ von Lorna Benjamin (2001). Ein deutsches Arbeitsbuch wurde von Tress (2002) herausgegeben.

SASB bietet eine Vielzahl von Kategorien, mit denen zwischenmenschliche Kommunikationen eingeordnet werden können. Ausgangspunkt bilden dabei gedankliche Einheiten, die in den konkret geäußerten Sätzen vom geschulten Beobachterinnen abgegrenzt werden. Drei zugrundeliegender Dimensionen der Beurteilung können unterschieden werden: Fokus, Affiliation und Interdependenz.

Der Fokus einer Kommunikation richtet sich entweder transitiv (aktiv) auf eine Partnerin („Soll ich dir etwas zum Trinken bringen?“) oder intransitiv (reaktiv) auf eine Äußerung einer Partnerin („Nein danke, ich bin nicht durstig“). Oder aber die Äußerung beinhaltet eine Aussage über die Sprecherin selbst („Vielleicht ernähre ich mich falsch“).

Aussagen aller drei Fokusbereiche werden nun nach ihrem Gehalt auf zwei Achsen eingestuft: Einerseits auf der waagrechten Achse der so genannten „Affiliation“, welche sich von der Extremausprägung der liebevollen Verbundenheit zum Gegenpol des Hasses erstreckt. Andererseits werden die Aussagen auch auf der senkrechten Achse der „Interdependenz“ eingestuft, die sich je nach Fokus vom Pol der Abhängigkeit, Steuerung oder Kontrolle zum Pol der Freigabe oder des Gewährenlassens erstreckt. Die Aussage „Aber ja, mein Lieber, ich trinke mit dir mit“ würde als Antwort auf die obige Frage (intransitiver Fokus) mit einem positiven Wert auf der Affiliationsachse („Mein Lieber ... bitte“) und einem sich dem Vorschlag unterwerfenden Wert auf der Interdependenzachse beurteilt werden. Beide Aspekte zusammengeführt können in ihrem kommunikativen Gehalt grob als „freudig sich einfügend“ beschrieben werden.

So ist jede Form zwischenmenschlicher Kommunikation eindeutig zu verorten, was in systematischer Weise auf Therapiegespräche angewandt auch aufschlussreiche Einsichten ermöglicht. Einige Empfehlungen für die Gestaltung therapeutischer Gespräche können anhand der dabei entdeckten Prinzipien formuliert werden.

Das Prinzip der Komplementarität drückt sich dabei in einer Entsprechung der Verhaltensweisen zweier Personen auf beiden interpersonellen Funktionsbereichen aus. Komplementär wäre z. B. wenn auf eine Selbstöffnung der Patientin eine empathische Reaktion der Therapeutin erfolgt („Wie man in den Wald ruft, so schallt es zurück“).

Was ist jedoch zu tun, wenn die Therapeutin einer Patientin gegenüber sitzt, die sie kritisiert, abwertet, die ausweicht oder sich zurückzieht? Benjamin hat für solche Fälle das Antithese-Prinzip entwickelt, das sich ebenfalls aus dem SASB-Modell ergibt. Es ergänzt aus unserer Sicht die von Grawe und Caspar vorgeschlagene komplementäre Beziehungsgestaltung, indem es auf die unausgesprochenen Beziehungserwartungen der Patientin bezug nehmen lässt, auch wenn das tatsächlich gezeigte Verhalten dazu überhaupt nicht einlädt. Diese Reaktionsform trägt im SASB die Bezeichnung „Antithese", weil sie eben nicht den erwarteten Reaktionen entspricht und dennoch dem Beziehungswunsch nach positiver Beziehungsgestaltung durch eine Therapeutin entgegenkommt.

Wenn eine Patientin beispielsweise die Therapeutin abwertet und angenommen werden kann, dass ein solches Interaktionsverhalten im Dienste eines der Patientin oft nicht bewussten Beziehungsschemas steht (z. B. Angst vor übermäßiger Kontrolle durch die Therapeutin), würde die Therapeutin auf dieses sie betreffende Aktionsmuster antithetisch mit einer affektiv positiv gestimmten Selbstöffnung reagieren. Im beschriebenen Fall könnte sie etwa Transparenz über sich selbst und ihre Intentionen darstellen. Damit ermöglicht die Therapeutin der Patientin Wahrnehmungen im Sinne ihrer wichtigsten Beziehungsziele (z. B. Aufrechterhaltung von Autonomie). Durch die damit verbundene Bestätigung sollte die Patientin weniger defensiv gegen therapeutische Interventionen sein einschließlich solcher Interventionen, die ihr Beziehungsverhalten ändern sollen.

Für die Patientin erfolgt die Antithese meist unerwartet, weil sie vom Prinzip alltäglicher Interaktionen deutlich abweicht.

5.5 Die Arbeit mit dem Körper

Zweifelsohne haben wir in den bisher vorgestellten Verfahren bereits mehrfach den Körper im Zentrum der therapeutischen Aufmerksamkeit vorgefunden: in der Angst-Exposition, in der Familienskulptur, im Genusstraining oder im Rollenspiel des Sozialen Kompetenztrainings. Im Folgenden wollen wir aber die therapeutische Beeinflussung der Körperphysiologie im engeren Sinne darstellen.

5.5.1 Die Progressive Muskelentspannung

Die „Progressive Relaxation" wurde von Edmund Jacobson (1938) entwickelt und beruht auf der Wechselbeziehung zwischen psychischer und muskulärer Spannung. Durch ein Training soll in systematischer Weise eine Herabsetzung der Spannung der Willkürmuskulatur erreicht werden, wodurch wiederum eine psychische Entspannung hervorgerufen wird.

Die Methode geht auf die Beobachtung Jacobsons zurück, dass auf eine kurzzeitige Anspannung einer Muskelgruppe mit der Zeit eine vertiefte Entspannung folgt. Das Grundprinzip des Trainings erscheint deshalb paradox: Wir erreichen Entspannung durch vorausgehende Anspannung. Es ist dabei allerdings zu betonen, dass die Entspannungsphase deutlich länger sein muss als die Anspannungsphase. Der Entspannungsprozess kann dadurch unterstützt werden, dass man seine Aufmerksamkeit möglichst genau auf den Wechsel von Anspannung und Entspannung richtet. Mit Hilfe dieser Technik wird Muskelgruppe für Muskelgruppe entspannt und dadurch ein vertiefender Ruhezustand erreicht.

Das ursprüngliche Vorgehen ist jedoch sehr zeitaufwändig, da Jacobson ein detailliertes Üben empfiehlt und auch recht kleine Muskelgruppen einbezieht. Heute gibt es sehr viele Übungsabwandlungen, wobei das Grundprinzip jedoch gleich ist. Die verschiedenen Trainingsarten unterscheiden sich vor allem in der Anzahl der einbezogenen Muskelgruppen. Bei den ausführlicheren Trainingsprogrammen wird meist ein Vorgehen gewählt, das die folgenden 16 Muskelgruppen einbezieht:

1. Dominante Hand und Unterarm
2. Dominanter Oberarm
3. Nicht dominante Hand und Unterarm
4. Nicht dominanter Oberarm
5. Stirn
6. Obere Wangenpartie und Nase
7. Untere Wangenpartie und Kiefer
8. Nacken und Hals
9. Brust, Schultern und obere Rückenpartie
10. Bauchmuskulatur
11. Dominanter Oberschenkel
12. Dominanter Unterschenkel
13. Dominanter Fuß
14. Nicht dominanter Oberschenkel
15. Nicht dominanter Unterschenkel
16. Nicht dominanter Fuß

Der Ablauf des Trainings umfasst folgende Schritte (Bernstein & Borkovec, 1987):

→ Die Patientin soll sich auf die Muskelgruppe konzentrieren.

→ Auf ein vereinbartes Signal der Therapeutin hin wird die Muskelgruppe angespannt.

→ Die Spannung soll fünf bis sieben Sekunden dauern (für die Füße kürzer).

→ Auf ein weiteres Zeichen hin wird die Muskelgruppe gelockert.

→ Die Patientin soll sich auch während des Lockerns auf die Muskelgruppe konzentrieren.

Beispielsweise könnte die Therapeutin die Anleitung geben: „Um die Muskeln der rechten Hand anzuspannen, schließen Sie die rechte Hand zur Faust" – „Bitte jetzt!" (das Anspannen soll immer erst auf diesen Befehl hin erfolgen!) – „Spüren Sie, wie sich die Spannung anfühlt, beobachten Sie die Spannung in der Handinnenfläche, im Handgelenk. Registrieren Sie, wie sich die Spannung in diesen Muskeln anfühlt!" – „Und jetzt wieder loslassen, entspannen!" – „Konzentrieren Sie sich auf die angenehmen Gefühle der Entspannung, beobachten Sie, wie die Muskeln weich werden, wie die Spannung einfach hinausfließt!". Jede der 16 Muskelgruppe wird auf diese Art zweimal angespannt und gelockert.

Etwa ab der vierten Sitzung werden die 16 Muskelgruppen zu den folgenden sieben Muskelgruppen zusammengefaßt:

1. Dominante Hand, Unterarm, Oberarm
2. Nicht dominante Hand, Unterarm, Oberarm
3. Gesichtsmuskeln: Stirn, obere Wangenpartie und Nase, untere Wangenpartie und Kiefer
4. Nacken und Hals
5. Brust, Schultern, obere Rückenpartie und Bauchmuskulatur
6. Dominanter Oberschenkel, Unterschenkel, Fuß
7. Nicht dominanter Oberschenkel, Unterschenkel, Fuß

Bei gutem Gelingen mit den sieben Muskelgruppen kann weiter verkürzt werden auf vier Muskelgruppen, und zwar ab der sechsten bis siebten Sitzung:

1. Dominante Hand, Unterarm, Oberarm und nicht dominante Hand, Unterarm, Oberarm
2. Gesichtsmuskeln: Stirn, obere Wangenpartie und Nase, untere Wangenpartie und Kiefer sowie Nacken und Hals
3. Brust, Schultern, obere Rückenpartie und Bauchmuskulatur
4. Dominanter Oberschenkel, Unterschenkel, Fuß sowie nicht dominanter Oberschenkel, Unterschenkel, Fuß

Wenn gute Fortschritte erzielt wurden, kann auf die Anspannung verzichtet werden und die vier Muskelgruppen werden nur noch durch Vergegenwärtigung der Entspannung gelockert – ab ca. der achten Sitzung. Die therapeutische Anleitung könnte folgendermaßen formuliert werden: „Jetzt konzentrieren Sie sich auf die Muskeln der Arme und Hände und achten auf alle Spannungsgefühle, die Sie dort feststellen können. Beachten Sie, wo die Spannung ist und wie sie sich anfühlt." Danach kann die Therapeutin direkt zur Entspannung übergehen, indem sie z. B. sagt: „Gut, und nun entspannen Sie sich, indem Sie sich nur vergegenwärtigen, wie es war, als Sie diese Muskeln lockerten, sie mehr und mehr entspannten."

Es erleichtert den Einstieg, wenn man zu Beginn in einem möglichst ruhigen Raum ohne Störungen üben kann. In der weiteren Folge ist es aber auch wichtig, in Alltagssituationen üben zu können, die mit verschiedensten Geräuschen und Ablenkungen verbunden sind. Körperhaltung und Kleidung sollten möglichst bequem sein, insbesondere sollte man darauf achten, enge Gürtel oder Kleidungsstücke zu lockern. Zum Üben bieten sich Liege- oder Sitzpositionen an, in denen man locker bleiben kann.

In der Folge soll nun noch ein Beispiel für eine Kurzform der Progressiven Muskelentspannung mit Ruhebild und Leitsatz nach Marx (2002) gegeben werden. Die Zahlen in Klammer geben Zeiteinheiten in Sekunden an, in denen Pausen gemacht werden, die der Patientin die Konzentration auf die jeweilige Aufgabe ermöglichen:

Setzen Sie sich nun möglichst bequem zurecht (2) und versuchen Sie, ihre Muskeln so locker wie möglich zu lassen (5).

Wir beginnen bei den Händen. Spannen Sie jetzt beide Hände und Unterarme fest an (1), achten Sie auf die Anspannung, die dabei entsteht (1) – und: lassen Sie wieder locker (2). Achten Sie auf den Übergang von der Anspannung zur angenehmen Entspannung (5). Lassen Sie die Unterarme schwer aufruhen (1) und konzentrieren Sie sich auf jeden einzelnen Finger (2), die Daumen (1), die Zeigefinger (1), die Mittelfinger (1), die Ringfinger (1) und die kleinen Finger (7).

Und nun spannen Sie beide Arme, Oberarme (1), Unterarme (1) und Hände fest an und achten auf die Spannung (1) – und: lassen Sie wieder locker (4). Versuchen Sie, die Muskeln in den Armen ganz locker werden zu lassen (4). Lassen Sie die Unterarme immer schwerer werden (4). Konzentrieren Sie sich wieder auf jeden einzelnen Finger (3), die Daumen (1), die Zeigefinger (1), die Mittelfinger (1), die Ringfinger (1) und die kleinen Finger (6).

Jetzt kommen wir zum Gesicht. Spannen Sie bitte Ihr ganzes Gesicht an (2), die Stirn (1), die Kopfdecke (1), die Augenpartie (1), die Nase (1), die Lippen (1), Wangen (1), den Unterkiefer (1) und das Kinn (2) – und: lassen Sie wieder locker (4). Achten Sie darauf, dass der Unterkiefer ganz locker wird (2), dass die Wangen entspannt sind (3), dass die Stirn glatt wird und gelöst (3), dass die Augenlider schwer werden (2) und achten Sie auf das Gefühl der Ruhe, das sich ausbreitet, wenn Sie ihre Gesichtsmuskeln immer weiter entspannen (8).

Und nun kommen wir zu den Nackenmuskeln. Drücken Sie jetzt Ihren Kopf nach vorn, so als wollten Sie mit dem Kinn Ihre Brust berühren und versuchen Sie gleichzeitig, das zu verhindern (1), halten Sie diese Spannung (1) – und: lassen Sie wieder locker (4). Achten Sie wieder auf den Übergang von der Anspannung zur angenehmen Entspannung (4). Balancieren Sie ihren Kopf jetzt so aus, dass Ihre Nackenmuskeln ganz locker und gelöst werden (3). Versuchen Sie, sich immer weiter zu entspannen (6).

Jetzt kommen wir zu den Schultern. Ziehen Sie ihre Schultern in die Höhe (2), achten Sie auf die Spannung, die dabei entsteht (1) – und: lassen Sie wieder locker (4). Achten Sie jetzt nur auf das angenehme Gefühl der Entspannung (5). Lassen Sie die Muskeln immer gelöster werden (6).

Konzentrieren Sie sich jetzt auf Ihren Atem (2), achten Sie darauf, wie die Luft ein- und ausströmt (11). Halten Sie jetzt nach dem Einatmen die Luft für kurze Zeit an (3), achten Sie auf die Spannung in Ihrer Brust (2) – und: lassen Sie die Luft wieder ausströmen (3), achten Sie darauf, wie sich die Brust beim Ausatmen angenehm entspannt (6). Wiederholen Sie das Einatmen (2) und achten Sie wieder auf die Spannung (2) – und: genießen Sie die Entspannung beim langsamen Ausatmen (8).

Verfolgen Sie jetzt nur das Ein- und Ausströmen Ihres Atems (4). Sprechen Sie innerlich mit, wie Sie ein- und ausatmen (3), und achten Sie auf das Gefühl der Ruhe, das sich dabei im ganzen Körper ausbreitet (6).

Im Zustand dieser tiefen Entspannung ist die Patientin suggestibel für die Aufnahme von zuvor bestimmten Bildern oder Inhalten. Es besteht hier die Möglichkeit, entweder ein Ruhebild, in dem sich die gesamte Ruhe mental repräsentiert, oder einen Leitsatz zu verankern.

Beispiel für ein Ruhebild:
Jetzt denken Sie bitte an Ihr Ruhebild (1). Versuchen Sie, diese Situation zu sehen (2), zu spüren (2), zu hören (2), zu riechen (2) und zu berühren (6). Denken Sie an nichts anderes als an Ihr Ruhebild (7).

Beispiel für einen Leitsatz:
Jetzt denken Sie bitte an Ihren Leitsatz (1). Beispiel: „Ich kann den Stressor aus guter Distanz betrachten!" (10) Sie gestatten sich, das Leitbild in Ruhe anzunehmen (8).

Nun kommen wir zur Bauchpartie (1). Spannen Sie Ihre Bauchmuskeln an (entweder einziehen oder Bauch nach außen anspannen) und beachten Sie die Anspannung (2) – und: lassen Sie wieder locker (4). Lassen Sie Ihre Bauchmuskeln ganz locker werden (7).

Jetzt kommen wir zu den Beinen. Pressen Sie Ihre Fersen fest gegen den Boden, die Zehenspitzen sind gegen das Gesicht gerichtet (1), spannen Sie Ihre Unterschenkel, Oberschenkel und die Gesäßmuskeln fest an (1) – und: lassen Sie wieder locker (4). Achten Sie wieder auf den Unterschied zwischen der Anspannung und der angenehmen Entspannung, die sich allmählich ausbreitet (7). Lassen Sie Ihre Muskeln immer noch lockerer werden (2) und versuchen Sie, sich dabei immer weiter zu entspannen (8). Lassen Sie nun die Entspannung von den Füßen hinaufströmen (1), durch die Beine zum Rücken (2), in die Brust (1) – in die Bauchgegend (1), in die Schultern (1), in die Arme und Hände (2) bis in die Fingerspitzen (2), in den Nacken (1) und in das Gesicht (3).

Lassen Sie Ihren ganzen Körper locker und entspannt werden (3), die Stirn eine glatte leere Fläche (2) – die Augenlider sind schwer (2) und der Unterkiefer ist ganz locker (3).

Lassen Sie Ihren Körper mit dem ganzen Gewicht auf dem Stuhl ausruhen (5). Achten Sie jetzt noch einmal auf ihre Atmung (3), versuchen Sie, sie gar nicht zu beeinflussen (2), sondern nur innerlich mitzusprechen, wie sie ein- (2) und ausatmen (3). Registrieren Sie jetzt nur dieses Ein- und Ausströmen Ihres Atems (9) und entspannen Sie sich dabei immer noch weiter (5). Denken Sie an nichts anderes, als nur an das angenehme Gefühl der Entspannung (16).

Rücknahme der Entspannung:
Spannen Sie die Hände langsam wieder an, winkeln Sie die Arme an. Strecken Sie die Arme und räkeln Sie sich – öffnen Sie die Augen und setzen Sie sich wieder locker in Ihrem Sessel zurecht (8).

5.5.2 Die Bauchatmung

Die Bauch- oder Zwerchfellatmung (Marx, 2002) eignet sich besonders dort, wo ein sehr kurzes, aber doch wirkungsvolles Entspannungsverfahren benötigt wird und wo keine besonderen Voraussetzungen wie z. B. störungsfreie Atmosphäre oder besondere Sitz- oder Liegepositionen eingehalten werden können. Bewährt hat sich dieses Verfahren bei Panikzuständen, In-Vivo-Konfrontationsverfahren und vor Übungen im Rahmen des sozialen Kompetenztrainings.

Die Bauchatmung ist hinsichtlich der Verwertung des eingeatmeten Sauerstoffs am ergiebigsten. Oft bemerkt man, dass Klientinnen trotz genauer Anweisung mehr in die Brust als in den Bauch atmen. Um ihnen zum rascheren Erleben der Bauchatmung zu verhelfen, bedient man sich eines kleinen Tricks, indem man sie in der Therapiestunde oder zu Hause auf einer Couch auf dem Bauch liegen lässt, was automatisch zu einer Art Bauchatmung führt. Die Brustatmung (= Flachatmung) und Schlüsselbeinatmung (= Hochatmung) sind letztlich zivilisationsbedingte falsche Atemtechniken und schwerer zu beseitigen als man zunächst annehmen würde.

Zur zusätzliche Motivierung der Klientinnen kann man auch darauf hinweisen, dass

➔ Bauchatmung die Eingeweide stimuliert und damit günstig für eine gute Verdauung ist (keine Verstopfung) und

➔ Bauchatmung das Sonnengeflecht rhythmisch entspannt und damit das Vegetativum beruhigt.

Folgende Punkte sind bei der Bauchatmung zu beachten:

1. Es wird nicht in die Brust geatmet, sondern in den Bauch.
2. Der aktive Teil der Atmung ist die Ausatmung.

3. Kurz und zügig einatmen und sofort übergehen in langsames und entspannendes Ausatmen.
4. Eine Atempause wird nur nach dem Ausatmen gemacht.
5. Zu Beginn des Atemtrainings nach der ersten Atempause noch kurz ein zweites Mal ausatmen, bevor eingeatmet wird.
6. Ca. sieben bis acht Atemzüge pro Minute. Am sinnvollsten ist es, in der Atempause die Zahl der bisher durchgeführten Atemzüge zu zählen.
7. Eine Atemtrainingseinheit dauert drei Minuten – das sind 24–25 Atemzüge.

5.5.3 Die Vagustechniken

Diese Ansätze haben das Ziel einer kurzfristigen Senkung der Herzfrequenz und damit einer direkten Kontrolle der physiologischen Erregung (Marx, 2002). Damit wird auch das Vertrauen in das eigene Handeln durch einen rasch eintretenden Erfolg verstärkt, was eine gute Wirkung auf die psychische Komponente von Angst hat. Aber Achtung: Bei allen Interventionen, die das Herz betreffen, ist es besonders wichtig, dass die Klientin vor kurzem ärztlich untersucht wurde und keine cardiale Komplikation vorliegt. Im Zweifelsfall ist Rücksprache mit der Ärztin zu halten.

Es kommen drei Verfahren mit dem gleichen Ziel in Frage. Die Klientin findet meist sehr rasch heraus, welches ihr am besten liegt:

➔ Die Carotis-Massage: Die Carotis (= Kopfschlagader) wird auf der Höhe des Kehlkopfes leicht von oben nach unten massiert.

➔ Das Augenmanöver: Beim langsamen Ausatmen gleichzeitig leicht auf einen Augapfel drücken.

➔ Das Valsalva-Manöver: Bei geschlossener Kehle die Luft hinunterdrücken.

5.5.4 Das Biofeedback

Biofeedback ist definiert als die kontinuierliche Rückmeldung von Körpersignalen oder Körperfunktionen (z. B. akustisch oder optisch), sodass damit eine Beeinflussung von Körperfunktionen möglich wird, die ansonsten „automatisch" ablaufen und damit der bewussten Veränderung schwer zugänglich sind. Einige der durch Biofeedback beeinflussbaren Körperfunktionen sind Herzfrequenz, Blutdruck, Schweißsekretion, periphere Durchblutung, Atmung sowie elektrophysiologische Hirnaktivitäten. Einen guten Überblick geben die Lehrbücher von Rief und Birbaumer (2000), von Bruns und Praun (2002) sowie das Sonderheft über Biofeedback der Zeitschrift Verhaltenstherapie (Fichter, 2000).

Biofeedback läuft folgendermaßen praktisch ab: Die Patientin sitzt auf einem bequemen Sessel, von dem aus sie einen Computer-Bildschirm gut einsehen kann. Sie wird mit Elektroden an einem Polygraphen angeschlossen, der z. B. Herzfrequenz, Blutdruck, Muskelaktivität, galvanische Hautreaktion, periphere Durchblutung und Atmung erfasst und auf dem Bildschirm abbildet. Zusätzlich oder alternativ können die Rückmeldungen auch akustisch erfolgen, z. B. über eine Verringerung oder Erhöhung der Tonhöhe oder Lautstärke.

Auf dem Bildschirm sieht die Patientin eine graphische Darstellung ihrer Körperfunktionen „online" (z. B. Anspannung eines bestimmten Muskels). Die Therapeutin sollte der Patientin vermitteln können, welche Prozesse gerade ablaufen und wie die Patientin sie willentlich beeinflussen kann (z. B. durch Anwendung einer Entspannungsübung die Anspannung einer bestimmten Muskelgruppe verringern).

Durch Biofeedback kann die interozeptive Wahrnehmung körpereigener Prozesse verbessert werden. Hauptindikationsgebiete für Biofeedback sind Schmerzzustände (chronische Rückenschmerzen, Spannungskopfschmerz, Migräne), Angsterkrankungen, somatoforme Störungen, Schlafstörungen, psychosomatische Erkrankungen (z. B. essentielle Hypertonie, Hyperventilationssyndrom), Muskeltraining/Rehabilitation (Inkontinenz, Muskeldysfunktionen) und Hirnleistungsstörungen (zerebrale Durchblutung, ADHD, epileptische Anfälle etc.).

So genannte CAB-Anlagen (Computer-Aided-Biofeedback-Anlagen) haben die Biofeedbacktherapie nachhaltig verändert. Mit Hilfe modernster Technologie ist es möglich geworden, aus einer Vielzahl von Darstellungsarten zu wählen. So kann eine auf die Patientin individuell abgestimmte Rückmeldung gewährleistet werden. Verschiedene Firmen bieten heute ein umfangreiches Sortiment an Biofeedback-Software an.

Die Dauer einer Behandlung bzw. eines Trainings hängt von der Erkrankung ab, die behandelt werden soll. Die meisten Schmerzsyndrome aber auch Angststörungen oder Inkontinenz können in 10–15 Sitzungen behandelt werden. Bei Bluthochdruck muss mit 10–20 Sitzungen gerechnet werden, bis eine spürbare Veränderung eintritt. Bei neurologischen Störungen wie Torticollis oder Lähmungen sind mindestens 20 Sitzungen erforderlich. Die positive Wirkung ist heute durch zahlreiche Arbeiten empirisch belegt (Rief & Birbaumer, 2000).

5.6 Die Nutzung von lerntheoretischem Wissen

Die aus den Lerntheorien bereits früh entwickelten Ansätze zur Veränderung menschlichen Verhaltens spielen heute bei weitem nicht mehr die Rolle, die sie einstmals in der verhaltenstherapeutischen Praxis inne hatten. Die Komplexität menschlicher Organisation wurde in den jüngeren Erklärungs- und Behandlungsansätzen immer weiter gefasst, sodass neue methodische Zugänge möglich wurden, die heute als „Mittel der Wahl" gelten. Dennoch können lerntheoretisch fundierte Methoden in flankierendem Einsatz auch heute noch ihre Nützlichkeit unter Beweis stellen.

5.6.1 Operante Methoden

Die Verhaltensänderung nach dem „operanten Lernmodell" Skinners (1973) war einer der Ausgangspunkte der Entwicklung der Verhaltenstherapie. Nach dem operanten Modell beeinflusst die Art der Konsequenzen, die auf ein Verhalten folgen, dessen Auftrittswahrscheinlichkeit. Zum Beispiel tendieren wir dazu, ein Verhalten, für das wir gelobt werden oder sonstige Zuwendung bekommen, öfters zu zeigen und ein Verhalten, das mit unangenehmen Folgen verbunden ist (etwa auf die heiße Herdplatte greifen und einen Schmerzreiz erfahren) zu unterlassen. Allerdings muss hier gleich kritisch angemerkt werden, dass die Dinge nicht immer so einfach sind und dass es sehr von internen Schemata abhängig ist, was als Verstärker erlebt wird. So kann Lob in einer bestimmten Situation durchaus auch nicht verstärkend wirken, wenn beispielsweise jemand nicht von der Umgebung abhängig sein möchte oder sich denkt, dass das Lob nicht ehrlich gemeint sei.

In der Verhaltenstherapie macht man sich operante Methoden zunutze um ein angestrebtes Verhalten zu fördern (z. B. Einsatz von Fertigkeiten zur Bewältigung von Spannungszuständen bei Borderline-Patientinnen) und unangemessenes Verhalten zu vermindern (z. B. Selbstverletzungen bei Borderline-Patientinnen). Als positive Verstärker (Belohnung) kommen in diesem Fall Lob, Zuwendung von der Therapeutin oder anderen Bezugspersonen in Frage.

Als negative Verstärkung bezeichnet man den Wegfall von unangenehmen Folgen (entsteht etwa bei Vermeidung von angstbesetzten Situationen oder als therapeutisch begründete Wegnahme von Einschränkungen). Wenn ein Problemverhalten vor allem in sozialen Situationen (z. B. Gruppen) zu häufig auftritt (z. B. Wutanfälle, Aggressivität, funktionelle Anfälle), kann man es durch „Löschung" abbauen (z. B. würde eine solche aggressive Patientin aus der unter Umständen durch Aufmerksamkeitszuwendung tendenziell verstärkenden Umgebung entfernt und in ihr Zimmer gebracht werden).

Im Sinne der Lerntheorien sucht das Individuum seine Umgebung daraufhin ab, welche Ereignisse als zusammengehörig angesehen werden können (= Bildung von Kontingenzen).

Als Kontingenzmanagement wird nun die systematische Darbietung bzw. Entfernung positiver bzw. aversiver Stimuli bezeichnet. Es kann von der Therapeutin, von der betreffenden Person selbst oder von Personen der sozialen Umgebung durchgeführt werden. Spezielle Möglichkeiten sind die Kontingenz-Verträge: Hier werden zwischen Therapeutin und Patientin relevante Bedingungen der Intervention in einer Vereinbarung klar festgelegt (Problemverhaltensweisen, Ziele, Aufgaben der Therapeutin, Aufgaben der Patientin).

Ein Beispiel sind Verträge mit Borderline-Patientinnen, in denen ein vorgesehener Ablauf für Patientinnen und Therapeutinnen bei Spannungszuständen aufgelistet wird (z. B. Einsatz von Fertigkeiten zur Spannungsreduktion, wenn dies nicht hilft: Kontaktaufnahme mit Pflegepersonal zur nochmaligen Anleitung von Therapiestrategien, bei weiterem Scheitern Einnahme einer Bedarfsmedikation; bei Nichteinhalten der Bedingungen „Time-Out" für alle therapeutischen Aktivitäten, bis eine Verhaltensanalyse durchgeführt wurde; keine Therapiestunde mit Einzeltherapeutin in den ersten 24 Stunden nach Selbstverletzung, bei anhaltender suizidaler Einengung bzw. Suizidwunsch Unterbrechung der Psychotherapie und Aufnahme auf eine akutpsychiatrische Station etc.).

Operante Verfahren werden heute meist als Bestandteile komplexer Therapieansätze angewendet, z. B. bei Essstörungen und Gewichtsproblemen, Alkoholabhängigkeit, selbstverletzendem Verhalten, Rehabilitation von Langzeitpatientinnen etc.

5.6.2 Modelllernen

Modelllernen basiert auf der Beobachtung, dass sich der Mensch Verhaltensweisen durch Nachahmung aneignen kann (Bandura, 1976). Am häufigsten werden durch Modelllernen neue Fertigkeiten erworben, wie z. B. berufliche Fertigkeiten. Modelllernen ist auch eine wichtige Komponente des sozialen Kompetenztrainings (Selbstbehauptungstraining), bei dem Patientinnen z. B. lernen sollen, ihre Rechte besser wahrzunehmen und durchzusetzen, Gefühle zu äußern und Kontakte aufzunehmen, wie es bereits in Kapitel 5.3.2 dargestellt worden ist.

Relevante Situationen können von der Therapeutin bzw. Kotherapeutin im Rollenspiel vorgeführt werden. (Die Therapeutin sollte sich dabei keineswegs als perfektes Modell, sondern als jemand, der mit Schwierigkeiten umgehen kann, darstellen.) Die Patientinnen sollen das für sie neue oder schwierige Verhalten genau beobachten und anschließend dann in eigenes Verhalten umsetzen (z. B. im Rollenspiel ausprobieren oder auch als Übung in der realen Situation durchführen).

Modelllernen spielt auch bei in-vivo-Konfrontationen z. B. bei agoraphoben Patientinnen oder Patientinnen mit Handlungszwängen eine Rolle.

Literatur

Ambühl, H. (1992): Die therapeutische Beziehungsgestaltung unter dem Gesichtspunkt der Konfliktdynamik. In: Margraf, J. & Brengelmann, J.C. (Hrsg.): Die Therapeut-Patient-Beziehung in der Verhaltenstherapie. München: Gerhard Röttger, 245–264.

Ambühl, H. (2001): Die Therapiebeziehung als korrigierende emotionale Erfahrung. Vortrag am Kongress der Österreichischen Gesellschaft für Verhaltenstherapie, Bad Aussee 2001.

Bandura, A. (1976): Lernen am Modell. Stuttgart: Klett-Cotta.

Bartling, G., Fiegenbaum, W. & Krause, R. (1980): Reizüberflutung: Therapie und Praxis. Stuttgart: Kohlhammer.

Batra, A., Wassmann, R. & Buchkremer, G. (2000): Verhaltenstherapie: Grundlagen, Methoden, Anwendungsgebiete. Stuttgart: Thieme.

Beck, A.T. (1976): Cognitive therapy and the emotional disorders. New York: International Universities Press.

Beck, A.T., Freeman, A. (1993): Kognitive Therapie der Persönlichkeitsstörungen. Weinheim: Psychologie Verlags Union.

Beck, J.S. (1999): Praxis der Kognitiven Therapie. Weinheim: Psychologie Verlags Union.

Benjamin, L.S. (2001): Die Interpersonelle Diagnose und Behandlung von Persönlichkeitsstörungen. München: CIP-Medien.

Bernstein, D.A. & Borkovec, T.D. (1987): Entspannungstraining: Handbuch der progressiven Muskelentspannung, Leben lernen Bd. 16. München: Pfeiffer.

Bruns, T. & Praun, N. (2002): Biofeedback: Ein Handbuch für die therapeutische Praxis. Göttingen: Vandenhoeck & Ruprecht.

Caspar, F. (1996): Beziehungen und Probleme verstehen. Eine Einführung in die psychotherapeutische Plananalyse (2. Aufl.). Bern: Huber.

Elliott, R. (1999): Prozess-Erlebnisorientierte Psychotherapie – Ein Überblick: Teil 1, Psychotherapeut 1999, 44: 203–213.

Elliott, R. (1999): Prozess-Erlebnisorientierte Psychotherapie – Ein Überblick: Teil 2, Psychotherapeut 1999, 44: 340–349.

Feldhege, F. & Krauthan, G. (1979): Verhaltenstrainingsprogramm zum Aufbau sozialer Kompetenz. Berlin: Springer.

Fichter, M. (2000): Biofeedback. Verhaltenstherapie, 10: 213–290.

Fiegenbaum, W. & Tuschen, B. (1996): Reizkonfrontation. In: Markgraf, J. (Hrsg.): Lehrbuch der Verhaltenstherapie Bd.1, Berlin: Springer, 301–313.

Fliegel, S., Groeger, W.M., Künzel, R., Schulte, D. & Sorgatz, H. (1994): Verhaltenstherapeutische Standardmethoden. Weinheim: Psychologie Verlags Union.

Görlitz, G. (2001): Körper und Gefühl in der Psychotherapie – Basisübungen (2. Aufl.). Stuttgart: Pfeiffer bei Klett Cotta.

Görlitz, G. (1998): Körper und Gefühl in der Psychotherapie: Aufbauübungen. München: Pfeiffer.

Grawe, K. (1992): Komplementäre Beziehungsgestaltung zur Herstellung einer guten Therapiebeziehung. In: Markgraf, J. & Brengelmann, J.C. (Hrsg.): Die Therapeut-Patient-Beziehung in der Verhaltenstherapie. München: Rollger, 215–244.

Grawe, K. (1998): Psychologische Therapie. Göttingen: Hogrefe.

Greenberg, L. (2000): Von der Kognition zur Emotion in der Psychotherapie. In: Sulz, S. & Lenz, G. (Hrsg.): Von der Kognition zur Emotion. München: CIP-Medien, 77–110.

Greenberger, D. & Padesky, C.A. (1995): Mind Over Mood: Change How You Feel by Changing the Way You Think. New York: Guildford Press.

Hinsch, R. & Pfingsten, U. (1998): Gruppentraining sozialer Kompetenzen (GSK) (3. Aufl.). Weinheim: Psychologie Verlags Union.

Jacobson, E. (1938): Progressive relaxation. Chicago: The University of Chicago Press.

Kanfer, F.H., Reinecker, H. & Schmelzer, D. (1996): Selbstmanagement-Therapie. Ein Lernbuch für die klinische Praxis (2. Aufl.). Berlin: Springer.

Lehner, B. (2000): Familiengefühle in der Familienskulptur. In: Sulz, S.& Lenz, G. (Hrsg.): Von der Kognition zur Emotion. München: CIP-Medien, 249–262.

Linden, M. & Hautzinger, M. (1994): Verhaltenstherapie – Techniken und Einzelverfahren (2. Aufl.). Berlin: Springer.

Lutz, R. (1983): Genuss und Genießen. Weinheim: Beltz.

Lutz R. (1996): Euthyme Therapie. In: H.J. Margraf (Hg.): Lehrbuch der Verhaltenstherapie Bd. 1, Berlin: Springer, 335–351.

Marks, I.M. (1987): Fears, phobias and rituals. Panic, anxiety and their disorders. New York: Oxford University Press.

Marx, R. (2002): Progressive Muskelentspannung nach Jacobson. Skriptum: Österreichische Gesellschaft für Verhaltenstherapie, Wien.

Mathews, A., Gelder, M. & Johnston, D. (1988): Agoraphobie. Deutsche Bearbeitung C. Wilke und I. Hand. Berlin, Springer.

Ohm, D. (2002): Progressive Relaxation. Stuttgart: Thieme.

Padesky, C.A. & Greenberger, D. (1995): Clinicians's Guide to Mind over Mood. New York: Guildford Press.

Reinecker, H. (1999): Lehrbuch der Verhaltenstherapie. Tübingen: Deutsche Gesellschaft für Verhaltenstherapie.

Rief, W. & Birbaumer, N. (2000): Biofeedback-Therapie. Stuttgart: Schattauer.

Sachse, R.(2001): Psychologische Psychotherapie der Persönlichkeitsstörungen. Göttingen: Hogrefe.

Skinner, B.F. (1973): Wissenschaft und menschliches Verhalten. München: Kindler.

Sulz, S. & Lenz, G. (2000): Von der Kognition zur Emotion: Psychotherapie mit Gefühlen. München: CIP-Medien.

Tress, W.(2002): SASB – Die Strukturale Analyse sozialen Verhaltens. München: CIP-Medien.

Ullrich, R. & De Muynck, R. (1998): ATP: Anleitung für den Therapeuten – Einübung von Selbstvertrauen und sozialer Kompetenz. München: Pfeiffer.

Ullrich, R. & De Muynck, R. (1998): ATP 1: Einübung von Selbstvertrauen – Bedingungen und Formen sozialer Schwierigkeiten (7. erw. Aufl.). München: Pfeiffer.

Ullrich, R. & De Muynck, R. (1998): ATP 2: Grundkurs (6., erw. Aufl.). München: Pfeiffer.

Ullrich, R. & De Muynck, R. (1998): ATP 3: Einübung von Selbstvertrauen und kommunikative Problemlösung – Anwendung in Freundeskreis, Arbeit und Familie (6., erw. Aufl.). München: Pfeiffer.

Ullrich, R. & De Muynck, R. (1998): ATP-Testmappe. München: Pfeiffer.

Young, J., Weishaar, M. & Klosko, J (2003): Schema Therapy. New York: Guildford.

Weiss, J., Sampson, H. & The Mount Zion Psychotherapy Research Group (1986): The Psychoanalytic Process. Theory, Clinical Observation, and Research. New York: Guilford Press.

Wolpe, J. (1973): Praxis der Verhaltenstherapie. Bern: Huber.

6 Störungsspezifische Behandlungskonzepte der Verhaltenstherapie

Wir haben schon an früherer Stelle erwähnt (siehe Kap. 2), dass diagnostische Klassifikationssysteme wie das DSM IV (American Psychiatric Association, 1994) oder das ICD-10, Kapitel V (F) (Dilling et al., 1993) vielfachen Nutzen bringen. Durch die Möglichkeit, menschliche Probleme anhand verschiedener Kriterien bestimmten diagnostischen Kategorien zuordnen zu können, ergeben sich Vereinfachungen für Forschung und Behandlung. So finden die Forscherinnen eine gemeinsame Basis, anhand der sie sicherstellen können, dass sie ein und denselben Gegenstand – die solcherart abgegrenzte psychische Störung – untersuchen. Und deshalb lassen sich auch Behandlungsansätze für die jeweils betrachteten Störungen besser vergleichen und auf ihre Wirksamkeit hin überprüfen.

In der Verhaltenstherapie wurden von Anfang an spezielle therapeutische Verfahren für bestimmte Störungen entwickelt, geprüft und verbessert. Zunächst dominierten die Therapieansätze für die Behandlung von Ängsten; heute gibt es bereits für beinahe alle diagnostisch erfassten psychischen Probleme eine gut untersuchte Herangehensweise. Im Zuge wissenschaftlicher Projekte wird oft durch Vorgabe jedes einzelnen Behandlungsschrittes, der innerhalb einer dafür vorgesehenen Zeitspanne umzusetzen ist, ein regelrechtes „Therapiemanual“ oder „Behandlungsprogramm“ erstellt. Dieser therapeutische Leitfaden gewährleistet Wiederholbarkeit und Vergleichbarkeit des Behandlungsangebotes, was eine Annäherung an das Arbeiten unter experimentellen Bedingungen mit Versuchs- und Kontrollgruppen ermöglicht. Projekte dieser Art werden üblicherweise im klinischen Rahmen durchgeführt, wo es auch leichter ist, die zu untersuchenden Gruppen zu homogenisieren.

Die Praktikerin, die nicht im wissenschaftlichen Bereich tätig ist, gewinnt aus den kontinuierlich optimierten Behandlungskonzepten ein spezifisches Wissen über die jeweilige Störung und die bewährten therapeutischen Strategien, ohne dass sie sich an die zeitlichen und inhaltlichen Vorgaben streng halten muss. Gerade mit Blick auf die oftmalige Komorbidität von Störungen wird deutlich, dass das therapeutische Vorgehen an die individuellen Erfordernisse des Einzelfalles anzupassen ist. Mit wachsender klinischer Erfahrung können dann auch geeignet erscheinende Teile aus verschiedenen Konzepten entnommen und kombiniert werden.

Im Folgenden wollen wir einige störungsspezifische Herangehensweisen vorstellen. Die Auswahl vermittelt einen ersten Überblick über das verhaltenstherapeutische Behandlungsspektrum. Dabei haben wir die Mitarbeit von Kolleginnen und Kollegen gesucht, die sich mit den jeweiligen Problemstellungen schon eingehend auseinandergesetzt haben:

- → Agoraphobie und Panikstörung (Rudolf Marx)
- → Alkoholismus (Rudolf Marx)
- → Borderline-Persönlichkeitsstörung (Gerhard Lenz)
- → Depression (Christine Butschek)
- → Essstörungen (Martina de Zwaan)
- → Persönlichkeitsstörungen (Bibiana Schuch)
- → Posttraumatische Belastungsstörungen (Ingeborg Pucher)
- → Schizophrene Störungen (Gerhard Lenz)
- → Schlafstörung (Kurt Meszaros)
- → Schmerz (chronischer) (Michael Bach)
- → Sexualstörungen (funktionelle) (Johann Kinzl)
- → Somatoforme Störungen (Michael Bach)
- → Sozialphobie (Ulrike Demal)
- → Zwangstörungen (Ulrike Demal)

Das störungsspezifische Arbeiten soll außerdem noch speziell aus der medizinischen Perspektive beleuchtet werden:

- → Verhaltensmedizin (Michael Bach)
- → Pharmakologische Kombinationstherapie (Kurt Meszaros)

6.1 Von (A)ngst bis (Z)wang

6.1.1 Agoraphobie und Panikstörung (Rudolf Marx)

Statistisch gesehen leiden 15 % der Menschen im Laufe ihres Lebens einmal an einer Angststörung. Damit ist nicht die Angst gemeint, die jeder Mensch als natürliche Alarmreaktion kennt, wenn eine Gefahr auftritt. Gemeint sind die Ängste, die bei ungefährlichen oder nur mäßig gefährlichen Situation oder ohne Anlass ganz plötzlich, wie aus heiterem Himmel, in voller Stärke auftreten und die Betroffenen zwingen, zu fliehen oder soziale Unterstützung – meistens ärztliche Hilfe – zu suchen. In weiterer Folge wird die Situation, in der diese heftige

Angst auftrat, gemieden oder Angehörige müssen zum Schutz immer zur Verfügung stehen, um bei Auftreten der als höchst bedrohlich empfundenen Angst Hilfestellung leisten zu können. In welcher Form eine Hilfestellung erfolgen sollte, ist ihnen oft selbst nicht klar, da keine ersichtliche Bedrohung vorliegt, aber die Betroffenen fühlen sich in einer solchen Situation hilflos und unfähig zu handeln.

In weiterer Folge wird diese irrationale, d. h. mit der Vernunft nicht erklärbare Angst zu einer Krankheit, die die Kranken so in Anspruch nimmt und einengt, dass sie Schwierigkeiten haben, sich auf die Arbeit oder andere Aktivitäten zu konzentrieren. Private oder berufliche Betätigungen können sie oft nicht mehr oder nur sehr eingeschränkt verrichten. Die Angst wird zum lähmenden Hindernis, ein alltägliches Leben zu führen. Die Betroffenen ziehen sich immer mehr zurück, was oft eine Störung ihrer sozialen Beziehungen bedingt. Bei 85 % der an Angststörungen leidenden Personen findet man auch depressive Verstimmungen, Alkohol- und Medikamentenmissbrauch, was zu einem Teil Ursache für die Angst und zu einem anderen Teil eine Folge der Angst ist. Die Not der Betroffenen wird auch durch eine im Vergleich zur gesunden Durchschnittsbevölkerung zehnfach höhere Wahrscheinlichkeit für einen Suizidversuch deutlich.

Angststörungen, die nicht mehr als alltäglich, sondern als krankhaft gelten, werden in der aktuellen „Internationalen Klassifikation psychischer Störungen (ICD-10)“ in ungerichtete und gerichtete Ängste unterschieden, wobei die gerichteten Ängste immer in bestimmten Situationen auftreten. Sie werden als phobisch bezeichnet, wenn die Furchtreaktion, gemessen an der situativen Gefahr, in unangemessen starker Intensität auftritt, die betroffene Person hilflos ist, diese Furcht willentlich zu kontrollieren und dies daher zu massivem Flucht- oder Vermeidungsverhalten führt.

Die Furchtreaktion kann an bestimmten Orten (Agoraphobie) wie z. B. Kaufhäusern, in öffentlichen Verkehrsmitteln, auf Autobahnen, in Verkehrsstaus etc. auftreten oder im Kontakt mit Menschen (soziale Phobie) oder bei Konfrontation mit spezifischen Situationen (Höhen, in Kontakt mit Tieren, öffentlichen WCs, bei ärztlicher Behandlung, wenn eine vermeintliche Nähe zu Krankheiten wie z. B. Aids gesehen wird etc.).

Die Angst kann aber auch ohne äußere erkennbare Auslösesituation als Panikstörung ganz plötzlich und heftig auftreten und bei der betroffenen Person ein akutes Bedrohtheitsgefühl auslösen, das sich in unterschiedlichen Kombinationen von körperlichen und seelischen Symptomen äußern kann, wie z. B. massives Herzrasen, Brustschmerzen, Erstickungsgefühl, Schwindel, Entfremdungsgefühl, Angst zu sterben, Angst verrückt zu werden, die Kontrolle zu verlieren etc.

In diesen Fällen besteht ein dringendes Bedürfnis nach ärztlicher Hilfe oder zumindest nach der Anwesenheit einer vertrauten Person, die die richtigen Maßnahmen treffen kann, wenn man sich selbst nicht mehr zu helfen weiß. Betroffene Personen organisieren sich im Laufe der Zeit ein Netz von Helferinnen, die entweder immer anwesend sind, oder die unmittelbar zur Stelle sein können, wenn ein solcher Anfall auftritt. Im Mobiltelefon sind deren Nummern an erster Stelle gespeichert. Wird die Wohnung verlassen, so wird bei der Strecke, die man zum Ziel zurücklegt, genau darauf geachtet, dass man nicht zu weit von einer Arztordination oder einem Krankenhaus weg ist, sodass im Falle einer Panikattacke rasch ärztliche Hilfe erreichbar ist. Die vielen ärztlichen Untersuchungen nach solchen Attacken führen nicht zu der Diagnose einer Herzerkrankung oder einer nachweislichen Erkrankungen eines anderen Organs, sondern „nur" zur Diagnose einer Angststörung. Dies beruhigt die Betroffenen jedoch nur kurzfristig und bewirkt längerfristig bei ihnen Zweifel, ob sie nicht doch eine sehr gefährliche Erkrankung haben, die man nur noch nicht erkannt hat. Es werden daher verschieden Spezialistinnen konsultiert, was als „Doctorshopping" bezeichnet wird. Nur sehr zögernd und mit einem ständigen Restzweifel wird akzeptiert, dass keine körperliche Ursache für die Panikattacken vorliegt und Psychotherapie die geeignete Behandlung dafür ist.

Eine weitere Form der Angsterkrankungen, die generalisierte Angststörung, äußert sich in ständiger Nervosität, Angespanntsein und allgemeiner Ängstlichkeit ohne konkreten Anlass, Schlafstörungen und körperliche Beschwerden wie Herzrasen, Übelkeit, Schwindel, Magenbeschwerden etc. Ständiges Sich-Sorgen und Grübeln beherrschen den Alltag und führen nicht zur Lösung der vermeintlichen Probleme, sondern zur Steigerung des Durchdenkens möglicher Katastrophen und unangenehmer Situationen. In der Fantasie konstruierte zukünftige Krankheiten, Unfälle, berufliche Nachteile, finanzielle Schwierigkeiten, Störungen der Beziehungen zu Partnern, Familienmitgliedern und Freundinnen werden so erlebt, als würden sie mit höchster Wahrscheinlichkeit eintreten, weshalb man sich sofort damit auseinandersetzen und nach Lösungen suchen muss, um im Falle des Eintretens der Gefahr einer unerträglichen Situation zuvor zu kommen.

Da jedoch nicht alle möglichen Komponenten einer Gefahrensituation vorausgesehen werden können, bleiben Unsicherheit und Hilflosigkeit bestehen und werden damit in einem Teufelskreis zur Ursache einer weiteren verzweifelten Lösungssuche. Angehörige, Freundinnen und Kolleginnen werden oft um Hilfe gebeten, wobei diese Hilfe nur kurzfristig beruhigt, da die guten Ratschläge zwar angenommen werden, aber bald auf Grund neuer möglicher Gefahrenaspekte angezweifelt werden. Dies führt zu weiteren Hilfsappellen an die Ratgeberinnen, die damit in den Teufelskreis der generalisierten Angststörung hineingezogen werden, was oft Beziehungsprobleme zur Folge hat.

Verhaltenstherapeutischer Behandlungsansatz

Die Behandlung der Angststörungen beginnt mit dem Aufbau einer guten therapeutischen Beziehung und der Erhebung der Lebensgeschichte. Der Schwerpunkt liegt dabei auf der Erstellung einer Problemanalyse der Angststörung, bei welcher Entwicklungsbedingungen genauso wichtig sind wie die Bedingungen, die verhindern, dass die Patientin die Störung nicht selbst überwinden kann. Neben Bedingungsfaktoren, die typisch für die Betroffene sind, gibt es aber auch Faktoren, die typisch für die jeweilige Angststörung sind. Beide werden der Patientin erklärt, sodass sie selbst Expertin ihrer Angst wird. Wenn sie solcherart ein gutes Störungswissen entwickelt hat, wird die Angst nicht mehr als diffus bedrohlich erlebt, sondern verständlicher.

In einigen Fällen kommt es bereits auf dieser Stufe zu einem Überwinden der Angst – in den meisten Fällen reicht dies jedoch nicht aus, weil das Angstmuster durch jahrelanges Auftreten so automatisiert wurde, dass schon kleinste Hinweisreize das belastende Muster prompt auslösen. Daher wird der Patientin auch ein Veränderungswissen vermittelt, d. h. sie lernt, was getan werden muss, um die Angst zu überwinden. Hier hat die Verhaltenstherapie eine Reihe von sehr wirkungsvollen Behandlungsmethoden entwickelt, die auf die individuelle Situation der Patientin Rücksicht nimmt. Wichtig ist jedoch, dass die Patientin mit den gewählten Strategien einverstanden ist – und sie sich auch darauf verlassen kann, dass nichts geschieht, was vorher nicht angekündigt wurde, und wofür sie nicht ihre Zustimmung gegeben hat.

Kognitive Strategien, Entspannungstechniken und imaginative Verfahren sind bereits in diesem Buch beschrieben worden, weshalb hier nur einige Aspekte der Expositionstherapie dargestellt werden. Im Vorfeld wurde medizinisch abgeklärt, dass keine körperliche Ursache für die Angst vorliegt. Grundprinzip der Expositionstherapie ist das gezielte Auslösen der Angstreaktion und Anwenden der zuvor erlernten Bewältigungsstrategien. Dies ist zunächst für die Patientin erschreckend, da sie mit der Erwartung zur Therapie kommt, dass alles getan wird, damit die Angst nicht mehr auftritt. Die Angst vor einem erneuten Auftreten dieses belastenden Zustandes ist bei den meisten Patientinnen so groß, dass sie als Erwartungsangst schon einen eigenen Symptomcharakter bekommt und als sehr quälend empfunden wird. Außenstehende sollten sich bewusst sein, dass die Angstreaktion der Patientin meist weit über dem Ausmaß liegt, das sie selbst von eigenen Ängsten kennen, und nicht selten bezeichnen Betroffene ihre Reaktion als Todesangst.

Ziel jeder Angstbehandlung ist es, zu lernen mit der Angst richtig umzugehen. Dazu sind einige Grundkenntnisse erforderlich: Angst ist keine überflüssige, sondern eine notwendige Emotion. Nur diejenigen Lebewesen, die ein perfektioniertes Angstsystem aufwiesen, haben in der Evolution überlebt. Charakteristisch für diese biologisch sinnvolle Angst ist, dass sich im Falle einer Gefahr blitzschnell ein Wahrnehmungs- und Reaktionsmuster entwickelt, welches alle anderen Handlungsimpulse sofort außer Kraft setzt und automatisch diejenigen Reaktionen aktiviert, die geeignet sind, der Gefahr zu entkommen und sich in Sicherheit zu bringen.

Bei Angriff eines gefährlichen Gegners gibt es zwei hilfreiche lebensrettende Reaktionen: Flucht oder Kampf. Angst ist eine „Bereitstellreaktion", um den Organismus prompt für eine Höchstleistung fit zu machen, was mit einer Reduktion der Durchblutung im Gehirn, wo sie weniger gebraucht wird, von bis zu 50 % verbunden ist. Die Reaktion muss mit zwingender Notwendigkeit erfolgen und konkurrenzlos sein, d. h. geistige Prozesse wie z. B. Nachdenken und unter verschiedenen Handlungsoptionen auswählen würde die Reaktionszeit auf Kosten der vermeintlichen Überlebenschance empfindlich drosseln. Gerade der Umstand, dass unter massiver Angst das Denken nicht mehr flexibel ist, macht die Behandlung schwierig. Reale Gefahr plus „Kampf-Flucht-Reaktion" bilden also das Furchtmuster, das einen automatischen Prozess darstellt. Je größer die erlebte Gefahr ist, desto heftiger und unbeeinflussbarer läuft die Reaktion daraufhin ab. Dieses Reaktionsmuster hat sich im Laufe von vier Millionen Jahre Evolutionsgeschichte des Menschen entwickelt. Die Gefahren, denen der Mensch ausgesetzt war, forderten fast ausschließlich körperlichen Einsatz.

Die Fähigkeit zu denken und demzufolge auch Gefahren in unserer Vorstellung ohne reales Substrat konstruieren zu können, brachte es mit sich, dass die prompte Angstreaktion auch ohne das Vorliegen einer tatsächlichen Gefahr als irrationale Angst auftreten kann.

Das Reaktionsmuster dieses „Fehl-Alarms" weist die gleichen Charakteristika auf wie die biologisch sinnvolle Angstreaktion: Es setzt die anderen Handlungsimpulse sofort außer Kraft, die Atmung und Herztätigkeit werden beschleunigt und die Durchblutung in den Muskeln gesteigert, was mit einer Reduktion der Durchblutung im Gehirn verbunden ist. Wird dieses Aversions-Abwehrsystem ohne Vorhandensein einer realen Gefahr voll aktiviert, so treten die zufällig vorhandenen situativen Faktoren (Menschenansammlungen, Kaufhaus, Hunde etc.) oder physiologischen Reaktionen (Herzrasen, Schwindel etc.) an die Stelle der realen Gefahr und werden dann gemieden bzw. führen zum Aufsuchen ärztlicher Hilfe, um die vermeintliche Lebensgefahr zu bannen.

In der Therapie lernt die Patientin also ihre irrationalen Angstreaktionen besser zu verstehen, sie lernt wie sich die Angst körperlich äußert, wie sie durch das Denken in Form von selbsterfüllenden Erwartungen, Fehlinterpretationen und logischen Denkfehlern aufgebaut und gestützt wird und wie sie durch automatisierte Reaktionen weiter stabilisiert wird. Diese theoretischen Erkenntnisse werden mit den persönlichen Angsterlebnissen in Zusammenhang gebracht und danach wird der konkrete Ablauf der Expositionstherapie besprochen. Dabei treten eine Reihe von Befürchtungen auf, die eingehend erörtert und logisch widerlegt werden, wie z. B.: „Ist ein Angstanfall (Panik) gefährlich? Kann man vor Angst verrückt werden? Was ist aber, wenn ich ohnmächtig werde? Sind diese fürchterlichen Angstsymptome wie Herzrasen und Schwindel nicht doch für die Gesundheit schädlich? Warum bessern sich diese schrecklichen Angstzustände nicht, wenn ich doch mittlerweile wissen könnte, dass man nicht daran stirbt? Wie kann ich meine Angstzustände überwinden? Wenn ich einen Angstanfall habe und nicht klar denken kann, merkt man mir das sicher an, und das ist mir peinlich."

Für die Behandlung ist das aktuelle Auftreten der Angst deshalb wichtig, weil die Patientin nur im Umgang mit der Angst erfährt, wie sie besiegt werden kann. Vermeidung und Flucht verstärken die Angst. Je mehr gegen sie angekämpft wird, damit sie nicht auftritt, desto sicherer kommt sie. Die Patientin wird motiviert, sich entschlossen mit der gefürchteten Situation zu konfrontieren, um die neue Erfahrung zu machen, dass nichts Schreckliches passieren muss, sondern die Angst zwar auftritt und zunächst extrem unangenehm ist, dann aber wellenförmig abnimmt. Sie wird auf die einzelnen Phänomene, die dabei auftreten, genau vorbereitet und lernt, was sie tun kann, um besser damit zurecht zu kommen. In den ersten Expositionssitzungen ist die Therapeutin auch dabei und achtet auf einen korrekten Ablauf, sie trainiert die Patientin im Sinne der Selbstmanagement-Therapie, ihre eigene Therapeutin zu werden.

In den ersten Sekunden der Konfrontation wird wahrscheinlich ein Zustand der Derealisation auftreten, was als ein leeres Gefühl im Kopf empfunden und fehlinterpretiert wird, bis hin zur Überzeugung verrückt zu werden. Klares logisches Denken gelingt kaum, weshalb die ersten Anweisungen der Patientin lediglich helfen sollen, dem Fluchtimpuls zu widerstehen. Nicht klar denken zu können bewirkt eine allgemeine Destabilisierung. Daher könnte sich die Patientin z. B. selbst vorsagen: „Ich gebe mir einen guten Halt!" Hier besteht aber die Gefahr, dass die Patientin sich auf ihre ängstigenden Körpergefühle konzentriert und sich in einen Teufelskreis der Angst manövriert, sodass ihr nur die Flucht als Ausweg erscheint. Deshalb erfolgen hier die nächsten Anweisungen: „Ich achte auf das, was ich außen wahrnehmen kann! Ich suche die Gefahr in der Situation und nicht in mir!" Wird in der Außensituation keine reale Gefahr entdeckt, so folgt die Feststellung: „Fehlalarm! Ich gebe Entwarnung, bleibe in der Situation und stütze den Parasympathikus mit Bauchatmung!" Dies führt zu einer deutlichen vegetativen Stabilisierung, die auch registriert werden sollte, um die Motivation zum Durchhalten zu stärken – daher die Anweisung: „Ich überprüfe den Erfolg und stufe mich auf der Angstkurve ein!" Die Selbstwahrnehmung wird damit auf die Abnahme der Angst fokussiert, was das Vertrauen in die Vorgangsweise und damit vor allem Vertrauen in die Wirksamkeit eigenen Handelns fördert. Um zu vermitteln, dass die Angstbewältigung nur schrittweise stattfindet, wird folgende Selbstverbalisation aufgebaut: „Ich tue das Richtige und freue mich auch über kleine Erfolge!"

Die Exposition darf erst dann beendet werden, wenn das Angstniveau im unauffälligen Bereich liegt. Würde die Exposition auf einem hohen Angstniveau beendet werden, so käme dies einer Flucht gleich und die Angst würde damit wieder verstärkt werden. Eine einmalige erfolgreiche Exposition ist für Angstpatientinnen zwar ein erhebendes Erlebnis, aber noch nicht die Erreichung des Zieles. Daher muss die Konfrontation mit der Angst in kurzer Zeit so oft es geht durchgeführt werden, um zu erleben, dass die Angst zunehmend erträglicher wird und schließlich nicht mehr auftritt. Dies drücken folgende Anweisungen aus: „Ich weiß, dass ich nur durch konsequentes und regelmäßiges Üben die Angst besiege! Ich lasse mich durch kleine Rückschläge und Lernplateaus nicht entmutigen!" Möglichst alle Schwierigkeitsgrade einer gefürchteten Situation sollten in die Expositionstherapie einbezogen werden, um nicht Restängste übrig zu lassen, aus denen die Angst sich wieder aufbauen kann.

Die Expositionstherapie sieht zunächst einmal sehr einfach aus, was sie aber nicht ist. Die Therapeutin muss exakt diagnostizieren können, bei wem sie angewendet werden kann und bei wem nicht. Und wenn sie sie anwendet, sollte sie sehr genau beobachten können. Sie sollte z. B. darauf achten, dass die Patientin nicht nur körperlich in der gefürchteten Situation ist, sondern auch mit ihrem Wollen, also auch gedanklich dabei ist. Problematisch wäre es, wenn die Patientin sich in angststeigernde Gedanken von der Art „Hoffentlich ist es gleich vorbei" hineinbegibt, statt angstbewältigende Strategien anzuwenden wie z. B.: „Gleichgültig wie lange es dauert, ich bleibe und kämpfe solange bis die Angst nachgibt!" Geistig auf der Flucht und körperlich in der Exposition zu sein würde bedeuten, dass die Therapie scheitert und mehr noch, dass diese Situation ein weiteres psychisches Trauma werden könnte.

Es geht nicht nur darum, dass die Patientin in der gefürchteten Situation ist, sondern auch darum, dass sie mental konstruktiv mitarbeitet. Dies immer wieder zu überprüfen ist eine wichtige Aufgabe der Therapeutin, die z. B. nach einiger Zeit des U-Bahn-Fahrens bei schon reduzierter Angst der Patientin provokant fragen könnte: „Was wäre, wenn jetzt die U-Bahn steckenbleiben würde?" Antwort der Patientin: „Entsetzlich, dann würde ich das Beruhigungspulver schlucken, das ich in der Tasche habe!" Dies wäre dann ein Zeichen für einen Hauptfehler, der bei Konfrontationen immer wieder passiert.

Die Patientin ist zwar bereit, in die gefürchtete Situation hineinzugehen, geht aber nur halbherzig mit und hat das Therapieprinzip nicht vollständig internalisiert, oder sie traut sich doch nicht zu, sich bedingungslos der Situation zu stellen. Es bleibt eine Restunsicherheit bestehen. „Wenn es ganz gefährlich kommt, dann bewältige ich das nicht." Solche Restunsicherheiten sind wie Glut-Nester nach einem Brand, sie fangen bei der nächsten Gelegenheit wieder an zu brennen. Und im Übrigen: Beruhigungsmittel sabotieren den Erfolg der Konfrontation, da gegebenenfalls die Patientin den Erfolg der Wirkung der Medikation zuschreiben würde und nicht ihrer eigenen Fähigkeit („Ohne das Medikament wäre ich gestorben vor Angst").

Die vielen unterschiedlichen Phänomene, die während der Exposition auftreten können und der Umgang damit, entscheiden über Erfolg oder Misserfolg der Therapie, weshalb sie nur von dafür ausgebildeten Verhaltenstherapeutinnen durchgeführt werden sollte.

Weiterführende Literatur

Becker, E. & Margraf, J. (2002): Generalisierte Angststörung. Ein Therapieprogramm. Weinheim-Basel-Berlin: Beltz.

Margraf, J. & Schneider, S. (1990): Panik. Angstanfälle und ihre Behandlung. Berlin: Springer.

Margraf, J. & Schneider, S. (1996): Paniksyndrom und Agoraphobie. In: Margraf J. (Hrsg.): Lehrbuch der Verhaltenstherapie. Band 2, 1–27.

Marx, R. (2000): Angststörungen – eine Einführung. In: Beiglböck W., Feselmayer S. & Honemann E. (Hrsg.): Handbuch der klinisch-psychologischen Behandlung. Wien-New York: Springer, 169–174.

Marx, R. (2000): Agoraphobie mit Panikstörung. In: Beiglböck W., Feselmayer S. & Honemann E. (Hrsg.): Handbuch der klinisch-psychologischen Behandlung. Wien-New York: Springer, 175–202.

Marx, R. (2000): Andere Angststörungen. In: Beiglböck W., Feselmayer S. & Honemann E. (Hrsg.): Handbuch der klinisch-psychologischen Behandlung. Wien-New York: Springer, 203.

Marx, R. (2000): Generalisierte Angststörung. In: Beiglböck W., Feselmayer S. & Honemann E. (Hrsg.): Handbuch der klinisch-psychologischen Behandlung. Wien-New York: Springer, 203–214.

Marx, R. (2000): Posttraumatische Belastungsstörung. In: Beiglböck W., Feselmayer S. & Honemann E. (Hrsg.): Handbuch der klinisch-psychologischen Behandlung. Wien-New York: Springer, 235–250.

6.1.2 Alkoholismus (Rudolf Marx)

Alkoholkonsum gehört in unserer Gesellschaft zum jahrhundertelang gepflegten Lebensstil. Genauso lang kennt die Menschheit auch das Leid, das Alkohol verursacht, wenn der Konsum vom Gebrauchsmuster in Missbrauch und Abhängigkeit übergeht. Pro Jahr geben die Österreicherinnen 4,07 Milliarden Euro für alkoholische Getränke aus, bezogen auf jede einzelne Österreicherin sind dies 42 Euro pro Monat.

Im weltweiten Vergleich liegt Österreich mit einem Pro-Kopf-Verbrauch von 9,8 Liter reinen Alkohols an elfter Stelle. Pro Tag trinkt die durchschnittliche Österreicherin 24,6 g Alkohol (1/2 Liter Bier oder 1/4 Liter Wein oder 1/16 Liter Spirituosen = 20 g). Vom gesundheitlichen Standpunkt aus betrachtet, gelten für Männer 24 g reiner Alkohol/Tag und für Frauen 16g reiner Alkohol/Tag als harmlos. Als gesundheitsgefährdend wird für Männer ein Konsum ab 60 g/Tag und für Frauen ab 40 g/Tag angesehen. 13,3 % der über 16-jährigen Bevölkerung fällt in diese Kategorie (Männer: 20,7 %, Frauen: 6,5 %). Als extreme Trinkmengen gelten mehr als 60 g/Tag für Frauen und mehr als 90 g/Tag für Männer. Im Unterschied zu einigen Drogen gibt es aber beim Alkohol im Alltag ein Konsummuster, das als unproblematisch und als normaler Gebrauch gilt. Es liegt immer dann vor, wenn Alkohol mäßig und unregelmäßig getrunken wird und dabei die Geschmackskomponente im Vordergrund steht.

Beim Missbrauch wird zwischen quantitativem und qualitativem Missbrauch unterschieden. Quantitativer Missbrauch liegt vor bei regelmäßigem, d. h. fast täglichem Konsum von gesundheitsschädlichen Mengen Alkohol (40 g bzw. 60 g und mehr innerhalb von 24 Stunden). Beim qualitativen Missbrauch wird Alkohol bewusst als psychisch wirksame Substanz eingesetzt, um eine Verbesserung der seelischen und/oder körperlichen Befindlichkeit zu bewirken, also um sich zu entspannen, sich sicherer zu fühlen, kontaktfreudiger zu sein, lustiger zu werden, Belastungen besser auszuhalten, mit Ärger und Frustrationen fertig zu werden etc.

Gesundheitsschädigendes Trinken ist definitionsgemäß nicht automatisch gleichzusetzen mit Abhängigkeit. Wenn es sich um Abhängigkeit handelt, muss der Konsum von Alkohol für die betreffende Person Vorrang gegenüber anderen Verhaltensweisen haben, die sie früher bevorzugt hat. Außerdem müssen die Kriterien der ICD-10: F 10.2 erfüllt sein, d. h. von folgenden Kriterien müssen irgendwann während des letzten Jahres drei oder mehrere zugetroffen haben:

- → Ein starker Wunsch oder eine Art Zwang, Alkohol zu konsumieren.
- → Verminderte Kontrollfähigkeit bezüglich des Beginns, der Beendigung und der Menge des Alkoholkonsums.

- → Alkoholgebrauch mit dem Ziel, Entzugssymptome zu lindern, und mit der entsprechenden positiven Erfahrung.
- → Ein körperliches Entzugssyndrom.
- → Nachweis einer Toleranz: Um die ursprünglich durch niedrigere Dosen erreichten Wirkungen des Alkohols hervorzurufen, sind zunehmend höhere Dosen erforderlich.
- → Ein eingeengtes Verhaltensmuster im Umgang mit Alkohol wie z. B. die Tendenz, Alkohol an Werktagen wie an Wochenenden zu trinken und die Regeln eines gesellschaftlich üblichen Trinkverhaltens außer Acht zu lassen, oder die fortschreitende Vernachlässigung anderer Vergnügungen oder Interessen zugunsten des Alkoholkonsums.
- → Anhaltender Alkoholkonsum trotz des Nachweises eindeutiger, schädlicher Folgen. Die schädlichen Folgen können körperlicher Art sein (wie z. B. Leberschädigung durch exzessives Trinken), sie können aber auch sozialer Art (wie Arbeitsplatzverlust durch eine alkoholbedingte Leistungseinbuße) oder psychischer Natur sein (wie z. B. bei depressiven Zuständen nach massivem Substanzkonsum.

5 % der über 16-jährigen Bevölkerung gelten als alkoholkrank (Männer 8 %, Frauen 2 %). Alkoholmissbrauchende und Alkoholabhängige zusammen machen 18 % der Bevölkerung über 16 Jahre aus. Geht man davon aus, dass diese Gruppe im Zustand der Alkoholisierung Wesensveränderungen aufweist, die für ihre Kontaktpartner/innen in Familie und am Arbeitsplatz etc. belastend sein können, so haben wir es mit einem immensen sozialpsychologischen Problem zu tun, mit welchem Psychotherapeutinnen direkt oder indirekt konfrontiert sind. Allein 100.000 Kinder in Österreich sind mit der Suchtproblematik eines oder beider Elternteile konfrontiert und leiden aus diesem Grund an verschiedenen Störungen.

Alkoholabhängigkeit bezeichnet kein einheitliches Zustandsbild, sondern eine Reihe unterschiedlicher Phänomene, die sowohl in Bezug auf Entstehungsgeschichte, Trinkmodus, Trinkverlauf, Symptome und auch Prognose unterschiedlich sein können. Um die daraus folgende Komplexität zu reduzieren, wurden Klassifikationen nach einheitlichen Symptomgruppen gebildet. Die Typologie von Jellinek (1960) unterscheidet fünf Typen, die sich am Trinkmodus orientieren und ist als Erklärungsmodell für die Patientin hilfreich:

1. Alpha-Typ, auch Konflikttrinkerin genannt, trinkt, weil sie die Wirkung des Alkohols sucht, um eine Verbesserung ihrer seelischen oder körperlichen Befindlichkeit zu bewirken. In diesem noch nicht krankhaften Stadium liegt nur eine starke Gewohnheit vor. Die Betroffene hat noch Kontrolle über den Konsum, trinkt jedoch undiszipliniert und kann sich zur Rauschtrinkerin weiterentwickeln.

2. Beta-Typ, auch Gelegenheitstrinkerin genannt, trinkt, weil ständig die Gelegenheit zum Trinken besteht. Sie trinkt fast täglich, die übliche Trinkmenge liegt meist schon deutlich über der Harmlosigkeitsgrenze. Sie verliert jedoch nicht die Kontrolle über das Trinken und hat noch keine Abstinenzerscheinungen, kann sich aber zur Spiegeltrinkerin weiterentwickeln.
3. Gamma-Typ, auch Rauschtrinkerin genannt, die ihr Trinken nicht mehr unter Kontrolle hat und in der Mehrzahl der Tage, an denen sie trinkt, nach den ersten Gläsern zwanghaft weiter trinken muss, obwohl sie weiß, dass ihr daraus Nachteile erwachsen. Sie ist bereits psychisch abhängig, kann jedoch tagelang abstinent bleiben und hat kaum Abstinenzerscheinungen. Später kann sich auch eine körperliche Abhängigkeit entwickeln. Sie weist im Sozialbereich meist viele Probleme auf.
4. Delta-Typ, auch Spiegeltrinkerin genannt, trinkt über den Tag verteilt regelmäßig Alkohol, um die Alkoholkonzentration im Blut nicht unter einen bestimmten „Spiegel" sinken zu lassen, da sonst sehr unangenehme Entzugserscheinungen auftreten. Es handelt sich hier um eine körperliche Abhängigkeit. Die Spiegeltrinkerin weist meist deutliche körperliche Alkohol-Folgeerkrankungen auf.
5. Epsilon-Typ, auch Quartaltrinkerin genannt, hat trotz Phasen unauffälligen Alkoholkonsums oder sogar Abstinenz Zeitspannen, in denen sie besonders heftig und unkontrolliert trinkt, ohne dafür markante Auslöser zu haben. Hier wird als Ursache eine zugrunde liegende bipolare Störung angenommen. Auch dieser Typus gilt als abhängig.

Mehr an den Ursachen und dem Verlauf der Abhängigkeit orientiert sich die Typologie nach Lesch (1985):

→ Typ I: Alkoholkonsum auf Grund von „biologischem Verlangen" d. h. einer Alkoholstoffwechselstörung (20 % aller Alkoholkranken).

→ Typ II: Alkoholkonsum als Angst- und Konfliktlöser (25 % aller Alkoholkranken).

→ Typ III: Alkoholkonsum als Stimmungsregulator, als Antidepressivum (30% aller Alkoholkranken).

→ Typ IV: Alkoholkonsum infolge frühkindlicher Vorschädigung und Entwicklungsstörungen (25 % aller Alkoholkranken).

Die Entstehung einer Abhängigkeit von persönlichkeitsverändernden Substanzen wird allgemein als ein multifaktorielles Geschehen betrachtet, bei dem sowohl biologische, psychologische, sozialpsychologische und soziologische Faktoren zusammenwirken.

Die Erkenntnisse, die die biologischen Prozesse der Suchtentwicklung und -aufrechterhaltung betreffen, gestatten derzeit erst die Formulierung von Hypothesen zu übergreifenden pathogenetischen Funktionszusammenhängen. Die zahlreichen Einzelergebnisse lassen aber darauf schließen, dass genetischen und biologischen Faktoren ein mindestens ebenso großes Gewicht beigemessen werden muss wie psychosozialen und biografischen Faktoren. Um nur einige Ergebnisse zu nennen: Kinder Alkoholkranker haben ein vier- bis sechsfach höheres Risiko, an Alkoholismus zu erkranken, als Kinder von Nicht-Alkoholkranken. Im EEG werden gleichartige „evoked potential"-Defizite von abstinenten Alkoholkranken und deren Söhnen berichtet. Morphologisch wird dem „Belohnungssystem" – einer Region des mesolimbisch-mesocorticalen Funktionssystems, das mit explorativer Neugierde, allgemeiner Verhaltensaktivierung, Motivationsprozessen und der Beibehaltung stabilisierender Gewohnheitshierarchien verbunden ist – große Bedeutung für die Entstehung des Suchtverhaltens beigemessen. Man geht davon aus, dass entweder ein genetisch bedingter oder ein erworbener Defekt eine mangelnde Selbstaktivierung des Belohnungssystems zur Folge hat. Kondensationsprodukte von Alkohol, so genannte Tetrahydroisochinoline und Betacarboline, gleichen den dadurch entstandenen Mangel an Endorphinen aus und mindern oder beseitigen Reizbarkeit, Depression, Ärger und Dysphorie. Wird kein Alkohol zugeführt, so treten diese Zustände wieder auf und bedingen damit ein Verlangen nach Alkohol. Es wird auch ein biologisches Suchtgedächtnis beschrieben, das eine Erklärung dafür bietet, warum es selbst nach langjähriger Alkoholabstinenz bei Alkoholkonsumation fast sicher wieder zum Rückfall in das alte süchtige Trinkverhalten kommt. Die Prophylaxe wird sich in Zukunft auch mehr mit Risikokindern beschäftigen müssen, für die es nach Frank (2002) schon typische Kennzeichen gibt. Es sind junge Leute,

- die mehr Alkohol als andere trinken und weniger Wirkung spüren;
- die damit angeben, wie viel Alkohol sie vertragen;
- die sich nur mit Alkohol alles zutrauen;
- die glauben, dass nur andere, nie sie selber alkoholkrank werden können;
- die nichts genießen können;
- die glauben, Probleme mit einem Drink lösen zu können;
- die mit Alkohol alles rosiger sehen etc.

Aus sozialpsychologischer Sicht ist bekannt, dass Alkoholmissbrauch eher bei Personen vorkommt, die in einem trinkenden Umfeld leben oder in deren Elternhaus häufig und regelmäßig getrunken wurde, die arbeitslos sind oder in desolaten sozialen und finanziellen Verhältnissen leben.

Zu den soziologischen Einflussgrößen kann gesagt werden, dass Alkoholismus in stärkerem Ausmaß in Gesellschaften vorkommt, in denen keine allgemein akzeptierten Normen hinsichtlich missbräuchlichen Konsums und seiner sozialen Sanktionierung existieren. Im europäischen Raum ist es leider immer noch möglich, mit so genannten „b'soffenen G'schichten" soziale Anerkennung zu erlangen.

Zu den psychologischen Bedingungen kann man nur sagen, dass in vielen empirischen Untersuchungen keine typische Suchtpersönlichkeit gefunden wurde. Dies heißt nicht, dass keine psychischen Störungen vorkommen, die begünstigend auf Alkoholmissbrauch und Abhängigkeit wirken, wie z. B. soziale Unsicherheit, Phobien, generalisierte Angststörungen, Zwangsneurosen, Depressionen, Persönlichkeitsstörungen, Psychosen etc. Es bedeutet nur, dass diese nicht singulär charakteristisch als suchtspezifisch angesehen werden können. Sie treten jedoch als komorbide Störungen mit einer aktuellen Prävalenz von ca. 65 % auf.

Verhaltenstherapeutischer Behandlungsansatz

Bevor Näheres zur Psychotherapie der Alkoholabhängigkeit gesagt wird, muss man sich über einige Prämissen klar werden. Alkoholabhängigkeit unterscheidet sich in vielerlei Hinsicht von der Psychotherapie der Neurosen, Persönlichkeitsstörungen oder psychosomatischen Erkrankungen. Während bei letzteren die Patientinnen unter ihrer Störung direkt leiden, ist dies bei Alkoholabhängigkeit nicht immer der Fall. Alkoholtrinken ruft bei der Abhängigen oder künftig Abhängigen ein Gefühl hervor, das für sie entschieden besser zu sein scheint als das Gefühl, das sie in der gegebenen Situation ohne Alkohol hätte. Zum Beispiel fühlt sich die Alkoholikerin am Stammtisch mit Alkohol als akzeptiertes Mitglied der Runde. Unsicherheitsgefühle lösen sich mit Alkohol auf, beruflicher Stress erträgt sich leichter. Die Alkoholwirkung ist offenbar per se für die Anfällige bereits in einer Weise interessant, in der sie es für die Nicht-Abhängige nicht ist. Und man könnte noch zahlreiche weitere positive Effekte von Alkohol nennen.

Alkoholtrinken wird also durch die nachfolgende Wirkung sowohl positiv als auch negativ verstärkt. Das heißt aber, dass sich daraus für die Alkoholtrinkende kein aktuelles Leiden ergibt, das z. B. zu einer Psychotherapie motivieren würde. Ganz im Gegenteil, sie wird ihr Trinken mit aller Kraft verteidigen, denn es lindert unlustvolle Gefühle. Das Leiden, dessentwegen sie zu uns kommt, stellt sich erst nach jahrelangem übermäßigen Alkoholkonsum ein, wenn daraus sekundär körperliche Krankheiten oder Beschwerden entstanden oder soziale Probleme aufgetaucht sind, wie z. B. Schwierigkeiten am Arbeitsplatz, Arbeitsverlust, Verlust des Führerscheins, finanzielle Probleme, Probleme in der Familie, Ehescheidung etc. Es können aber auch massive psychische Probleme wie z. B. Ängste, Depressionen oder das Nicht-mehr-bewältigen-Können von Alltagssituationen aus den alkoholbedingten Niederlagen entstanden sein. Verständlicherweise möchte die Patientin daher in der Therapie diese Leiden beseitigen, nicht jedoch ihr Trinken. Meist gelingt es ihr nur in der Phase ihres akuten Leidens, die korrekte funktionale Beziehung herzustellen: „Weil ich Alkohol trinke, geht es mir schlecht". Bereits nach wenigen Tagen der Entzugsbehandlung wird die ursprüngliche Problemeinsicht jedoch subtil abgeändert in „Weil ich *zuviel* trinke, geht es mir schlecht". Die Alkoholkranke ist also – wie übrigens meist auch ihre Angehörigen – der Meinung, dass sie in Zukunft, so wie früher, eben weniger trinken müsse, um die Probleme zu vermeiden. Ihr Therapieziel ist daher das „kontrollierte Trinken". Damit hegt die Patientin eine Erwartung, die von Suchttherapeutinnen in den 70er- bis Anfang der 80er-Jahre durchaus ebenfalls als realistisches Therapieziel angesehen wurde. Inzwischen wissen wir, dass alle seriös durchgeführten Studien zum kontrollierten Trinken dieses als nicht zielführend erwiesen. Es gilt daher in den deutschsprachigen Behandlungseinrichtungen einheitlich das Therapieziel der dauerhaften Alkoholabstinenz.

Verhaltenstherapie von Alkoholabhängigen unterscheidet sich in einigen wesentlichen Punkten von der Verhaltenstherapie bei Neurosen (im Folgenden demonstriert im Vergleich mit Phobien). Die zeitliche Entwicklungsgeschichte der Symptomatik ist bei Phobien meist kurz und von Beginn an belastend. Bei Alkoholismus hingegen dauert es oft 10–15 Jahre lang, bis ein akuter Leidensdruck entsteht, wobei der Alkoholkonsum als Gewinn erlebt wurde und nicht als Problem. Als Therapieziel will die Phobikerin das problematische Verhalten loswerden, während die Alkoholikerin nur die Folgen des problematischen Verhaltens (das der Alkoholkonsum ist) beseitigen will, nicht jedoch den Alkoholkonsum selbst. Die Mitarbeit und Erfolgserwartung ist bei der Phobikerin groß, bereits nach zehn Stunden zeichnen sich mitunter Erfolge ab. Bei Alkoholikerinnen ist sie gering, die Patientin kann sich nicht vorstellen, nie wieder Alkohol zu trinken. Entsprechend unterschiedlich ist das kooperative Verhalten der Patientinnen.

Auch in der Art der Zielerreichung gibt es bedeutsame Unterschiede. Bei Phobien genügen kleine Schritte, welche die Motivation zur Mitarbeit an der Therapie begünstigen. Bei der Alkoholkranken muss die totale Abstinenz hingegen sofort erreicht werden, da eine Alkoholisierung die psychotherapeutische Arbeit sabotieren würde. Erschwerend kommt hinzu, dass die Abstinenz von trinkenden Freundinnen, Kontaktpartnerinnen und Kolleginnen sozial oft durch abwertende Bemerkungen bestraft wird, während der sich vergrößernde Verhaltensspielraum bei der Phobikerin dagegen sozial ausschließlich belohnt wird. Ein Rückfall in eine phobische Reaktion darf als normales Ereignis auf dem Weg zum Ziel vorkommen, während Rückfälle bei Alkoholabhängigen wegen meist drastischer Folgen vermieden werden müssen.

Der Grund, weshalb vielen etablierten Psychotherapieformen bei Alkoholabhängigkeit der Therapieerfolg versagt bleibt und viele Psychotherapeutinnen in freier Praxis die Behandlung von Alkoholabhängigen wegen mangelnder Mitarbeit ablehnen, liegt sicher in der Annahme begründet, dass Grundstörungen die Ursache für den verhängnisvollen Trinkstil seien und daher primär an diesen Grundstörungen gearbeitet werden müsse. Diese Sichtweise ist falsch, denn im Laufe der Entwicklung hat sich das süchtige Verhalten verselbständigt und benötigt demzufolge eine eigenständige Symptomtherapie, die im Therapieplan vorrangig zu behandeln ist. Danach erst erfolgt die Therapie des Systems und dann die der Grundstörung.

Die Behandlung der Alkoholabhängigkeit umfasst die folgenden vier Stufen:

1. Motivationsphase, in der die Entwicklung von Krankheitseinsicht und Bereitschaft zur Behandlungsaufnahme im Zentrum steht. Danach folgt
2. die Entgiftungsphase, in der die medizinische Behandlung der Entzugssymptomatik, der akuten Alkoholfolgeerkrankungen sowie der komorbiden psychiatrischen Störungen durchgeführt wird. In der Regel muss man in dieser Phase bereits am Aufbau einer Motivation zur Aufnahme weiterführender psychotherapeutischer Maßnahmen arbeiten, da die Patientinnen nach der Entzugsbehandlung sich oft schon so wohl fühlen, dass sie der Meinung sind, die weitere Verbesserung werde sich wie von alleine ergeben. In der
3. Stufe, der Entwöhnungsphase, folgt die psychotherapeutische Bearbeitung suchterhaltender Kognitionen und Verhaltensstrategien. Auch hier muss sich die Therapeutin versichern, dass noch eine ausreichende Abstinenzmotivation und auch Therapiemotivation vorhanden ist. In dieser wichtigen Phase benötigt man die Bereitschaft der Patientin, relevante Aspekte ihres Verhaltens und ihrer Lebenswelt zu verändern. Sie sollte akzeptieren, dass Abhängigkeit eine inadäquate und damit selbstschädigende Bewältigungsstrategie darstellt, um mangelnde Kompetenz auszugleichen oder um Stimmungen und Affekte zu regulieren. Stattdessen sollte sie aktive problemlösende Verhaltensweisen etablieren.

Kognitive Techniken nehmen in dieser Phase großen Raum ein. Sie haben das Ziel, Emotionen, Erwartungen und Kognitionen, die zum Alkoholtrinken führen, zu identifizieren und zu lernen, adäquater darauf zu reagieren. In sokratischen Dialogen werden internale und externale Auslösesituationen herausgearbeitet, welche jene Grundannahmen aktivierten, die zu automatischen Gedanken führen. Diese wiederum sind in der Lage, Alkoholverlangen auszulösen, das Denken in Richtung Erlaubnis erteilender Gedanken zu verändern und instrumentelle Strategien zu aktivieren, die schließlich zum Rückfall oder zum weiteren Konsum von Alkohol führen. Das wiederum hat eine emotionale Belastung zur Folge, die ihrerseits einen Auslöser für suchtspezifische Grundannahmen etc. darstellt und damit den Teufelskreis schließt.

Auf eine konkrete Situation angewandt könnte diese Abfolge z. B. so aussehen: traurig sein → „Wenn ich zwei Bier trinke, fühle ich mich besser" → „Mir ist alles egal" → Verlangen → „Einmal ist keinmal" → Mantel anziehen und ins Lokal um die Ecke gehen → einige Bier an der Theke trinken.

In weiterer Folge der Therapie müssen die zentralen Grundannahmen in bessere Übereinstimmung mit der Realität gebracht und durch funktionalere ersetzt werden. Auch das Üben von Belohnungsaufschub und Problemlösetechniken (wie rechtzeitiges Antizipieren längerfristiger Folgen sowie Üben von Handlungen, die bessere Copingstrategien für Belastungen darstellen) erfolgt an dieser Stelle. Soziales Kompetenztraining mit den Schwerpunkten

1. differenzierte Wahrnehmung von Gefühlen und adäquater Umgang mit ihnen,
2. Verbesserung der Beziehung zu Kindern und Partnern sowie
3. Alkoholablehnungstraining

sind weitere Therapiebausteine. Kurz, kognitives Umstrukturieren und Verbesserung von Bewältigungsstrategien stellen die zentralen therapeutischen Maßnahmen dar.

Falls diese Therapieschritte im stationären Setting stattgefunden haben, kann die Patientin – wenn sie auch die In-vivo-Konfrontation mit belastenden Situationen ohne Alkoholkonsumation bewältigt hat – entlassen werden.

In der vierten Phase, der Nachsorge, geht es um die Stabilisierung der Abstinenz sowie der bisherigen Therapieergebnisse. Zusätzlich können jetzt die Therapie des Systems (Partner und Familientherapie, berufliche Reintegration) sowie die Therapie der Grundstörung durchgeführt werden.

Besonders wichtig bei der Therapie mit alkoholabhängigen Patientinnen sind eine gute Therapeut-Patient-Beziehung und ein transparentes und konsequentes Vorgehen der Therapeutin. Widerstand sollte von ihr als ein verständliches psychisches Phänomen akzeptiert werden. Kommt eine Patientin zur Therapie, nur weil sie dazu überredet wurde oder weil sie damit unangenehme Folgen vermeiden wollte, so wird die Therapie scheitern, wenn es nicht gelingt, Problemeinsicht und einen Konsens über die Ziele der Therapie zu entwickeln. Nicht förderlich sind moralisierende Einstellungen, vor allem, wenn Rückfälle während der Therapie vorkommen. Es macht auch keinen Sinn, sich länger mit einer alkoholisierten Patientin zu unterhalten, da sowohl ihre Emotionen als auch Kognitionen in diesem Zustand anders sind, als wenn sie nüchtern ist. Somit ist der Transfer der erarbeiteten Therapieergebnisse auf den abstinenten Zustand nicht gewährleistet. Verletzende Konfrontationen sind ebenfalls zu unterlassen, da ansonsten die Patientin in Zukunft peinlichen Themen ausweichen würde. Hilfreich ist die Haltung: „Ein Ja zur Person – ein Nein zur Sucht". Das bedeutet Wertschätzung für die Patientin, mit der man eine Allianz gegen den süchtigen Teil zu bilden trachtet.

Abhängige Patientinnen versuchen immer wieder, ihre Angehörigen und auch ihre Therapeutinnen in ein koabhängiges Verhalten hinein zu manövrieren, was bedeutet, dass die Koabhängige sich so verhält, dass die Betroffene sich selbst nicht ändern muss. Dies ist der Fall, wenn z. B. Überfürsorglichkeit, Beseitigen von sozialen und finanziellen Problemen, Ausstellen von Gefälligkeitsattesten oder Bagatellisieren von Rückfällen von der Therapeutin erwartet werden. Die Abhängige würde dadurch von der Bewältigung der Konsequenzen ihres Trinkens befreit, womit sie selbst weniger Veranlassung sieht, an der Ursache dafür zu arbeiten.

Auch nach Abschluss der Therapie sollte die Patientin ermuntert werden, entweder gelegentlich eine Selbsthilfegruppe, eine Fachambulanz oder ihre Therapeutin aufzusuchen. Inhalt dieser Gespräche ist dann das Konsolidieren der erreichten Ziele und das Bekräftigen der Abstinenzmotivation. Sollten doch Rückfälle vorkommen, so ist es wichtig, die Therapie so rasch wie möglich wieder aufzunehmen, um ein Abgleiten in alte, selbstzerstörerische Trinkmuster zu verhindern.

Weiterführende Literatur

Beck, A. et al. (1997): Kognitive Therapie der Sucht. Weinheim: Beltz.

Burscheidt, W. (2001): Integrative Verhaltenstherapie bei Alkoholabhängigkeit. Heidelberg: Springer.

Dilling, H., Mombour, W. & Schmidt, M.H. (Hrsg.) (1993): Internationale Klassifikation psychischer Störungen: ICD-10, Kapitel V (F); klinisch-diagnostische Leitlinien/Weltgesundheitsorganisation. Bern: Huber.

Frank, H. (2002): Risikokinder. In: Wiener Zeitschrift für Suchtforschung, Jg. 25, Nr. 1/2.

Jellinek, E.M. (1960): The Disease Concept of Alcoholism. New Haven: College und University Press.

Lesch, O.M. (1985): Chronischer Alkoholismus. Typen und ihr Verlauf – eine Langzeitstudie. Stuttgart: Thieme.

Lindenmeyer, J. (1999): Alkoholabhängigkeit. Göttingen: Hogrefe.

Uhl, A. et al. (2001): Handbuch Alkohol – Österreich: Zahlen Daten Fakten Trends 2001. Wien: Bundesministerium für soziale Sicherheit und Generationen.

6.1.3 Borderline-Persönlichkeitsstörung (Gerhard Lenz)

Als markanter Wesenszug bei Menschen mit Borderline-Störung gilt ihre Sprunghaftigkeit. Die davon betroffenen Schlüsselbereiche sind: „Gefühle“, „Beziehungen“ und „Selbstbeherrschung“. Die Betroffenen haben Schwierigkeiten mit dem Alleinsein (dabei kann das Gefühl der eigenen Existenz, des Lebendigseins, vorübergehend wie ausgelöscht sein) und sie bemühen sich verzweifelt, Trennungen zu verhindern. Andererseits haben sie aber auch Angst vor Intimität, was zu instabilen Beziehungen führen kann. Kleinste Zurückweisungen werden schnell als Enttäuschung erlebt und führen zu einer Abwertung des Gegenübers und/oder der eigenen Person.

Es fehlt ein stabiles Identitätsgefühl, es fällt ihnen schwer, zu beschreiben, wer und wie sie wirklich sind, es kommt zu Orientierungsschwierigkeiten bei Langzeitzielen, Werteinstellungen bzw. Zukunftsperspektiven.

Manchmal dienen impulsive Handlungen als Verteidigungsmechanismen gegenüber Gefühlen von Einsamkeit und der Angst, verlassen zu werden. Bedenkt man die starke Anspannung, die durch einen Konflikt oder Streit ausgelöst werden kann, lassen sich Gefühle wie Traurigkeit, Zorn oder Enttäuschung durch die unterschiedlichsten Verhaltensmuster wie Fressanfälle, Kaufräusche, das Ziehen durch Bars etc. vertreiben, häufig verbunden mit Alkohol und/oder Drogenmissbrauch.

Im Vordergrund stehen oft selbstverletzende Verhaltensweisen bis hin zu wiederholten Suizidversuchen bzw. Suiziddrohungen. Selbstverletzendes Verhalten dient meist zur Reduktion von unerträglichen Spannungen bzw. emotionalem Schmerz, manchmal auch dazu, wieder etwas spüren zu können und aus der Isolation herauszukommen.

Ein weiteres Kriterium ist eine ausgeprägte Sensibilität der Stimmung, die von häufigen Stimmungsschwankungen begleitet wird. Diese Stimmungen wechseln z. B. zwischen Angst, Gereiztheit oder Depression und halten üblicherweise nur wenige Stunden bis selten wenige Tage an.

Menschen mit einer Borderline-Erkrankung fühlen sich oft einsam und leer. Aus diesem Gefühl der Leere entsteht manchmal eine Art existentieller Angst. Andererseits empfinden sie oft intensive Wut oder haben Schwierigkeiten, Wut und Ärger zu kontrollieren. Manchmal dient ein Streit auch dazu, die Stabilität einer Beziehung zu überprüfen oder mehr Distanz in eine Beziehung zu bringen.

Die Betroffenen haben gelernt, schwierige traumatische Situationen dadurch zu überstehen, dass sie Teile des Bewusstseins ausschalten. Dabei ist der Körper wie taub, es werden keine Schmerzen verspürt, manche fühlen sich wie gelähmt oder erstarrt.

In emotionalen Stresssituationen kann es manchmal vorübergehend zur Wahrnehmung von Stimmen oder Personen kommen, die nicht wirklich anwesend sind, oder es treten Vorstellungen der Bedrohung oder der Verfolgung auf.

In der ICD-10-Diagnostik wird die „emotional instabile Persönlichkeitsstörung" in einen „impulsiven Typus" (F 60.30) und in einen „Borderline-Typus"

(F 60.31) unterteilt. Wie im gesamten Bereich der Persönlichkeitsstörungen gibt es auch für die Borderline-Störung verschiedenste diagnostische Interview-Instrumente (z. B. das „International Personality Disorder Examination“ IPDE, das „Strukturierte Klinische Interview“ SKID-II, das „Diagnostische Interview für Borderline-Störungen“ DIB und die „Borderline-Symptom-Liste“ BSL, um den Schweregrad des Störungsbildes zu erfassen und Therapieverläufe zu evaluieren).

Die Lebenszeit-Prävalenz der Borderline-Störung in der Gesamtbevölkerung kann mit etwa 2 % angegeben werden. Zirka 10 % aller ambulant und 20 % aller stationär behandelten psychisch Kranken erfüllen die diagnostischen Kriterien einer Borderline-Störung. Etwa 70 % der Patientinnen sind weiblich.

Erklärungsmodell für die Entstehung einer Borderline-Erkrankung

Nach dem neurobehavioralen Entstehungsmodell geht man davon aus, dass sowohl biologische Einflüsse als auch psychosoziale Komponenten das Krankheitsbild prägen. Genetische Einflüsse oder ungünstige Bedingungen in der Schwangerschaft ebenso wie traumatische Erfahrungen in einer ungünstigen Umweltsituation können die Entwicklung des Gehirns in der frühen Kindheit beeinträchtigen und führen zu einer Störung der emotionalen Regulationsfähigkeit. Zu den traumatischen Erfahrungen zählen körperliche und seelische Gewalt (z. B. sexueller Missbrauch, emotionale Vernachlässigung) und darüber hinaus die Erfahrung, von den nahen Bezugspersonen überdauernd missachtet zu werden. Durch eine so genannte „invalidierende“ Umgebung, welche nicht die Feinfühligkeit aufbringt, kommunizierte Gefühle aufzugreifen und ernst zu nehmen, wird das Vertrauen in die Wahrnehmung und Einschätzung der eigenen Gefühle gestört. Die betroffene Person verliert so allmählich den Bezug zur eigenen Gefühlswelt und der unausgedrückte Gefühlszustand mündet schließlich in einen körperlichen Spannungszustand.

Die Störung der Affektregulation steht im Zentrum der Borderline-Störung: fast alle diagnostischen Kriterien können entweder als direkte Auswirkung dieser Regulationsstörung gesehen werden oder als Versuch, diese zu kompensieren. Dies betrifft zum einen eine niedrige Reizschwelle für die Auslösung von Emotionen, zum zweiten hohe Erregungsniveaus und schließlich die verzögerte Rückbildung auf das emotionale Ausgangsniveau.

Die Dialektisch-behaviorale Therapie (DBT) nach Linehan (1996)

Die DBT wurde von Marsha Linehan in den USA als ein spezielles Therapieprogramm zur Behandlung der Borderline-Erkrankung entwickelt. Sie ist in mehrere Therapiephasen aufgegliedert, wobei verschiedenste therapeutische Strategien zur Anwendung kommen. Im Vordergrund steht der Grundsatz: Stabilisierung geht vor Traumaverarbeitung. Eine wichtige Voraussetzung für eine erfolgreiche Therapie stellt die therapeutische Beziehung dar, die auf Grund der oft traumatisierenden zwischenmenschlichen Erfahrungen der Patientinnen schwierig und großen Belastungen ausgesetzt ist.

Der Schwerpunkt der dialektischen Therapie liegt nicht wie in den üblichen Psychotherapieverfahren nur auf der Seite der Veränderung, sondern vor allem auch auf der Seite der Akzeptanz. Damit ist die Fähigkeit gemeint, eine Situation so wahrzunehmen wie sie gerade ist.

Der Grundgedanke der Dialektik besagt also, dass es für alles gleichzeitig auch das Gegenteil gibt. Die dialektische Arbeit besteht darin, eine Balance zwischen den Gegensätzen herzustellen und nicht nur eine Seite, sondern beide Seiten gleichzeitig zu beachten.

Der Ablauf der Therapie ist klar strukturiert, wie aus dem nachfolgend dargestellten Therapiekonzept ersichtlich wird.

Die Therapiephasen und Hierarchie der jeweiligen Problembereiche sind:

→ Vorbereitungsphase
Aufklärung über die Behandlung
Zustimmung zu den Behandlungszielen
Motivations- und Zielanalyse

→ Erste Therapiephase
- I. Suizidales und parasuizidales Verhalten
- II. Therapiegefährdendes Verhalten
- III. Verhalten, das die Lebensqualität beeinträchtigt
- IV. Verbesserung von Verhaltensfertigkeiten:
  1. Innere Achtsamkeit
  2. Zwischenmenschliche Fähigkeiten
  3. Bewusster Umgang mit Gefühlen
  4. Stresstoleranz
  5. Selbstmanagement

→ Zweite Therapiephase:
- V. Bearbeitung des Posttraumatischen Stresssyndroms

→ Dritte Therapiephase:
- VI. Steigerung der Selbstachtung
- VII. Entwickeln und Umsetzen individueller Ziele

Die Vorbereitungsphase dient sowohl der Diagnostik und Informationsvermittlung über das Krankheitsbild und die Grundzüge der DBT als auch der Zielanalyse und Motivationsklärung. Ein Non-Suizid-Vertrag bzw. Regeln zum Umgang nach Selbstverletzung sollten schriftlich fixiert werden. Eine Verhaltensanalyse des letzten Suizidversuches sowie eine Verhaltensanalyse des letzten Therapieabbruches kann Patientin wie Therapeutin helfen, rechtzeitig drohende Entwicklungen zu erkennen und gegenzusteuern.

Anschließend folgt die erste Therapiephase, in der vorwiegend Problembereiche bearbeitet werden, die in direktem Zusammenhang mit Verhaltensweisen stehen, welche das Leben selbst, eine akzeptable Lebensqualität oder die Aufrechterhaltung der Therapie gefährden. Wann immer also suizidale oder parasuizidale Handlungen auftreten, werden diese vorrangig bearbeitet. In der Verhaltensanalyse sollte in Form einer Mikroanalyse die Kette zwischen auslösendem Ereignis, darauf folgenden Emotionen, Kognitionen und Reaktionen sowie Konsequenzen erfasst werden.

In dieser Phase findet auch die Vermittlung relevanter Fertigkeiten (Skills-Training) zur Bewältigung von emotionalen Regulationsstörungen statt. Das Skills-Training gliedert sich in vier Module:

- Innere Achtsamkeit
- Belastbarkeit (Stresstoleranz)
- Zwischenmenschliche Fertigkeiten
- Umgang mit Gefühlen (Emotionsmodulation)

Ziel und Inhalt des Skills-Trainings (in der Gruppe) ist die Vermittlung, das Üben und das Generalisieren von spezifischen Fertigkeiten. Erst nach dem Aufbau von Fertigkeiten, d.h. wenn genügend Stabilität vorhanden ist, ist es möglich, die frühen Traumen zu bearbeiten.

Traumaspezifische Behandlungsziele der ersten Behandlungsphase sind die Reduktion von Reizen, die traumatische Erfahrungen aktivieren, die Verbesserung der Regulation traumaassoziierter Emotionen, die Behandlung dissoziativer Phänomene sowie der Umgang mit Flash-backs. Die Patientinnen sollten also zunächst lernen, sich vor Situationen zu schützen, die unkontrolliert traumatische Erinnerungen wachrufen. Sie sollten weiterhin lernen, Emotionen oder Spannungsphänomene zu regulieren, die durch Aktivierung von traumatischen Erinnerungen ausgelöst werden.

In der zweiten Therapiephase geht es um die Revision der traumaassoziierten Schemata (Traumaarbeit). Voraussetzung dafür ist allerdings, dass die Patientinnen in der Lage sind, mit ihren Emotionen so umzugehen, dass es nicht zu selbstschädigenden Verhaltensmustern kommt. Die Traumaarbeit besteht in der Identifikation und Veränderung traumaassoziierter Schemata. Die Schemaidentifikation gelingt durch Verhaltensanalysen, kognitive Techniken, Imaginationsübungen sowie durch Bearbeitung von Übertragungs-/Gegenübertragungsprozessen. Voraussetzung für die Veränderung von traumaassoziierten Schemata ist, dass diese aktiviert sind. Gradmesser für die Aktivierung sind die zugehörigen aversiven Affekte wie

Angst, Scham, Schuld oder Hass. Entscheidend für das Gelingen von Modifikationsprozessen in dieser Phase ist die aktive Beziehungsgestaltung von Seiten der Therapeutin. Es liegt in ihrer Verantwortung, der Patientin die Scham erträglich zu machen, ihr zu helfen die entstehende Angst auszuhalten und Wut abzureagieren, ohne in die alten dysfunktionalen Verhaltensmuster auszuweichen.

Bei der Reizexposition sollten Reize angeboten werden, die tatsächlich alte traumatische Erfahrungen aktivieren (Imaginationstechniken, reale Stimuli, Körpertherapie ...).

Sekundäre Schemata, die auftauchen, sollen mithilfe der Therapeutin revidiert werden (z. B. „Ich darf mich nicht wehren, weil ich den Täter schützen muss"; „Ich bin selber schuld, dass mir das passiert ist" ...). Letztlich sollte es gelingen, die alte Erfahrung der Hilflosigkeit und Ohnmacht zu korrigieren. Die Exposition sollte solange durchgeführt werden, bis Habituation, d. h. ein Abfall der primären Emotionen (meist Angst und Ekel) auftritt.

Ziel der Traumatherapie ist es auch die Erfahrung zu machen, dass die traumatischen Ereignisse der Vergangenheit angehören und dass traumaassoziierte Stimuli in neuem Kontext einen anderen Sinnzusammenhang eröffnen.

Die Wirksamkeit der DBT in Bezug auf Reduktion von Selbstverletzungen, verschiedene psychopathologische Dimensionen sowie Dauer stationärer Behandlungen konnte in kontrollierten Studien nachgewiesen werden. Derzeit sind Vergleichsstudien der DBT mit der tiefenpsychologisch orientierten TFT (Transference Focused Therapy) nach Otto Kernberg in Arbeit.

Weiterführende Literatur

Bohus, M. (2002): Borderline-Störung. Göttingen: Hogrefe.

Linehan, M.M. (1996): Dialektisch-Behaviorale Therapie der Borderline-Persönlichkeitsstörung. München: CIP-Medien.

Linehan, M.M. (1996): Trainingsmanual zur Dialektisch-Behavioralen Therapie der Borderline-Persönlichkeitsstörung. München: CIP-Medien.

Schmitz, B., Schuhler, P., Handke-Raubach, A. & Jung, A. (2001): Kognitive Verhaltenstherapie bei Persönlichkeitsstörungen und unflexiblen Persönlichkeitsstilen. Lengerich: Pabst.

Sender, I. (2000): Ratgeber Borderline Syndrom. München: CIP-Medien.

Smith, G., Cox, D. et al. (2000): Selbstverletzung „Damit ich den inneren Schmerz nicht spüre". Stuttgart: Kreuz.

Young, J.E., Klosko, J.S. & Weishaar, M. (2003): Schema Therapy: A Practitioners Guide. New York: Guildford.

6.1.4 Depression (Christine Butschek)

Depression ist eine Gefühlsstörung, die sich in anhaltender Niedergeschlagenheit, Verstimmung, Hoffnungslosigkeit und Gedanken der Sinnlosigkeit ausdrückt. Gleichzeitig treten Ängste, Unruhe, Schlafstörungen und sehr häufig auch somatische Beschwerden wie Magen- und Darmstörungen, Schmerzen, Gewichtsverlust oder Gewichtszunahme auf. Heute wird angenommen, dass für die Entstehung von Depression viele Faktoren in ihrem Zusammenwirken verantwortlich sind (multifaktorielles Erklärungsmodell). Die Hypothesen der Medizin über die biologischen Ursachen wurden erweitert um die psychologischen und sozialen Ursachen – wir sprechen in diesem Zusammenhang von einem bio-psycho-sozialen Erklärungsmodell der Depression.

Laut repräsentativen epidemiologischen Studien leiden 5 % der Menschen an einer Depression (sie gehört somit zu den häufig auftretenden psychischen Störungen). Frauen sind doppelt so häufig betroffen als Männer, das Morbiditätsrisiko – d. h. die Wahrscheinlichkeit, im Laufe des Lebens an einer Depression zu erkranken – beträgt für Männer 12% und für Frauen bis zu 26 %.

Verhaltenstherapeutische Erklärungsmodelle der Depression

Die Verhaltenstherapie beschäftigt sich seit mindestens 20 Jahren intensiv mit der Behandlung von Depression. Eines der ersten Erklärungsmodelle war das verstärkungstheoretische Depressionsmodell von Lewinsohn. Es geht davon aus, dass ein Mangel an positiver Verstärkung oder ein Verlust von verstärkenden Bedingungen depressionsauslösend wirkt und die Depression aufrecht hält. Unter Verstärkung sind hier sowohl Zuwendung von Bezugspersonen als auch bestimmte positive berufliche und soziale Bedingungen zu verstehen. Die Menge der Verstärkung hängt von der Anzahl der möglichen verstärkenden Ereignisse und Aktivitäten, der Anzahl der verfügbaren Verstärker und vom Verhaltensrepertoire der Person ab. Somit spielt die persönliche Geschichte, die sozialen Rahmenbedingungen, auch das Alter der Patientinnen eine wichtige Rolle.

Depressives Verhalten wird zumindest anfangs von der Umwelt durch Zuwendung verstärkt und aufrechterhalten. Nach der Auflösung einer Beziehung zieht sich zum Beispiel der Partner zurück, bekommt vielleicht noch eine Weile Zuwendung von den alten Freunden, weil sie Mitleid haben, verliert aber sukzessive seine freundschaftlichen Kontakte, weil diese im wesentlichen über die Aktivität der Partnerin gelaufen sind. Schamgefühle, Versagensängste, Grübeln treten auf, die Konzentration in der Arbeit oder beim Studium läßt nach etc. Der Verstärkerverlust im persönlichen Bereich und im Leistungsbereich nimmt immer weiter zu, die Depression entwickelt sich.

Ein anderes, schon früh entwickeltes Depressionsmodell stammt von Seligmann und zieht die so genannte „erlernte Hilflosigkeit“ zur Erklärung heran. Wiederholte Erfahrungen aus der Kindheit, dass aversive, subjektiv bedeutsame Ereignisse nicht kontrollierbar sind, führen Personen zu der Erwartung, dass sie keine Kontrolle über neue Situationen erlangen können, daher „hilflos“ sind. Passivität und Resignation sowie vegetative Beschwerden sind die Folge; die Erwartung, niemals Kontrolle über ihr Leben zu haben, führt zur Depression.

Das Verständnis der Depression konnte durch das kognitionstheoretische Modell von Beck nochmals deutlich erweitert werden (Beck et al., 1994). Grundlage der Depression ist in diesem Sinne eine kognitive Störung, in deren Folge die depressive Symptomatik auftritt. Diese kognitive Störung verzerrt die Realität, sodass depressive Personen die Welt anders wahrnehmen als nicht depressive. Willkürliche Schlussfolgerungen, selektive Abstraktion, Übergeneralisierung, moralisch-absolutistisches Denken, unrealistisch hohe Ansprüche an sich selbst sind Elemente des verzerrten Denkens. Aus dem verzerrten Denken ergeben sich konditionale Annahmen oder Überzeugungen wie:

→ Um glücklich zu sein, muss ich bei allem, was ich unternehme, Erfolg haben.

→ Um glücklich zu sein, muss ich immer von allen Menschen akzeptiert werden.

→ Wenn ich einen Fehler mache, bedeutet das, dass ich unfähig bin.

→ Ich kann ohne dich (d. h. eine bestimmte Person) nicht leben.

→ Wenn eine Person anderer Meinung ist als ich, bedeutet das, dass sie mich nicht mag.

→ Mein Wert als Mensch hängt davon ab, was andere von mir denken.

Beck nimmt an, dass diese Denkstruktur durch negative, stressbesetzte Erfahrungen im Verlauf des Lebens entsteht, wobei den Erlebnissen in der Kindheit große Bedeutung zukommt. Durch belastende Situationen und durch die Erfahrung, den eigenen überhöhten Ansprüchen nicht gerecht werden zu können, beginnt die Patientin, sich, ihre Umwelt und die Zukunft negativ zu sehen (kognitive Triade). Das Grübeln und die Beschäftigung mit irrationalen negativen Gedanken, welche für die Patientinnen aber plausibel und realistisch erscheinen, beginnen – die Spirale der Depression kommt in Gang.

Dazu ein Beispiel: Die Annahme „Wenn ich einen Fehler mache, bedeutet das, dass ich total unfähig bin, alle mich verachten, niemand mich mehr liebt“ führt sehr leicht und immer wieder zu Angst vor Ablehnung, Versagensgefühlen, Abfall der Leistung durch Überforderung und Rückzug von Sozialkontakten sowie in weiterer Folge zur Depression.

Verhaltenstherapeutischer Behandlungsansatz
Nach einer diagnostischen Phase zur Abklärung der Schwere der Depression und eventueller weiterer Probleme wie Ängsten, sozialer Unsicherheit und Partnerschaftsproblemen, erfolgt eine Problem- und Verhaltensanalyse. Die Lebensgeschichte der Patientinnen wird genau analysiert, wobei das Auffinden vorhandener Ressourcen einen wichtigen Teil darstellt. Parallel dazu beginnt der Aufbau einer tragfähigen therapeutischen Beziehung. Die Patientinnen werden über das verhaltenstherapeutische Vorgehen informiert und ausführlich über die Entstehung der Krankheit anhand der auf sie „maßgeschneiderten“ Modelle aufgeklärt. Die Möglichkeiten der Behandlung, der Behandlungsverlauf sowie die Heilungschancen werden besprochen. Es wird auch auf die aktive Rolle der Therapeutin und die notwendige Beteiligung der Patientin an der Therapie durch verschiedene Aufgabenstellungen außerhalb der Therapie hingewiesen. Empfehlungen von Selbsthilfeliteratur für Patientinnen und Angehörige sind ein wichtiger Bestandteil dieser ersten Therapiephase. Hier ist dann auch die Frage zu stellen, ob die Patientinnen sich eine therapeutische Zusammenarbeit mit der Therapeutin vorstellen können. Wenn diese Frage bejaht wird, beginnt die eigentliche Therapie.

Auf Grund der Verhaltensanalyse werden konkrete Ziele – kurzfristige, mittelfristige und langfristige – im Einvernehmen mit den Patientinnen vereinbart, die dann über die einzelnen Schritte zur Erreichung dieser Ziele informiert werden. Die allgemeine Aktivierung, die Verbesserung des Zuganges zu Ressourcen und der Aufbau von Genussfähigkeit stehen als Interventionen oft am Beginn. Sehr oft sind im Zuge der depressiven Erkrankung angenehme Aktivitäten in den Hintergrund getreten oder völlig verschwunden. Es gibt keinen Zugang zu früher genutzten Ressourcen. Patientinnen klagen, dass sie sich zu nichts aufraffen können, da sie nichts mehr freut. Sie verbringen die meiste Zeit inaktiv zu Hause, vielleicht sogar im Bett. Die Antwort auf die Frage, ob es nicht vielleicht doch noch irgendetwas gäbe, das ein wenig Spaß macht, lautet meistens „Nein“.

Aufzeichnungen in Form eines Tages- bzw. Wochenplanes oder in Form eines Tagebuches mit einer Bewertung der Aktivitäten (zum Beispiel in einer Skala von eins bis fünf, wie Schulnoten oder in Form von ++, +, –+, –, – –) bringen oft erstaunlich schnell eine Verbesserung der Stimmung, weil sie die Zusammenhänge zwischen verschiedenen Aktivitäten und der Stimmung aufzeigen und die pauschale negative Bewertung, dass es nichts Angenehmes im Leben mehr gäbe, relativiert. Die Beurteilung des Lebens als „schwarzes Loch“ wird langsam verändert, das Schwarz verwandelt sich in Grauschattierungen mit Farbtupfen.

Viele Patientinnen ergreifen diese Möglichkeit der Reflexion gerne und finden Freude daran, manche entwickeln auch neue Arten der Aufzeichnung oder der Bewertung. Für die Therapeutin bieten diese Aufzeichnungen und Gespräche über Ressourcen auch die Möglichkeit, Anerkennung und Lob zu zeigen und dadurch das Selbstwertgefühl und die verloren gegangene Genussfähigkeit wieder aufzubauen.

Depression kann sich auch in Spannungszuständen, Agitiertheit, Angst und diversen somatischen Beschwerden äußern. In diesem Fall sind sowohl körperliche Entspannung über Bewegung zu empfehlen als auch verschiedene Entspannungsmethoden (progressive Muskelentspannung, Autogenes Training, Meditation) anzuwenden. Übungen gemeinsam mit der Patientin verkürzen das Lernen, ebenso gibt es durch die Vielfalt der Entspannungsmethoden die Möglichkeit von individueller Anpassung.

Die Gedanken von depressiven Personen kreisen meist um das eigene Versagen, ihre Wertlosigkeit und Hilflosigkeit. Sie treten als Reaktion auf Schwierigkeiten, Konflikte, Kritik oder Konfrontation mit anderen „erfolgreichen“ Personen oder auch bei bestimmten Anforderungen des täglichen Lebens auf. Um diesen inneren Monolog oder Dialog, der immer tiefer in Traurigkeit und Verzweiflung führt, klar bewusst zu machen und auch den Zusammenhang zwischen diesen Gedanken und den nachfolgenden Gefühlen aufzuzeigen, ist es günstig, aus den Wochenprotokollen oder Tagebüchern die auslösenden Situationen herauszugreifen. Die automatischen negativen Gedanken werden protokolliert und in der Therapiestunde besprochen, mit der Realität konfrontiert und Schritt um Schritt durch alternative Gedanken ersetzt, welche andere, positivere Gefühle auslösen. Diese Veränderung von automatischen, negativen Gedanken erfolgt dann zunehmend selbständig durch die Patientinnen.

Auch dazu ein Beispiel: Eine 32-jährige Patientin, die älteste von drei Geschwistern, unverheiratet und bisher ohne Partner, schilderte die Wochenenden mit ihrer Familie, den Schwestern und deren Kindern als harmonisch und angenehm, nur danach am Sonntagabend ging es ihr immer sehr schlecht und sie entwickelte Selbstmordgedanken. Diese Abstürze in die Depression konnte sie sich nicht erklären. Ihre Gedanken lauteten: „Ich werde nie eine Familie haben; ich bin schon 32 Jahre alt; nur wenn man eine Familie hat, kann man glücklich sein; mein Leben ist wertlos.“ Ausgelöst wurden diese Gedanken durch die Konfrontation mit dem „Familienglück“ der Schwestern und den Vergleich mit den Schwestern, welcher immer zu Ungunsten der Patientin ausging. Die Überprüfung des Realitätsgehalts dieser Gedanken erfolgte durch Fragen, wie „Kann man nur innerhalb von Ehe und Familie glücklich sein? Ist man als Single wertlos und zur Depression verurteilt?“ Solche Fragen und Beispiele für glücklich lebende Singles, unglückliche Ehen etc. brachten gute Ergebnisse und veränderten das Gefühl der Wertlosigkeit. Die Arbeit an den automatischen negativen Gedanken führte in weiterer Folge zur Bearbeitung der Grundüberzeugung, „wertlos“ zu sein.

Im Laufe der Exploration gibt es ja meist die ersten Hinweise auf die Grundüberzeugungen der Patientinnen, weitere Anhaltspunkte liefern Aufzeichnungen und Wochenpläne sowie die Protokolle der automatischen negativen Gedanken. Eine weitere Möglichkeit, Grundüberzeugungen herauszufinden, stellt eine Liste von Sätzen dar, die mit „Ich muss …", „Ich darf nicht …" oder „Man sollte …" beginnen oder aus der Kindheit in Erinnerung sind, die sie heute noch „im Ohr" haben. Diese Sätze stellen Regeln dar, die zu den Grundüberzeugungen führen, welche die „wahren" Ansichten der Patientinnen darstellen, aber entweder nicht bewusst sind oder nicht ausgesprochen werden.

Diese Grundüberzeugungen – auch Schemata genannt – sind in der Kindheit entstanden und haben sich im Laufe des Lebens verfestigt. Häufige Schemata im Zusammenhang mit Depression sind „Hilflosigkeit" und „Unfähigkeit" oder „nicht liebenswert – wertlos" zu sein.

Die Schemata lösen heftige negative Gefühle aus, denen dann oft mit kompensatorischen Strategien begegnet wird: Patientinnen strengen sich übermäßig im Leistungsbereich oder im persönlichen Bereich an, was direkt in den Teufelskreis von Überforderung und Angst und somit zur Bestätigung führt, „unfähig" oder „wertlos" zu sein. Die Veränderung der Grundüberzeugungen erfordert behutsames Vorgehen und Geduld. Viele Patientinnen erleben die Veränderung ihrer Grundüberzeugungen als Verlieren des Bodens unter den Füßen, denn die angenehmen Aspekte einer neuen Grundannahme können nur nach und nach gefühlt werden.

Die Mittel zur Veränderung von Grundüberzeugungen sind vielfältig und werden dem jeweiligen Fall angepasst (siehe Kap. 5.2): der sokratische Dialog, d. h. durch gelenktes Fragen, nicht durch Überredung Grundannahmen in Frage zu stellen, indem z. B. verschiedene Lösungsmöglichkeiten und Alternativen für ein Problem gefunden, Vorteile und Nachteile erörtert werden. Metaphern und Geschichten finden, die eine neue Zuordnung (Attribuierung) ermöglichen. Auch die Überprüfung der Grundannahmen in der Vergangenheit und eine Neustrukturierung von Kindheitserinnerungen sind wirksam. Verhaltensexperimente zur Überprüfung der Grundüberzeugungen, Arbeit in der Vorstellung und alle Arten von Rollenspielen, die einen kognitiv-emotionalen Zugang ermöglichen, werden angewendet.

Das Ziel ist erreicht, wenn es der Patientin gelungen ist, sich emotional von der dysfunktionalen Grundannahme zu verabschieden. Vernunftmäßige Einsicht allein genügt nicht für eine dauerhafte Veränderung und Entwicklung eines alternativen konstruktiven Schemas (Beck, 1999). Alle Maßnahmen der kognitiven Umstrukturierung führen zu größerer Selbststeuerung der Patientinnen. Der negative, abwertende innere Monolog wird zu einer realistischen Selbstinstruktion, die automatischen negativen Gedanken verschwinden.

So kann etwa die Grundüberzeugung „Ich bin hilflos und/oder unfähig" durch sokratischen Dialog weitgehend relativiert werden, aber in bestimmten Situationen treten die Gefühle der Verzweiflung, Angst und Panik immer noch auf und die Spirale der Abwertung kommt immer wieder in Gang. Im Rollenspiel übernimmt die Patientin die Rolle der strengen, demütigenden Kritikerin und danach die Rolle des „underdog", der zu widersprechen beginnt und sich zur Wehr setzt. Die Gefühle werden deutlich erlebt und verändern sich.

Depressive haben im Laufe ihres Lebens meist keine sehr guten Strategien zur Problemlösung und Konfliktbewältigung im interpersonellen Bereich entwickelt. Sie vermeiden sehr oft Auseinandersetzungen oder führen seit langem anstehende Konfliktgespräche so spät, dass die aufgestauten Gefühle dieses Gespräch blitzschnell in eine aggressive Auseinandersetzung verwandeln, die eine Konfliktlösung unmöglich macht. Dieser Teufelskreis von Vermeidung – aggressiver Auseinandersetzung – Kränkung – weiterer Vermeidung – kann in der Behandlung durch das Lernen entsprechender Lösungsstrategien unterbrochen werden. Ebenso hat sich soziales Kompetenztraining in der Gruppe zum Aufbau von Selbstsicherheit, Umgehen mit Kritik und Feedback über die eigene Person bewährt.

Die Beendigung der Therapie erfolgt langsam. Wenn sich die Störung gebessert hat, der Erfolg der Maßnahmen für die behandelten Personen merkbar wird und sie lernen, die erzielten Veränderungen ihrem eigenen Handeln zuzuschreiben, werden die Therapiesitzungen in größeren Abständen vereinbart. Die Patientin wird bei ihrer zunehmenden Verselbständigung begleitet und Maßnahmen zum Umgang mit einem möglichen Rückfall besprochen. Wenn die Patientin mit ihren Problemen kompetent umgehen kann – ihre „eigene Therapeutin" geworden ist – ist die Therapie erfolgreich abgeschlossen.

Weiterführende Literatur

Beck, A.T., Rush, A.J., Shaw, B.F. & Emery, G. (1994): Kognitive Therapie der Depression. Weinheim: Psychologie Verlags Union.

Beck, J.S. (1999): Praxis der Kognitiven Therapie. Weinheim: Psychologie Verlags Union.

Hautzinger, M. (1998): Depression. Göttingen: Hogrefe-Verlag.

Hautzinger, M. & de Jong-Meyer, R. (1994): Modelle psychischer Störungen: Depressionen. In: Reinecker, H. (Hrsg.): Lehrbuch der Klinischen Psychologie. Göttingen: Hogrefe.

6.1.5 Essstörungen (Martina de Zwaan)

Zu den Essstörungen zählen heute die Anorexia nervosa (AN, „Magersucht"), Bulimia nervosa (BN, „Ess-Brech-Sucht") und die Störung mit Essanfällen (BED, „binge eating disorder"). Die AN und BN treten zu 90–95 % bei Mädchen und jungen Frauen auf und sie beginnen meist um die Pubertät. Die BED ist häufig mit Übergewicht assoziiert und tritt im Verhältnis 3 : 2 häufiger bei Frauen auf. Trotz eines oft frühen Beginns sind die Betroffenen meist um die 40 Jahre alt, wenn sie zur Therapie kommen.

Diagnostische Kriterien der AN (nach ICD-10 und DSM IV):

→ Signifikanter Gewichtsverlust (Body Mass Index BMI von 17,5 kg/m^2 oder weniger; er errechnet sich aus dem Körpergewicht in Kilogramm dividiert durch das Quadrat der Körpergröße in Metern; als Normalgewicht gilt ein BMI von 20 bis 25 kg/m^2).

→ Fehlende altersentsprechende Gewichtszunahme oder Wachstumshemmung, wenn die Erkrankung vor der Pubertät eintritt.

→ Der Gewichtsverlust ist selbst herbeigeführt; beim so genannten „restriktiven Typ" durch Vermeiden von „fettmachenden" Speisen und beim so genannten „bulimischen Typ" der AN auch durch selbst herbeigeführtes Erbrechen, Missbrauch von Abführmitteln (Laxantien), Entwässerungstabletten (Diuretika) oder Appetitzüglern sowie durch exzessive körperliche Betätigung.

→ Selbstwahrnehmung als „zu fett", verbunden mit einer sich aufdrängenden Furcht, zu dick zu werden. (Die Betroffenen legen für sich selbst eine sehr niedrige Gewichtsschwelle fest.)

→ Hormonelle Störungen wie Ausbleiben der Menstruation (primäre oder sekundäre Amenorrhö) bei Frauen, Interesseverlust an Sexualität und Potenzverlust bei Männern.

Diagnostische Kriterien der BN (nach ICD-10 und DSM IV):

→ Häufige Episoden von Essattacken (in einem Zeitraum von drei Monaten mindestens zweimal pro Woche), bei denen große Mengen an Nahrungsmitteln in sehr kurzer Zeit konsumiert werden.

→ Andauernde Beschäftigung mit dem Essen, eine unwiderstehliche Gier oder ein Zwang zu essen.

→ Versuch, der Gewichtszunahme entgegenzusteuern durch Diäthalten, selbstherbeigeführtes Erbrechen, Missbrauch von Abführmitteln (Laxantien), Entwässerungstabletten (Diuretika) oder Appetitzüglern sowie exzessive körperliche Betätigung. Bei insulinpflichtigen Diabetikerinnen ist auch an das so genannte „insulin purging" zu denken (Unterdosieren von Insulin).

- Selbstwahrnehmung als „zu fett“ mit einer sich aufdrängenden Furcht, zu dick zu werden.

Jede Behandlung sollte sowohl medizinische als auch psychotherapeutische Aspekte in sich vereinen. Generell sind die Besserungschancen aussichtsreicher, wenn die Therapie frühzeitig begonnen wird.

Anorexia nervosa

Zu Beginn der Erkrankung besteht bei anorektischen Mädchen in der Regel weder ein Krankheitsgefühl noch Krankheitseinsicht. Der Gewichtsverlust wird als ich-synton (ich-nahe) erlebt. Zudem wird die AN – wie viele andere Störungen auch – durch für die Betroffenen positive Konsequenzen aufrechterhalten bzw. verstärkt. Interne Verstärker sind Gefühle der Sicherheit, Kontrolle und Leistung sowie das Gefühl „besonders“ zu sein. Erhöhte Aufmerksamkeit durch andere oder sogar Bewunderung und Neid stellen positive externe Verstärker dar. Zusätzlich werden durch die AN potenziell schwierige Aufgaben vermieden, wie etwa der Aufbau sozialer Beziehungen oder die Ablösung vom Elternhaus (negative Verstärkung). Betroffene mit AN stehen einer Behandlung daher entweder ablehnend oder ambivalent gegenüber. Sie reagieren auf Konfrontation mit Abwehr oder Bagatellisierung des Problems. Etwa 50 % der Betroffenen befinden sich bei Erstvorstellung im Stadium der „Präkontemplation“ oder „Kontemplation“ in Bezug auf ihre Therapiemotivation, d. h. sie sind sich noch nicht sicher, ob sie wirklich eine therapeutische Behandlung beginnen wollen. Für Patientinnen in diesem Stadium der Erkrankung stehen motivationssteigernde Strategien im Vordergrund. Motivierende Gesprächsführung soll die Krankheitseinsicht fördern und den Therapieeinstieg ermöglichen. Die negativen Konsequenzen der AN müssen gemeinsam mit der Patientin herausgearbeitet werden und die positiven, aufrechterhaltenden Elemente müssen neu bewertet werden. Gerade bei einer so ich-nahen Störung wie der AN ist die kontinuierliche Motivationsarbeit einer der wesentlichsten Bestandteile der gesamten Therapie.

In der Therapie der AN ist initial häufig eine stationäre oder tagesklinische Behandlung notwendig. Eine stationäre Aufnahme sollte ausschließlich in einer spezialisierten Einrichtung, die viel Erfahrung in der Behandlung von Essstörungen hat, erfolgen. Die Aufnahme in nicht darauf ausgerichtete Abteilungen sollte nur dann erfolgen, wenn es um lebenserhaltende Maßnahmen geht, nicht aber, wenn die essstörungsspezifische Therapie im Vordergrund steht.

Kriterien, die eine stationäre Aufnahme unbedingt erforderlich machen sind somatischer, psychologischer und psychosozialer Natur:

- Sehr niedrige Herzfrequenz (Bradykardie): unter 40 Schläge/min.
- Sehr niedriger Blutdruck (Hypotonie): unter 80/50 mm Hg.

- Niedrige Kalium- oder Phosphatwerte im Blut (Hypokaliämie, Hypophosphatämie), Gewichtsverlust unter einen BMI von 13 kg/m^2 oder sehr rascher Gewichtsverlust in kurzer Zeit.
- Schwere Depression, Suizidalität.
- Hochpathologische Familieninteraktion, kein Erfolg einer ambulanten Behandlung, persistierendes Erbrechen.

Viele der typischen Symptome der Magersucht sind durch den Hungerzustand hervorgerufen bzw. werden durch diesen verstärkt (z. B. Depressivität, Gedankenkreisen um Essen und Gewicht, Essanfälle). Der Körper wird durch die Unterernährung nicht nur physisch beeinträchtigt, sondern es stellen sich auch negative Wechselwirkungen mit kognitiven und emotionalen Prozessen ein. Die Gewichtsstabilisierung stellt daher das erste und wichtigste Therapieziel dar. Dieses ist ambulant oft schwer zu erzielen. In der Regel werden im stationären Bereich transparente verhaltenstherapeutische Programme mit klaren Richtlinien für die Patientinnen angeboten. Eine Gewichtszunahme von in der Regel ein bis zwei kg pro Woche wird angestrebt. Selbständige Nahrungsaufnahme normaler Nahrungsmittel ist jeder Art der künstlichen Ernährung vorzuziehen. Die Minimalanforderung an die Patientin ist, dass sie diesem Vorgehen – am besten mit Therapievertrag – zustimmt. In seltenen Fällen kann eine Unterbringung gegen den Willen der Betroffenen erforderlich werden. Es zeugt von schlechter klinischer Praxis, wenn die Gewichtszunahme die therapeutische Beziehung beherrscht und sich ein Kampf zwischen Patientin und therapeutischem Team um Macht und Kontrolle entwickelt.

Es gibt kaum kontrollierte Untersuchungen zur Psychotherapie der AN. Das liegt zum einen daran, dass es sich um eine relativ seltene Störung handelt, zum anderen sind die Patientinnen schwer zur Therapie zu motivieren und die Schwere und Akuität der Erkrankung scheint ein rasches multimodales Vorgehen notwendig zu machen. Kognitive Therapien stellen dysfunktionale Gedanken über Gewicht und Ernährung sowie Selbstwertgefühl und Selbstkonzept in den Vordergrund. Diese Therapiestrategien werden parallel zu einem Gewichtsaufbauprogramm begonnen und müssen zu Beginn die kognitive Beeinträchtigung durch die Unterernährung berücksichtigen. Psychotherapeutische Programme, die das Gewicht ignorieren, sind jedoch nicht zu verantworten.

Es ist nicht ungewöhnlich, dass ambulante Therapien nach Gewichtszunahme ein bis zwei Jahre dauern, bevor eine ausreichende Stabilisierung erreicht werden kann. Dennoch kann man nur bei etwa 20 % der Patientinnen mit einer Gewichtsnormalisierung rechnen (günstiger ist die Prognose bei Jugendlichen). In vielen Fällen kann zwar eine deutliche Verbesserung in psychosozialen Bereichen erzielt werden, das Gewicht bleibt aber in einem zu niedrigen, wenn auch stabilen Bereich.

In der Behandlung von Kindern und Jugendlichen unter 18 Jahren konnten Untersuchungen zeigen, dass das Einbeziehen der Familie den Therapieerfolg verbessert. Es handelt sich hierbei in der Regel nicht um ein familientherapeutisches Vorgehen im engeren Sinn, als vielmehr um Strategien, die Eltern dabei zu unterstützen, die Verantwortung über das Essverhalten des Kindes vorübergehend zu übernehmen.

Medikamente helfen nur bei ausgeprägter Depression. Die Effekte auf Gewichtszunahme sind bisher eher enttäuschend. Antidepressiva scheinen jedoch eine positive Wirkung in der Rückfallverhütung nach erfolgreicher Gewichtszunahme zu haben.

Bulimia nervosa

Betroffene mit BN und Normalgewicht können in der Regel ambulant behandelt werden. Selbsthilfemanuale mit oft nur minimaler therapeutischer Unterstützung haben sich bei vielen Betroffenen als Therapieintervention als hilfreich erwiesen (Schmidt & Treasure, 1995).

In der Psychotherapie der BN ist die kognitive Verhaltenstherapie der am besten untersuchte und effektivste Therapieansatz. Es existieren zahlreiche Therapiemanuale (z. B. Jacobi, Thiel & Paul, 1996). In vier bis sechs Monaten können in unkomplizierten Fällen Remissionsraten bis zu 50 % erzielt werden. Im ersten Monat sind zwei Therapiesitzungen pro Woche oft sinnvoll, um – vor allem bei Patientinnen mit sehr chaotischem Essverhalten – initial eine gewisse Stabilisierung des Essverhaltens zu erzielen. Sowohl Einzel- als auch Gruppentherapien sind gut untersucht. Viele bulimische Patientinnen stehen einer Gruppentherapie, nicht zuletzt auf Grund sozialphobischer Züge aber eher ablehnend gegenüber. Patientinnen mit multi-impulsivem Verhalten oder Borderline-Persönlichkeitsstörung bedürfen einer oft länger dauernden Therapie, die Elemente von Therapieprogrammen für Persönlichkeitsstörungen enthalten müssen.

Es existiert eine gut überprüfte kognitiv-behaviorale Theorie zur Aufrechterhaltung der BN, die sich an den nachfolgend dargestellten Zusammenhängen orientiert (siehe Abb. 6):

Als zentrale dysfunktionale Einstellung wird die Abhängigkeit des Selbstwertes von Gewicht und Figur sowie die Bedeutung der Kontrolle über die Nahrungsaufnahme gesehen. Dies führt zu rigidem Diäthalten mit strikten Regeln, die nahezu unmöglich eingehalten werden können. Durch den ständigen Hungerzustand werden Essanfälle begünstigt, die wiederum kompensatorisches Verhalten wie Erbrechen oder Missbrauch von Abführmitteln sowie erneutes striktes Diäthalten zur Folge haben. Zudem halten die Essanfälle die dysfunktionalen

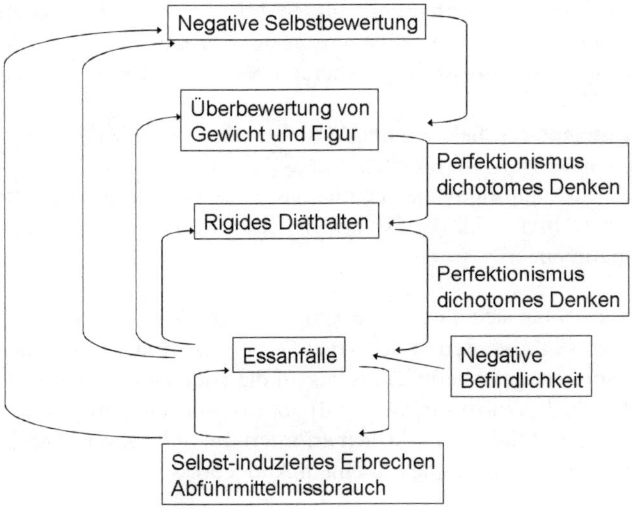

Abb. 6: Erklärungsmodell der Bulimia nervosa

Einstellungen aufrecht, indem die Betroffenen ihre Fähigkeit zur Kontrolle von Figur und Gewicht erneut in Frage stellen. Persönlichkeitszüge wie niedriger Selbstwert und Perfektionismus unterstützen diesen Teufelskreis.

Ein anderes Modell basiert auf der Annahme, dass Essanfälle zur Affektregulation eingesetzt werden. Die vorübergehende Erleichterung eines negativen emotionalen Zustandes verstärkt das Auftreten weiterer Essanfälle. Beide Modelle haben klare Implikationen für die Therapie. Die Therapie sollte weniger die Essanfälle als vielmehr die Überbewertung von Figur und Gewicht für die Selbstbewertung und das rigide Diäthalten in den Mittelpunkt stellen. Ebenso gilt es, die Fähigkeiten zur Affektregulation zu verbessern und die Frustrationstoleranz zu erhöhen.

Die einzelnen Behandlungselemente einer kognitiven Verhaltenstherapie für BN sind im Folgenden aufgezählt:

→ Selbstbeobachtung des Essverhaltens sowie begleitender Gefühle und Gedanken.

→ Ernährungsberatung mit dem Ziel einer regelmäßigen und ausgewogenen Nahrungsaufnahme. Vor allem Patientinnen mit prämorbidem Übergewicht befürchten, durch regelmäßige Nahrungszufuhr an Gewicht zuzunehmen. Auch wenn das nicht vollkommen ausgeschlossen werden kann, so kommt es in der Regel eher zu einer Abnahme der Essanfälle als zu einer Zunahme des Gewichtes.

→ Psychoedukative Elemente behandeln die Folgen des pathologischen Essverhaltens sowie kulturelle Einflüsse, vor allem die Bedeutung der Schlankheit als Schönheitsideal in unserer Gesellschaft.

→ Horizontale und vertikale Verhaltensanalysen führen zu unmittelbaren Auslösern und aufrechterhaltenden Konsequenzen des Verhaltens sowie dysfunktionalen Kognitionen, die im weiteren Therapieverlauf überprüft werden können.

→ Therapieelemente aus der dialektischen Verhaltenstherapie, die die Fähigkeiten zur Affektregulation verbessern helfen.

→ Strategien zur Rückfallprophylaxe beinhalten etwa die Exposition mit „verbotenen" Nahrungsmitteln und das Verhindern eines Essanfalls bzw. kompensatorischer Maßnahmen.

In der Behandlung der BN hat sich die medikamentöse Therapie mit Antidepressiva als hilfreich erwiesen. Es werden in der Regel Serotonin-Wiederaufnahme-Hemmer (SSRIs) in einer etwas höheren Dosis, als für die Therapie der Depression üblich, eingesetzt (z. B. Fluoxetin 60 mg/d). SSRIs dürften eine direkte „antibulimische" Wirkung entfalten. Zusätzlich erfordert die hohe Komorbidität mit Depression nicht selten die Therapie mit einem Antidepressivum.

Störung mit Essanfällen („Binge Eating Disorder", BED)

Personen, die regelmäßig Essanfälle mit Kontrollverlust haben, aber weder untergewichtig sind noch kompensatorische Verhaltensweisen zeigen, können die Kriterien der BED erfüllen. Die Betroffenen sind meist übergewichtig, zeigen in der Regel aber weniger psychopathologische Auffälligkeiten als Patientinnen mit AN und BN. Etwa 1/3 der Personen, die an Gewichtsreduktionsprogrammen teilnehmen, erfüllen die Kriterien für eine BED. Kognitiv-verhaltenstherapeutische Programme sind denen der BN ähnlich und ebenfalls gut evaluiert. Die Therapie der Essanfälle mit der kognitiven Verhaltenstherapie ist sehr erfolgreich mit hohen Remissionsraten (80 % und mehr). Leider kommt es entgegen den Erwartungen zu keiner wesentlichen Gewichtsreduktion. Betroffene, die Abstinenz von den Essanfällen erreichen, nehmen allerdings etwas an Gewicht ab bzw. können eine weitere Gewichtszunahme hintanhalten.

Weiterführende Literatur

Jacobi, C., Thiel, A. & Paul, T. (1996): Kognitive Verhaltenstherapie bei Anorexia und Bulimia nervosa. Weinheim: Beltz.
Reich, G. & Cierpka M. (Hrsg.) (2001): Psychotherapie der Essstörungen. Stuttgart: Thieme.
Schmidt, U. & Treasure, J. (1995): Die Bulimie besiegen. Frankfurt/Main: Campus.
Treasure, J. (1999): Gemeinsam die Magersucht besiegen. Frankfurt/Main: Campus.

6.1.6 Persönlichkeitsstörungen (Bibiana Schuch)

Mit der Aufnahme der Persönlichkeitsstörungen in die psychiatrische Klassifikation begann die Verhaltenstherapie anhand des nun vorliegenden Wissens ihr Behandlungsrepertoire zu überprüfen bzw. zu erweitern, um den Bedürfnissen dieser Patientinnengruppe zu entsprechen. Während für die Behandlung der Borderline-Persönlichkeitsstörung mit der dialektisch-behavioralen Therapie schon seit langer Zeit ein wirksames Konzept zur Verfügung stand, war eine solche Arbeit für die Gruppe der anderen Persönlichkeitsstörungen erst zu leisten.

Die Vorgangsweise der Verhaltenstherapie von Persönlichkeitsstörungen folgt den besonderen Gesetzen einer Störung, die sich üblicherweise früh zu entwickeln beginnt.

Man könnte sagen, das Kind wächst mit seinen Auffälligkeiten auf. Diese entwickeln sich mit dem Kind weiter und differenzieren sich entsprechend den Sozialisationsbedingungen. Sie werden kontinuierlich in das kindliche Selbstbild integriert. Bei Erwachsenen sprechen wir später von ich-synton: jemand, der sich nicht anders kennt, kann sich kaum als abweichend wahrnehmen. Die Betroffene erlebt sich nicht als „erkrankt" wie zum Beispiel jemand, der im Gegensatz zu früher plötzlich Panik verspürt, das Haus nicht mehr verlassen kann oder depressiv und lustlos geworden ist. Personen mit einer Persönlichkeitsstörung erleben sich als Menschen, auf die *andere* inadäquat reagieren, die nicht verstanden, die verlassen, überfordert und ungerecht behandelt werden. Sie attribuieren nach außen.

Daraus geht hervor, dass unsere Patientinnen seltener auf Grund ihrer Persönlichkeitsstörung per se zur Therapie kommen, sondern wegen aktueller Probleme, die sie nicht bewältigen können: Schwierigkeiten im Umgang mit anderen – in der Partnerschaft, im Beruf; Angst und Panik in Zusammenhang mit Lebensereignissen; mangelnde Selbstkontrolle u. a.

Diese Symptome sind im gegebenen Fall zwar aus der Sicht der Expertin unmittelbarer Ausdruck eines signifikanten Persönlichkeitsstils oder einer Persönlichkeitsstörung; von den Betroffenen wird dieser Zusammenhang nicht immer erfasst, letztlich, weil sie sich selbst nicht erfassen. Viele ihrer Verhaltensweisen werden nicht reflektiert.

In der klinischen bzw. psychotherapeutischen Arbeit sind wir aber auch mit Patientinnen konfrontiert, die zunächst auf Grund subklinischer Auffälligkeiten oder einer abgegrenzten – nach der DSM-IV-Klassifikation einer so genannten Achse-I-Störung – Hilfe suchen. Diesem Behandlungswunsch wird auch entsprochen werden. Beim Vorliegen einer Persönlichkeitsstörung bringt jedoch der Wegfall der Beschwerden nach erfolgreicher Behandlung nicht die erwartete Entlastung oder Erleichterung. Jetzt werden jene Probleme transparent, die vorher durch die Dominanz der vorliegenden aktuellen Problematik verdeckt waren: Freudlosigkeit im Umgang mit anderen, Traurigkeit und Dysphorie, Leere und Einsamkeit. Die Betroffene erlebt, dass sie über nur unzureichende Möglichkeiten verfügt, ihr Leben zu gestalten, positive Gefühle selbst zu evozieren, negative zu ertragen. Die Fähigkeit, diese diffuse Unzufriedenheit in beschreibbare Elemente zu differenzieren, ist zunächst meist nicht vorhanden. Sie wird üblicherweise erst im Verlauf der Therapie gelernt, ist eines ihrer ersten Ziele.

Das verhaltenstherapeutische Vorgehen hat somit folgende Vorgaben zu berücksichtigen: Persönlichkeitsstörungen sind Interaktionsstörungen; Beziehungswünsche und -verhalten der Patientinnen sind inadäquat und/oder instabil; die Beziehungserwartungen entsprechen unterschiedlich leidvollen Erfahrungen, manchmal Traumatisierungen. Die Interaktion zwischen Patientin und Therapeutin wird davon geprägt sein. Eine Veränderung der Beziehungsfähigkeit ist eines der anspruchvollsten Therapieziele. Es gilt aber differenziert vorzugehen, abgestimmt auf die jeweilige Persönlichkeitsstörung. Im Sinne der komplementären Beziehungsgestaltung wird z. B. eine dependente Persönlichkeit anders zu behandeln sein als eine antisoziale, eine histrionische anders als eine zwanghafte. Das gilt auch für Therapiepläne, deren Schwerpunkt letztlich auf der Verhaltensebene liegen soll, wie z. B. soziales Kompetenztraining bei selbstunsicheren Persönlichkeiten. Gerade Verhaltenstherapeutinnen dürfen sich nicht von den sehr augenscheinlichen Kompetenzdefiziten ihrer Patientinnen dazu verführen lassen zu intervenieren, bevor die entsprechenden Voraussetzungen im Beziehungsbereich etabliert sind. Mangelnde Compliance, Widerstandsphänomene, fehlender Transfer – um nur einige Komplikationen zu nennen – würden die Wirkung beeinträchtigen.

Zu Beginn der Therapie wird im diagnostischen Sinn zunächst das Ausmaß der Symptomatik zu beurteilen sein. Es geht als erstes um die Frage, ob auf Grund einer aktuellen Krise Akutinterventionen notwendig sind. Parallel dazu gilt es festzustellen, wie stabil bzw. flexibel die kognitiv-emotionalen Schemata der Patientin zu bewerten sind. Gibt es Hinweise, dass die Patientin zur inhaltlichen Veränderung bereit ist? Zweifelt sie an deren Richtigkeit? Konnten konträre Erfahrungen positiv verwertet werden? Zwingend erforderlich ist weiters die Erfassung positiver Aspekte einer spezifischen Persönlichkeit (Fiedler, 2000): die Selbstsicherheit bei narzisstischen, die Loyalität bei dependenten, die Gewissenhaftigkeit bei zwanghaften Charakteren usw. Ebenso zwingend ist eine Analyse vorhandener Ressourcen.

Interaktionsstörungen führen zu Auswirkungen in allen relevanten Lebensbereichen. Sie provozieren laufend Krisen. Der Therapieprozess wird geleitet sein durch einen permanenten Wechsel im Fokus: akute Problemlösung – vor allem bei sozialen Konflikten – versus Arbeit an grundlegenden Strukturen der Persönlichkeit.

Verhaltenstherapeutische Behandlungsansätze
Für die Behandlung akuter Probleme stehen gängige und bewährte kognitiv-verhaltenstherapeutische Methoden zur Verfügung, abgestimmt auf die Selbstregulationsfähigkeit der Patientin. Dasselbe gilt für den Fall, dass die Behandlung einer Achse-I-Störung vorgezogen werden muss. Für die Behandlung der Persönlichkeitsstörung selbst wurden folgende spezifische Verfahren entwickelt:

1. Die kognitive Therapie nach Aaron Beck
Nach Beck und Freeman (1993) sind einzelne Persönlichkeitsstörungen durch typische Schemainhalte und typische Verhaltensstrategien charakterisiert. Das Ziel der Behandlung liegt sowohl in der Veränderung der „Symptomstruktur" (Verhalten) als auch dysfunktionaler Überzeugungen und Vorstellungen (kognitive Neubewertung). Als therapeutische Techniken gelten das Gespräch, v. a. der sokratische Dialog, das Rollenspiel, die geleitete Imagination, oft kombiniert mit verhaltensorientierten Verfahren wie Konfrontationstherapie, soziales Kompetenztraining etc.

Zur Veränderung aktueller Grundannahmen und Schemata ist die Patientin aufgefordert, den Selbstüberzeugungen widersprechende Erfahrungen zur Korrektur ihrer dysfunktionalen Gedanken aufzunehmen, um sie durch rationalere zu ersetzen. Der Erfolg der Therapie hängt nicht unwesentlich davon ab, ob sie von solchen Gegen-Erfahrungen profitieren kann und ob sie für die entsprechenden Argumente zugänglich ist. Bei besonders hartnäckigen Überzeugungen wird versucht, durch „Wiedererleben" von vergangenen Ereignissen Rigidität und Einfluss der daraus entstandenen Schemata zu verändern, vorzugsweise durch neue Sichtweisen von kindlichen Interaktionen, die für die bestehenden Inhalte verantwortlich sind.

Beck betont die Schwierigkeiten jedes Menschen, sich von relevanten Aspekten seines Selbstbildes zu trennen, auch wenn diese negativ sind. Im therapeutischen Prozess wird das sehr deutlich. Die zunächst verschwommene Erkenntnis, jahrelang unter falschen Selbsteinschätzungen gelebt zu haben, sich selbst als minderwertig oder andere als feindlich eingeschätzt zu haben – das macht Angst und Traurigkeit: Angst vor allem Neuen, das nun folgt, Trauer über verlorene Zeit.

Die kognitive Therapie stellt ein sehr flexibles Konzept dar, das der Therapeutin in ihrem Vorgehen viele Gestaltungs- und Anpassungsmöglichkeiten offen lässt. Dies betrifft die Arbeit an und mit den Emotionen, den Umgang mit „Übertragungsprozessen" im Sinne einer komplementären Beziehungsgestaltung. Das Modell erlaubt es auch, die Beziehung selbst als Möglichkeit zum sozialen Lernen heranzuziehen.

Im Einzelfall wird von der Therapeutin viel Kompetenz gefordert. Beck zeigt oft nur das Ziel auf, nicht den Weg. Er gibt – fast beiläufig – Hinweise auf signifikante Bedingungen einzelner Störungen, die fokussiert werden müssen. Therapiestrategien, die über die herkömmliche kognitive Therapie hinausgehen, werden dabei nur rudimentär beschrieben. Es bleibt also der Therapeutin überlassen, solche in das kognitive Grundkonzept zu integrieren.

2. Die schema-fokussierte Therapie nach Jeffrey Young
Jeffrey Young, ein Schüler Aaron Becks, sah die Grenzen der kognitiven Therapie bei der Behandlung von Persönlichkeitsstörungen, da kognitive Therapie bestimmte Fähigkeiten bei Patientinnen voraussetzt, über die diese per Definition nicht verfügen: ein gewisses Maß an Beziehungsfähigkeit, Flexibilität im Denken, Zugang zu Kognitionen und Emotionen. Young (1990) erweiterte das kognitive Konzept daher und entwickelte die „schema-fokussierte Therapie" (SFT) für Persönlichkeitsstörungen. Der Unterschied zu Beck liegt unter anderem in einem sehr differenzierten Umgang mit der Beziehung im Rahmen der Therapie, in der intensiven Arbeit an den Affekten sowie der Bedeutung, die dem Wiedererleben kindlicher Beziehungserfahrungen als Therapiestrategie zugeschrieben wird.

Das Störungskonzept
Zentrales Thema der SFT sind frühe maladaptive Schemata (EMS). Diese spielen eine zentrale Rolle bei der Entwicklung psychischer Störungen und bestimmen oftmals das aktuelle Verhalten. Zu berücksichtigen ist die folgende Dynamik: Bei Persönlichkeitsstörungen sind üblicherweise mehrere maladaptive Schemata entwickelt, d. h. spezifische Störungen sind durch bestimmte Gruppierungen („Cluster") charakterisiert. So finden sich z. B. bei narzisstischen Störungen die EMS „emotionale Deprivation", „Dominanz und Grandiosität" sowie die Überzeugung, ungewollt zu sein. Sekundär finden sich hohe Ansprüche im Sinne des Perfektionismus, Misstrauen gegenüber anderen und gleichzeitig das Erleben von Abhängigkeit. Eine spezifische Situation (z. B. soziale Exposition) triggert nicht nur ein Schema sondern das ganze Bündel. Es kommt zu einem affektiv hoch erregten Zustand.

Die darauf folgenden Verhaltensweisen dienen einer Schema-Bestätigung (z. B. Demonstration von Perfektion) oder Schema-Kompensation (z. B. öffentlich demonstrierte Bescheidenheit). Sind diese effektiv, tritt Befriedigung ein. „Versagen" führt allerdings zum Erleben von Bedeutungslosigkeit, Einsamkeit und Verzweiflung. Die Patientin definiert sich fast ausschließlich durch das Verhalten anderer, ihr Selbstbild konstruiert sich aus deren Reaktion. Nun müssen massive Mechanismen eingesetzt werden, um diesen unerträglichen Zustand zu ertragen. Die enorme Verletzbarkeit sieht Flucht als sichersten Ausweg: in die Dissoziation, den Tagtraum, den Suizid, um die Realität auszuschalten, und in den hypnagogen Zustand durch Substanzmissbrauch.

Vielen Patientinnen erscheint jedoch seit langem die Vermeidung sozialer Exposition (beruflich, privat) als sicherster Schutz gegen Schema-Aktivierung. Dies garantiert zwar Ruhe, verhindert jedoch Weiterentwicklung durch alternative Erfahrungen. Eine Veränderung des Selbstkonzeptes ist so kaum möglich.

Das therapeutische Vorgehen
Aufbauend auf der Schemadynamik beinhaltet die schema-fokussierte Therapie folgende Ziele:

1. Veränderungen der dysfunktionalen Schemata und der damit verbundenen Kommunikationsstile;
2. Verbesserung der Affektregulation als Voraussetzung, negative Gefühlszustände zu bewältigen, die durch Aktivierung ausgelöst werden;
3. Verringerung des Vermeidungsverhaltens;
4. Aufbau selbstkontrollierenden Verhaltens bezogen auf jene Erlebniszustände, die als Reaktionen auf Schema-Aktivierungen auftreten;
5. Überprüfung und eventuelle Veränderung des aktuellen Lebensstils, der als Resultat schema-geleiteter Entscheidungen viele Verstrickungen aufweist. Erhöhung der Planungskompetenz.

Ad 1: Zur Veränderung der EMS ist es notwendig, diese zu triggern, da sie nur im aktivierten Zustand verändert werden können. Es wird darum gehen, lange zurückliegende Interaktionen zwischen dem Kind und relevanten Bezugspersonen, die für die Entstehung der EMS verantwortlich zeichnen, einer Neubewertung zu unterziehen, sowohl kognitiv als auch emotional. Dadurch kann es gelingen, das Schema zu zerstören. Als Techniken und Möglichkeiten der Aktivierung werden u. a. aktuelle Erlebnisse in der natürlichen Umgebung als auch im Rahmen der Patient-Therapeut-Beziehung, Dialoge zwischen Kind und Bezugsperson im Rollenspiel, imaginative Verfahren, verbale und kreative Methoden herangezogen.

Beispiel: Ein 35-jähriger, hochintelligenter Patient (Diagnose: selbstunsichere Persönlichkeitsstörung) erfährt eine geringfügige Kritik von seinem Vorgesetzten. Im Gegensatz zu anderen Anwesenden erlebt er die Situation als massiv entwertend und abfällig. Er ist überzeugt, seine berufliche Position zu verlieren und ab nun von den Kollegen verachtet und ausgeschlossen zu werden. Seine Unfähigkeit sei nun transparent geworden. Der Patient flüchtet unmittelbar nach Hause, erkrankt und hat massive Angst, an den Arbeitsplatz zurückzukehren. Ganz offensichtlich wurden EMS aus den Bereichen „Ablehnung“ (Misstrauen, Fehlerhaftigkeit) und „Autonomie“ (Versagen) aktiviert. Bisherige berufliche Erfolge und soziale Beliebtheit haben keinen Einfluss auf die Bewertung der aktuellen Situation bzw. deren Folgen.

Zur Lebensgeschichte: Auf Grund einer Teilleistungsschwäche im Bereich der Visumotorik traten früh Probleme im Spielen und Zeichnen, später Schulschwierigkeiten (Rechtschreibung, Mathematik) auf, die sowohl von einem strengen Lehrer als auch den ehrgeizigen und physisch strafenden Eltern als katastrophal bewertet wurden. Der Patient wurde als der dumme unter zwei erfolgreichen Geschwistern gesehen. Die Kindheit war geprägt durch körperliche und psychische Misshandlung, die von Seiten des Kindes als gerechte Strafe für seinen Intelligenzmangel akzeptiert wurde. Dieser Aspekt seines Selbstbildes wurde auch später nicht korrigiert. Ein hoher Perfektionismus führte dazu, dass erbrachte Leistungen nie gut genug sein konnten; EMS wurden damit regelmäßig bestätigt.

Therapeutisch geht es darum, die bestehenden EMS zu zerstören. Der Weg dahin: affektives und kognitives Wiedererinnern und -erleben belastender kindlicher Interaktionen im Rahmen der Therapie (geleitete Imaginationen, Rollenspiele), Neubewertung der Position des Kindes und des Verhaltens der Bezugspersonen: Ärger und Wut statt Scham, Teilleistungsschwäche statt Intelligenzmangel, Beurteilung des elterlichen Verhaltens als ungerecht und egozentrisch, Sich-Wehren statt Strafe erdulden.

Ad 2 und 3: Patientinnen sollen lernen, ihre Emotionen zu regulieren, sie zu verändern bzw. sie gegebenenfalls auszuhalten. Das ist eine der Voraussetzungen, dass sie es wieder wagen, sich „gefährlichen", d. h. interpersonellen Situationen auszusetzen. Die Gefahr ist für jede Persönlichkeit unterschiedlich: bei Dependeten Angst vor Abhängigkeit, bei Selbstunsicheren vor Peinlichkeit, bei Narzisstischen vor Bedeutungslosigkeit, bei Histrionischen vor zu geringer Attraktivität. Sobald ein ausreichender Umgang mit aktivierten Gefühlen gelernt wurde, ist der Weg frei, korrigierende Erfahrungen zu machen und Schema-Veränderungen einzuleiten.

Ad 4: Ungeschützte Schema-Aktivierung führt zu einer Reihe von Verhaltensweisen, die per se pathogen sind. Dazu zählen vor allem Substanzmissbrauch, exzessives Verhalten in verschiedenster Form, Dissoziation oder parasuizidale Aktionen. Neben Strategien zur Verbesserung der Affektregulation werden verschiedenste Formen der Problemlösung, d. h. bekannte Techniken der klassischen Verhaltenstherapie, vermittelt.

Ad 5: Menschen, die durch multiple EMS belastet sind, praktizieren einen Lebensstil, der ihren Schemata entspricht (Young & Klosko, 1994). Berufswahl, berufliche Entwicklung, Partnerinnen- und Freundeswahl sind den EMS angepasst. Anstatt „vernünftiger" Planung steuern negative Schemata wichtige

Entscheidungen. Interventionen auf diesen Ebenen werden angebahnt. Dazu gehören bei Bedarf eine Klärung der Beziehung zu den Eltern, Paartherapie zur Veränderung der Partnerschaft, Maßnahmen zur Stabilisierung der beruflichen Kompetenz u. a.

Zusammenfassend kann also gesagt werden, dass die Behandlung von Persönlichkeitsstörungen ein multimodales Vorgehen erfordert. Je mehr die Störung beeinträchtigt, desto breiter wird sich das Methodenspektrum erweisen müssen. Sowohl die kognitive Therapie als auch der schema-fokussierte Ansatz versuchen, diesem Anspruch zu genügen. Während die kognitive Therapie etabliert ist und ständig evaluiert wird, stehen umfassende Wirksamkeitsanalysen bei der SFT noch aus. Bisherige Erfahrungen zeigen, dass es sich um ein sehr abgerundetes, wenngleich aufwändiges Behandlungskonzept handelt, das modernem Störungs- und Veränderungswissen gerecht wird. Die weitere Forschung wird zeigen, inwieweit auch Einzelelemente dieser Therapieform in die kognitive Verhaltenstherapie Eingang finden können: die Verwendung der differenzierten EMS-Beschreibungen sowie Techniken zur Schema-Aktivierung und Veränderung. Vieles spricht für diese Möglichkeit. Dies ist auch für jenen Kreis von Patientinnen relevant, die nicht die Kriterien einer Persönlichkeitsstörung erfüllen, sondern durch einige wenige, gleichzeitig aber sehr stabile negative Schemata in ihrem Lebensvollzug beeinträchtigt sind. Schema-orientiertes Denken und Vorgehen verspricht Verstehen und auch dann Hilfe, wenn Methoden der kognitiven Therapie nicht ausreichen, tief verwurzelte negative Selbstaspekte in angemessene zu verwandeln.

Weiterführende Literatur

Beck, A. et al. (1993): Kognitive Therapie der Persönlichkeitsstörungen. Weinheim: Beltz.

Fiedler, P. (2000): Integrative Psychotherapie bei Persönlichkeitsstörungen. Göttingen: Hogrefe.

Young, J.E. (1990): Cognitive Therapy for Personality Disorders: a schema focused approach. Sarasota: Professional Resource Exchange, Inc.

Young, J.E. & Klosko, J.S. (1994): Reinventing Your Life. Harmonsworth: Penguin Books.

6.1.7 Posttraumatische Belastungsstörungen (Ingeborg Pucher)

Extremen Ereignissen ausgesetzt zu sein birgt nicht nur physische sondern auch psychische Gefahren. Überfälle, Unfälle, versuchte oder tatsächlich vollzogene Vergewaltigungen, Entführungen, Folter, Inhaftierung, das Miterleben von Naturkatastrophen ebenso wie Hilfseinsätze können Spuren hinterlassen. Ein Teil der Betroffenen ist mit sehr unangenehmen psychischen Folgereaktionen konfrontiert: „Posttraumatischen Belastungsreaktionen und -störungen".

In einem konkreten Fall berichtet eine 72-jährige Frau ihrer Psychotherapeutin seltsam fahrig und unkonzentriert, dass sie seit fast einem Jahr das Gefühl habe, in eben diesem einen Jahr um 20 Jahre gealtert zu sein. Sie fühle sich kraftlos, erschöpft und erstaunlich unfähig ihr Leben zu meistern. Als Antwort auf die Frage nach der vermuteten Ursache wird zunächst ein vermeintlicher (aber unbestätigter) Narkosezwischenfall im Verlauf einer Schulteroperation angegeben. Das weitere Gespräch enthüllt jedoch etwas von dem sie sagt, ihre Kinder werden böse sein, wenn sie erfahren, dass sie darüber spricht. Es handelt sich um das ca. ein Jahr zurückliegende Trauma einer versuchten Vergewaltigung. Dabei wurde ein Arm gebrochen, der die erwähnte Operation notwendig machte. In der Folge wurde die betroffene Frau immer unruhiger und zittriger, erlebt häufig Schweißausbrüche und kann trotz ärgster Erschöpfung nachts nicht einschlafen bzw. schreckt nach kürzester Zeit wieder hoch.

Bis vor einem Jahr unternahm sie regelmäßig Konzert- und Theaterbesuche, ging häufig wandern und liebte ausgedehnte Spaziergänge. Seit dem Ereignis sind ihre Interessen und überhaupt sämtliche Aktivitäten außer Haus auf das Notwendigste reduziert. Freunde trifft sie kaum noch und wenn sie auf die Straße geht, dreht sie sich um, um zu sehen ob ihr jemand folgt. Versucht sie sich den Überfall bewusst ins Gedächtnis zu rufen, gelingt ihr dies nur bruchstückhaft, aber beinahe jede Nacht kehrt das Ereignis in einem ängstigenden, traumähnlichen Zustand ungewollt wieder.

Posttraumatische Belastungsstörungen (PTB) wurden zunächst in Zusammenhang mit Kriegserlebnissen bekannt. Nach den Weltkriegen sprach man von „Kriegs- oder Gefechtsneurosen, Granatenschock oder Kampfesmüdigkeit". Menschen, die sich in Konzentrationslagern befunden hatten, berichteten über ähnliche Folgezustände: Sie erlebten ausgeprägte Unruhezustände, Gefühle der Abgestumpftheit und häufige, für sie ansonsten untypische Ängste. Letztere wurden meist als mit ungewollt wiederkehrenden bildhaften Vorstellungen der traumatischen Ereignisse assoziiert beschrieben. Hatte man zunächst die Folgen anderer Traumata nicht berücksichtigt, wurde dies vor mehr als zwanzig Jahren nachgeholt, indem mit der „posttraumatischen Belastungsstörung" eine einheitliche Diagnoserichtlinie geschaffen wurde. Die „posttraumatischen Belastungsstörungen“ werden seit 1980 im Klassifikationssystem DSM und seit 1990 im Diagnoseschema der WHO (ICD) ausgewiesen.

Ausgangspunkt der Entwicklung einer PTB ist ein traumatisches Erleben. Traumen werden laut DSM IV als „potentielle oder reale Todesbedrohungen, ernsthafte Verletzung oder eine Bedrohung der körperlichen Unversehrtheit bei sich oder anderen, auf die mit intensiver Furcht, Hilflosigkeit oder Schrecken reagiert wird“ beschrieben. Der Begriff „Trauma“ ist hier im Vergleich zur umgangssprachlichen Verwendung relativ eng zu fassen. Eine durchgemachte Scheidung, der Verlust des Arbeitsplatzes oder eine nicht bestandene Prüfung reichen nur in den allerseltensten Fällen aus, um die charakteristischen Symptome einer PTB zu entwickeln. Etwas häufiger (ca. 10 %) ist diese Entwicklung bei Betroffenen, die Unfälle erlebten, Naturkatastrophen überstanden oder als Beobachterinnen von Tod oder Verletzung dabei waren. Wesentlich höher sind die Raten nach Kampfeinsätzen im Krieg, Folter, Kindesmisshandlung und sexuellem Missbrauch. Besonders häufig jedoch entwickelt sich eine PTB als Konsequenz einer Vergewaltigung. Bei fast der Hälfte der Frauen und mehr als der Hälfte der Männer, die ein solches Ereignis erleben mussten, ist eine solche Störung nachweisbar.

Will man eine diagnostische Abklärung vornehmen, ist Verschiedenes zu beachten: Zunächst gilt es zwischen „akuten Belastungsreaktionen bzw. Belastungsstörungen“ und „posttraumatischen Belastungsstörungen“ zu differenzieren. Unterscheidungsmerkmal ist in erster Linie der Zeitfaktor. Unmittelbare psychische Folgen nach einem traumatischen Ereignis werden ersterer Diagnose zugeordnet. Liegt das Ereignis mindestens sechs Wochen zurück und werden die drei nachfolgend genannten spezifischen Symptomgruppen festgestellt, spricht man von einer posttraumatischen Belastungsstörung (PTB). Eines der Hauptkennzeichen dieser Störung ist das Wiedererleben von Einzelheiten des Erlebnisses, auch Intrusion genannt. Als zweites Kernsymptom treten Vermeidungsverhalten und ein allgemeiner emotionaler Taubheitszustand auf. Betroffene berichten auch von einer Art Übererregung, also einem anhaltenden physiologischen „Hyperarousal“. Um von einer PTB sprechen zu können müssen diese Symptome länger als einen Monat andauern und nicht besser durch eine andere Diagnose erklärbar sein. Dies könnte z. B. eine Depression, Substanzmissbrauch, eine andere Angststörung oder eine Borderline-Persönlichkeitsstörung sein.

Verhaltenstherapeutische Modelle zur Entstehung einer PTB gehen davon aus, dass sich eine solche Störung nur dann entwickeln kann, wenn Betroffene die traumatischen Ereignisse und deren Konsequenzen auf eine ganz bestimmte Art und Weise verarbeiten. Personen, die sich von einem Trauma psychisch erholen, können das Erlebte als zeitbegrenztes Ereignis aus der Vergangenheit werten, das nicht notwendigerweise Auswirkungen auf die Gegenwart haben muss.

Das spezifische Verarbeitungsmuster von Menschen, die eine PTB entwickeln, besteht hingegen darin, dass sie sich fortan wiederkehrend bedroht fühlen, auch wenn keine objektiven Sicherheitsmängel vorliegen. Dieses subjektive Empfinden einer schweren gegenwärtigen Bedrohung kann in der individuellen Interpretation des Traumas (z. B. „Ich bin nirgends sicher", „Ich bin selber schuld", „Ich kann keinem vertrauen") ebenso wie der individuellen Eigenart des Trauma-Gedächtnisses und seiner Verbindung zu anderen autobiografischen Erinnerungen begründet liegen. Wird die Wahrnehmung einer aktuellen Bedrohung aktiviert, kann es zu den schon erwähnten Symptomen (intrusives Wiedererleben, Erregungszustände, starke Emotionen wie Angst, Ärger, Trauer oder Scham) kommen. Von Verhaltensmustern wie Vermeidung erhoffen sich Betroffene eine Verminderung der Bedrohung. Doch genau das Gegenteil ist der Fall, die Probleme chronifizieren.

Verhaltenstherapeutischer Behandlungsansatz

Die therapeutische Beziehung mit Traumaopfern weist einige Besonderheiten auf, die in der Behandlung berücksichtigt werden müssen. Menschen, denen Schlimmes passiert ist, brauchen enorm viel Verständnis und Wärme, um sich öffnen und anderen vertrauen zu können. Empathisches Nachfragen, die Vermeidung von Abwehr oder Abwertung ebenso wie Überidentifikation sind gefordert. Widersprüchlichkeit und Verunsicherung der Betroffenen sind häufig und ebenso zu akzeptieren wie das individuelle Tempo der Betroffenen. Motivationsarbeit seitens der Therapeutin wird notwendig, wenn die Erwartung vorliegt, eigentlich selbst mit dem Ereignis klarkommen zu müssen oder aber selber gar nichts zu einer Veränderung beitragen zu können, da eine äußere Ursache zu den Problemen geführt habe. Auch muss die Therapeutin die Bereitschaft signalisieren sich sehr unangenehme Details anzuhören und dazu auch in der Lage sein.

Zu Beginn der Therapie gilt es die Frage nach der derzeitigen physischen Sicherheit der Patientin zu klären. Psychotherapeutische Behandlung kann nur dann fruchten, wenn die betroffene Person keine Angst vor neuerlicher Schädigung haben muss. In einem konkreten Fall zeigte sich, dass viele Symptome (u. a. Angst, Schweißausbrüche, Rückzug) dadurch getriggert wurden, dass sich der Patient nach wie vor seines Lebens nicht sicher fühlen konnte. Er war nach einem knapp überlebten Bombenattentat für längere Zeit stationär in einem österreichischen Krankenhaus aufgenommen worden. Die zuständige Sicherheitsdirektion konnte sich jedoch nicht darüber einig werden, ob Personenschutz notwendig sei oder nicht. Die Spekulationen um eine mögliche Gefährdung trieben wilde Blüten, so wurde unter anderem den Spitalsbetreiberinnen nahegelegt, sich ein Metalldetektorgerät anzuschaffen um Waffen aufzuspüren. Der ohnehin verschreckte Patient erhielt völlig unterschiedliche Signale, die darin gipfelten, dass er zeitweilig bewacht wurde, dann wieder nicht. Diesen Patienten mittels psychotherapeutischer Maßnahmen beruhigen zu wollen ist unzulänglich so lange keine weiteren Sicherheitsmaßnahmen gesetzt werden.

In der Therapiesituation ist darauf zu achten, ob sich Patientinnen im Therapieraum möglicherweise unsicher fühlen. Es kann sein, dass bestimmte Umgebungsbedingungen (geschlossene Tür, Bilder, Geräusche) unangenehme Erinnerungen wecken. In solchen Fällen ist eine entsprechende Änderung vorzunehmen.

Ein Merkmal der Verhaltenstherapie besteht darin, gemeinsam mit der Patientin therapeutische Ziele festzulegen. Im eingangs geschilderten Fall wünschte sich die Patientin wieder belastbarer und einsatzfähiger zu werden, schlafen zu können und vor allem das schreckliche ungewollte Wiedererleben des Überfalls zu verlieren.

In einem weiteren Schritt wird versucht mit der Patientin gemeinsam Erklärungen für die Ausprägung der Störung zu finden. Damit wird es möglich, die Symptome einzuordnen und die Basis für unangenehme Teile der Therapie wie das Durcharbeiten des Traumas zu schaffen.

Gedächtnishilfen (Informationsbroschüren, während der Therapie angefertigte schriftliche oder Tonbandaufzeichnungen) sind – auf Grund der häufig vorkommenden Konzentrationsprobleme – sinnvolle und notwendige Ergänzungen zum therapeutischen Gespräch. Nach einigen Stunden können therapierelevante Fragebögen (z. B. PTCI von Foa, Ehlers & Clark, in der deutschen Übersetzung von Ehlers & Boos in Ehlers) eingesetzt werden. Dadurch können negative Gedanken zur eigenen Person, über die Welt bzw. das Ausmaß an Selbstvorwürfen abgeklärt werden. Fragen zum Umgang mit traumatischen Erlebnissen geben Aufschluss über Versuche der Gedankenunterdrückung und Ablenkung, Grübeln, Dissoziation und andere Strategien. Neben Vermeidungsverhalten wird auch das „Sicherheitsverhalten“ im Sinne von übertriebenen Vorsichtsmaßnahmen erfasst. Achtung: Standardisierte Diagnoseverfahren nicht vor dem Gespräch über traumatische Erlebnisse einsetzen und im Zweifelsfall eher zu Gunsten empathisch gestellter Fragen weglassen!

Das Nacherleben des Traumas stellt einen Kernpunkt der verhaltenstherapeutischen Maßnahmen dar. Ignorieren und Vermeiden führen nicht zum Verschwinden der Erinnerungen. Über dem Weg der Exposition soll die Erinnerung an das Trauma durch Habituation im Laufe des wiederholten Nacherlebens weniger Angst und andere negative Emotionen auslösen. Gelegentlich vorkommende Vermeidung, an die schlimmsten Momente zu denken, ist zu unterbrechen. Vor der Durchführung werden die Besonderheiten des Traumagedächtnisses erläutert. Posttraumatisch veränderten Überzeugungen und Einstellungen (Schemata) wird in der Therapie breiter Raum gewidmet.

Zur Vermittlung der Funktionsweise des Gedächtnisses kann ein Experiment („Gedankenunterdrückung") herangezogen werden. Dies funktioniert derart, dass man die Person bittet, während der nächsten Minuten nicht an eine ganz spezielle Sache wie z. B. einen roten Elefanten zu denken. Das menschliche Gehirn funktoniert so, dass Dinge, die explizit nicht gedacht werden sollen, besonders häufig auftauchen – mit ein Grund für das Auftreten von Intrusionen. Die Konsequenz dieser Übung liegt auf der Hand: Auftauchende Erlebnisse kommen und gehen lassen ohne sie mit aller Gewalt verdrängen zu wollen führt zu einer Verminderung der Häufigkeit der Wiederkehr dieser Vorstellungsbilder.

Die Verbesserung von Selbstkontroll- und -wahrnehmungsfähigkeiten wirkt sich auch positiv auf die soziale Interaktion aus. Denn Kontakte zu knüpfen und Aktivitäten wieder aufzunehmen stellt in der Regel ein weiteres Therapieziel dar. In Rollenspielen können auch die möglichen Reaktionen der Umwelt darauf besprochen werden. Liegen Schlafstörungen auf Grund von Grübeln vor, kann eine weitere konkrete Maßnahme („Sorgenstuhl") hilfreich sein. Hier wird angeregt zu einer bestimmten Zeit an einem bestimmten Ort über das Trauma nachzudenken und nicht unkontrolliert Nachtstunden zu belegen.

Spezifische Traumagruppen wie etwa zum sexuellen Missbrauch verlangen zum Teil einen speziellen Zugang. Der Begriff der Schemata ist ein in der Verhaltenstherapie sehr bedeutsamer. Schemata sind sich früh entwickelnde, internalisierte Muster, die beeinflussen, wie neue Informationen aufgenommen, verstanden und verarbeitet werden. Nach einem sexuellen Übergriff kann nun eine Assimilation (Informationen werden verzerrt, um in ein vorhandenes Schema hineinzupassen) oder eine Akkommodation (Veränderung bestehender Schemata, um neue, unvereinbare Informationen akzeptieren zu können) erfolgen. Ersteres tritt häufig bei Opfern von Vergewaltigung durch Bekannte auf und ist gekennzeichnet dadurch, dass die Opfer sich selbst die Schuld für den Übergriff geben. Die Folge kann ein gestörtes Selbstkonzept hinsichtlich Sicherheit, Vertrauen, Macht, Selbstachtung und Intimität sein. Als Überakkommodation werden Annahmen wie „Ich kann niemanden vertrauen, ich bin nirgends sicher" verstanden. PTB wird als Ergebnis einer Unfähigkeit gesehen, die traumatischen Erfahrungen mit den vor dem Ereignis erworbenen Einstellungen und Überzeugungen zu integrieren. In der Therapie soll den Betroffenen dabei geholfen werden ihre Gefühle vollständig zu verarbeiten und eine ausgeglichene Weltsicht wiederzuerlangen.

Eine in den letzten Jahren entwickelte Methode zur Behandlung von traumatisierten Menschen ist das „Eye Movement Desensitization and Reprocessing"-Verfahren (EMDR). Das Grundprinzip dieser Methode besteht darin, dass sich eine Person auf eine traumatische Erinnerung konzentriert und während dessen aufgefordert ist, schnelle Augenbewegungen auszuführen. Symptome posttraumatischer Störungen können mit 50 %-igem Erfolg behandelt werden. Bewältigungsstrategien werden jedoch keine vermittelt, wodurch sich eine Kombinationstherapie empfiehlt.

Vor Beendigung der Psychotherapie ist besonderer Wert auf eine Rückfallprophylaxe zu legen. Dabei wird die Patientin gebeten mit ihren Worten wiederzugeben was sich für sie geändert hat, wie sie sich selbst und ihre Umwelt sieht, weiters was ihr geholfen hat und wie sie in Zukunft mit Erinnerungen an das Trauma umgehen möchte.

Weiterführende Literatur

Ehlers, A. (1999): Posttraumatische Belastungsstörung. Göttingen: Hogrefe.

Eschenröder, C.T. (1997): EMDR. Eine neue Methode zur Verarbeitung traumatischer Erinnerungen. Tübingen: DGVT-Verlag.

Maercker, A. (1997): Therapie der posttraumatischen Belastungsstörungen. Berlin-Heidelberg: Springer.

6.1.8 Schizophrene Störungen (Gerhard Lenz)

Schizophrene Störungen weisen hinsichtlich des klinischen Erscheinungsbildes, des Verlaufes und möglicher Beeinträchtigungen eine große Vielfalt auf.

Charakteristische Symptome der Akutphase betreffen vor allem die so genannten „positiven" Symptome: formale Denkstörungen (Gedankenabreißen, Zerfahrenheit, Sprachverarmung), inhaltliche Denkstörungen (Wahn – hier vor allem Beziehungs-, Beeinträchtigungs- und Verfolgungswahn), Wahrnehmungsstörungen (vor allem akustische Halluzinationen – kommentierende, dialogische oder imperative Stimmen, aber auch coenästhetische, optische oder Geruchs/Geschmackshalluzinationen). Affektstörungen betreffen eine Abflachung im Gefühlsleben (Affektverflachung) bzw. eine Inadäquatheit des Affektes (Affektdissoziation). Die Antriebsverminderung zeigt sich in einer Reduktion zielgerichteter Aktivitäten, während psychomotorisch sowohl eine Verminderung bis hin zum Stupor als auch eine Erregung und Unruhe vorkommen kann. Das Selbstgefühl (Ich-Bewusstsein) ist häufig gestört, die Person ist verunsichert in bezug auf die eigene Identität. Ich-Störungen betreffen Phänomene wie z.B. Gedankenausbreitung, Gedankenlautwerden, Durchlässigwerden der Ich-Grenzen etc.

Dem Ausbruch einer akuten Phase geht meistens eine Prodromalphase voraus, in der ein deutliches Absinken des vorher bestehenden Leistungsniveaus festzustellen ist. Die Patientinnen ziehen sich zurück, klagen über Konzentrations- und Schlafstörungen, die Kommunikation wird schwierig. Die Länge der Prodromalphase ist zeitlich äußerst variabel und kann Jahre oder auch nur Tage dauern. In der Akutphase ist die Krankheitseinsicht meist mangelhaft.

Im Anschluss an die Akutphase findet sich häufig eine Residualphase mit „negativer" Symptomatik, die sich in Antriebsverminderung, affektiver Verflachung, Interessensverlust, sprachlicher Verarmung und sozialer Zurückgezogenheit äußert.

Neben den genannten Positiv- und Negativsymptomen werden die kognitiven Störungen als zentral angesehen. Dazu zählen in erster Linie Beeinträchtigungen der Daueraufmerksamkeit und der Gedächtnisfunktionen sowie der exekutiven Funktionen wie Planen und Problemlösen. Diese Störungen sind stabil oder progredient, bestehen oft auch während der Remissionsphasen der Schizophrenie weiter und beeinträchtigen sowohl die soziale Integration als auch die berufliche Leistungsfähigkeit. In den Untersuchungen zur Früherkennung von schizophrenen Psychosen finden sich Hinweise darauf, dass kognitiven Störungen eine Bedeutung für Früherkennung und Prävention zukommen könnte. Eine schon vorbestehende kognitive Störanfälligkeit könnte bei fehlender Kompensationsmöglichkeit eine psychotische Erstmanifestation auslösen.

Das Morbiditätsrisiko für Schizophrenie beträgt über verschiedene Länder und Kulturen hinweg ziemlich konstant 1 % (Erkrankungswahrscheinlichkeit irgendwann im Laufe des Lebens). Der Verlauf ist in den westlichen Industriegesellschaften ungünstiger als in den Entwicklungsländern (bezogen auf die Rückfallhäufigkeit). Der Verlauf einer Schizophrenie ist sehr variabel und reicht von einer vollständigen Remission bis zu schweren chronischen Verläufen (25 % nur eine Phase, 50 % mehrere Phasen, 25 % chronischer Verlauf). Die Suizidgefahr ist hoch (etwa 10 %!). Die Komorbidität betrifft Alkoholmissbrauch, Medikamentenmissbrauch, Missbrauch von illegalen Drogen (Cannabis) und Nikotinmissbrauch.

Die Verbesserung der Behandlungsmöglichkeiten schizophrener Patientinnen mit kürzerer Verweildauer im Krankenhaus und Ausbau komplementärer Versorgungseinrichtungen haben zu einer vermehrten Belastung der Familien von Betroffenen geführt. Mit der Betreuung sind meist erhebliche Belastungen und Probleme verbunden, die sich aus dem auffälligen Verhalten der Patientinnen ergeben können. Ihr oftmals bizarres Sozialverhalten führt leicht zur Isolation der Familie, insbesondere der Mütter. Mehr als die Hälfte der Angehörigen schizophrener Patientinnen klagen selbst über behandlungsbedürftige psychische Symptome, meist Depressionen und Ängste. Diese Belastungen der Angehörigen werden oft zu wenig in der Therapie berücksichtigt (siehe Abb. 7).

Das so genannte „Vulnerabilitäts-Stress-Modell" ist Grundlage für gegenwärtige Behandlungs- bzw. Rehabilitationsaktivitäten. Die beiden Hauptfaktoren des

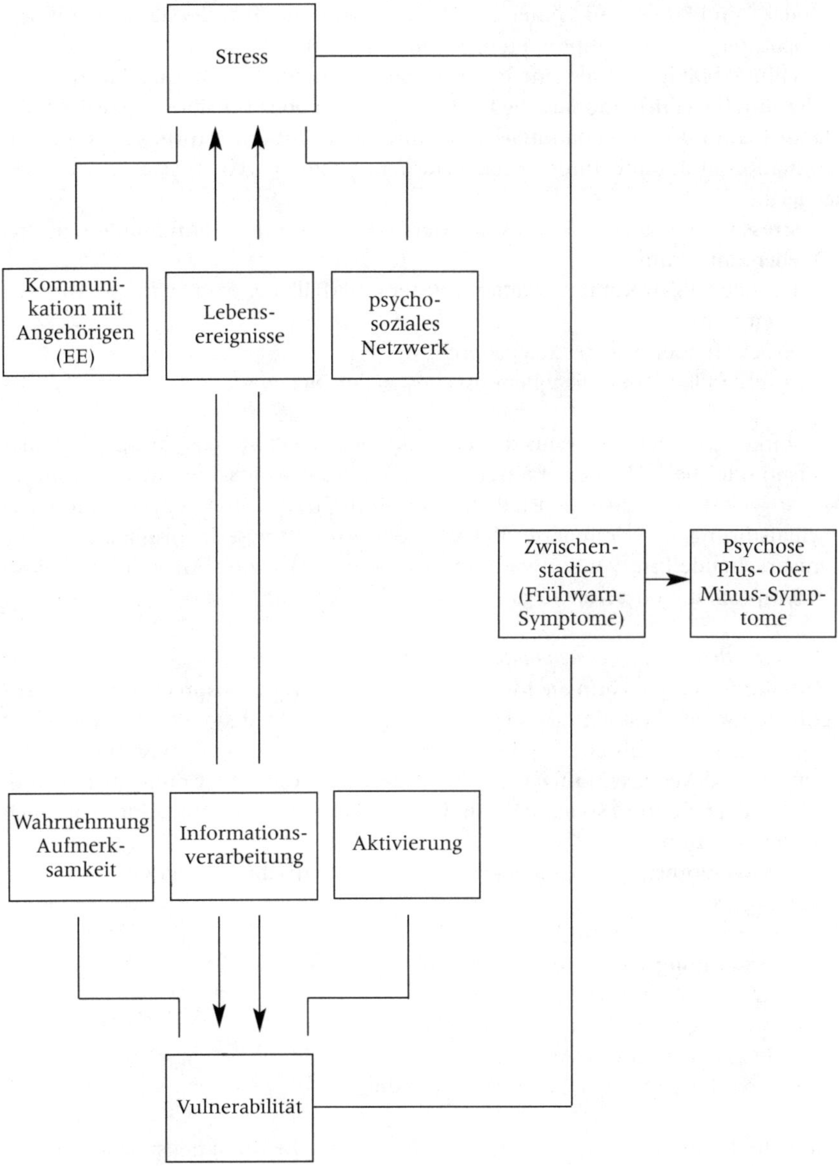

Abb. 7: Das Vulnerabilitäts-Stress-Modell der Schizophrenie

Modells sind Stress und Vulnerabilität, die sowohl miteinander als auch mit psychopathologischen Symptomen in Verbindung stehen.

Vulnerabilität wird als eine in der Person verankerte, genetisch, biochemisch oder durch Geburtstraumata bedingte Disposition oder Sensibilität gewertet. Sie kann sich in den so genannten „Basisstörungen" äußern (Störungen in der Informationsaufnahme, Informationsverarbeitung und psychophysiologischen Aktivierung).

Stress wird dagegen als Umweltvariable betrachtet und kann mindestens drei Quellen entstammen:

1. ungünstigen Kommunikationsmuster innerhalb der Familie (high expressed emotions);
2. belastenden Lebensereignissen;
3. fehlendem oder instabilem psychosozialen Netzwerk.

Je stärker nun der Stress aus der Umwelt oder die Vulnerabilität innerhalb der Person oder beide Faktoren ausgeprägt sind, desto wahrscheinlicher kommt es zu so genannten Zwischenstadien (unspezifischen Frühwarnsymptomen wie Schlafstörungen, verminderter Belastbarkeit, Anmutungserlebnissen etc.). Ohne entsprechende Intervention kann es in weiterer Folge zum Auftreten von Positivsymptomatik oder von Negativsymptomatik kommen.

Verhaltenstherapeutischer Behandlungsansatz

Verhaltenstherapie kann die Medikation nicht ersetzen. Entsprechende Untersuchungen haben bestätigt, dass Psychotherapie ohne Medikation zu schlechteren Ergebnissen führt als eine medikamentöse Behandlung allein. Wissen über Wirkungen und Nebenwirkungen von Neuroleptika fördert die Compliance sowohl bei der Therapeutin (Solidarität mit der medikamentösen Behandlung) als auch bei der Patientin.

Die wesentlichen kognitiv-verhaltenstherapeutischen Behandlungsansätze sind folgende:

1. Informationsvermittlung
2. Erkennung von Frühwarnsymptomen
3. Training kognitiver Funktionen
4. Training kognitiv-sozialer Fertigkeiten
5. Familienzentrierte Ansätze
6. Kognitive Therapie bei Positivsymptomen

Ad 1: In der Informationsvermittlung sollten zuerst die Krankheitszeichen der Patientin besprochen werden, in weiterer Folge über mögliche Entstehungsursachen diskutiert werden, schließlich sollte eine Information über Vulnerabilität erfolgen und mögliche Stress- bzw. Belastungsfaktoren überlegt werden. In einem weiteren Schritt ist es erforderlich, diese Bedingungen individuell zu spezifizieren und die entsprechende Behandlung abzuleiten. Die Diskussion über das Krankheitskonzept dient auch als Grundlage für die Verhaltensanalyse und Behandlungsplanung.

Ad 2: Zur Erkennung von Frühwarnsymptomen soll eine Liste patientinnenspezifischer Prodromalzeichen erstellt werden und es wird ein Krisenplan festgelegt, wie die Patientin bzw. die Angehörigen reagieren können, um einem drohenden Rückfall rechtzeitig zu begegnen.

Ad 3: Im deutschsprachigen Raum wurde von Brenner und Mitarbeitern das „Integrierte psychologische Therapieprogramm für schizophrene Patienten" (IPT, Roder et al., 1997) entwickelt, mit dem gezielt die kognitiven und sozialen Defizite schizophrener Patienten verbessert werden sollen. Das Programm wird in Gruppen von fünf bis sieben Patientinnen meist im stationären Setting durchgeführt und dauert ca. drei Monate.

Das IPT besteht aus fünf Unterprogrammen, wobei zuerst mehr attentional-perzeptive und kognitive Funktionen, später mehr soziale Fertigkeiten geübt werden. Die Schwierigkeit steigt laufend an. Die Komponenten des Programmes sind:

- Training der kognitiven Differenzierung
- Training der sozialen Wahrnehmung
- Kommunikationstraining
- Soziales Verhaltenstraining
- Problemlösetraining

Basierend auf diesen kognitiven Therapieansätzen wurden kognitive Therapien auch mit Einsatz von Computern entwickelt, wobei unterschiedliche kognitive Funktionsbereiche wie Konzentration, Reaktionsfähigkeit, Strategiebildung und Gedächtnisleistungen trainiert werden. Eine individuelle Leistungsanpassung an die Trainingsmöglichkeiten der Patientinnen ist vor allem mit dem computergestützten Trainingsprogramm COGPACK möglich.

Interventionen zur Behandlung von kognitiven Störungen beinhalten das Funktionstraining von elementaren kognitiven Kompetenzen, wobei neuropsychologische Testverfahren über die bloße Diagnose hinaus auch zur Modifikation der kognitiven Störungen verwendet werden.

Ad 4: Das Training sozialer Fertigkeiten wird in Gruppen durchgeführt und beinhaltet Rollenspiel-Übungen zur Verbesserung der sozialen Wahrnehmung und des sozialen Verhaltens. Geübt werden: Empfänger-Fertigkeiten (Wahrnehmungsübungen, aktives Zuhören …); Einleiten, Aufrechterhalten und Beenden von kurzen Gesprächen; Ausdrücken von positiven und von negativen Gefühlen; Rechte einfordern und ungerechtfertigte Forderungen zurückweisen; Problemlösetraining.

Ad 5: Der von Falloon et al. (1984) entwickelte familientherapeutische Therapieansatz stellt eine an die speziellen Bedürfnisse schizophrener Patientinnen und ihrer Familien angepasste Version verhaltenstherapeutischer Familienbetreuung dar. Zentrale Komponenten dieser therapeutischen Richtung, die sich bei verschiedenen Störungen und vor allem auch im Bereich der Prävention und Behandlung gestörter Partnerschaftsbeziehungen vielfach bewährt hat, sind ein gezieltes Training von Kommunikationsfähigkeiten und ein Training effektiver Problemlösegespräche.

Ad 6: Die Kognitive Therapie bei Positivsymptomen konzentriert sich auf den chronischen Wahn oder die Halluzinationen, unter denen manche Patientinnen trotz adäquater medikamentöser Therapie leiden. Bei persistierenden akustischen Halluzinationen können z. B. mit der Patientin Ablenkungstechniken geübt werden, es können Überzeugungen in Bezug auf die Stimmen herausgearbeitet und in Frage gestellt bzw. verändert werden. Bei paranoiden Tendenzen bzw. Wahn können z. B. eingesetzt werden: Diskriminationslernen von Wahrnehmung und Interpretation, sokratischer Dialog zur Infragestellung eigener Annahmen, Entwicklung von Alternativhypothesen, Realitätsprüfung.

Bei ausgeprägter Negativsymptomatik ist zusätzlich auch eine klare Strukturierung des Alltags mit Aktivitätenlisten und Wochenplänen hilfreich.

Weiterführende Literatur

Fallon, I.R.H., Boyd, J.L. & McGill, C.W. (1984): Family Care of Schizophrenia. New York-Lonson: Guildford Press.

Hahlweg, K. & Dose, M. (1998): Schizophrenie. Göttingen: Hogrefe.

Katschnig, H., Donat, H., Fleischhacker, M. & Meise, U. (2002): Österreichische Gesellschaft für Psychiatrie und Psychotherapie: 4x8 Empfehlungen zur Behandlung von Schizophrenie. 3. Teil: Psychotherapeutische Empfehlungen. Linz: Edition pro mente.

Marker, K.: Cogpack (www.markersoftware.com).

Roder, V., Brenner, H.D., Kienzle, N. & Hodel, B. (1997): Integriertes psychologisches Therapieprogramm für schizophrene Patienten. (4. Auflage) Weinheim: Psychologie Verlags Union.

Sachs, G. & Katschnig, H. (2002): Kognitive Funktionsstörungen bei schizophrenen Psychosen. Psychiatr. Praxis, 28: 60–68.

Stark, A. (1995): Verhaltenstherapeutische und psychoedukative Ansätze im Umgang mit schizophren Erkrankten. Tübingen: DGVT-Verlag.

Vauth, R., Joe, A., Seitz, M., et al. (2001): Diffenzielle Kurz- und Langzeitwirkung eines „Trainings Emotionaler Intelligenz" und des „Integrierten psychologischen Therapieprogrammes" für schizophrene Patienten. Fortschr. Neurol. Psychiatr., 69: 518–520.

6.1.9 Schlafstörungen (Kurt Meszaros)

Schlaf wird definiert als ein Erholungsprozess des gesamten Organismus, insbesondere von Stoffwechselprozessen. Die Dauer des „gesunden und allgemein als normal geltenden" Schlafes ist individuell unterschiedlich und variiert zwischen vier und zehn Stunden (Unterteilung in Kurz- und Langschläferinnen). Im Verlauf des Lebens kommt es zu einer Verringerung der Schlafdauer. Entsprechend den bei der Aufzeichnung eines Schlaf-EEGs zu beobachtenden Phasen wird zwischen Rapid-Eye-Movement(REM)- und Non-Rapid-Eye-Movement(Non-REM)-Schlaf unterschieden. Letzterer wird in vier Schlafstadien unterteilt. Der Ablauf der Schlafstadien folgt einer gewissen Reihenfolge, die als Schlafzyklus bezeichnet wird. In Abhängigkeit von der Schlafdauer und individuellen Unterschieden werden pro Nacht vier bis sechs Schlafzyklen mit einer jeweiligen Dauer von 90 bis 110 Minuten durchlaufen. REM und Tiefschlafphasen (Schlafstadium drei und vier des Non-REM-Schlafes) sind für den Erholungswert des Schlafes verantwortlich.

20–30 % der Allgemeinbevölkerung leiden unter Schlafstörungen, ca. 10–15 % sind als behandlungsbedürftig anzusehen. Schlafstörungen entwickeln sich oftmals in Zusammenhang mit Lebenskrisen, treten gehäuft bei Frauen, älteren Personen, psychisch Erkrankten und sozial benachteiligten Personen auf. Die Häufigkeit von Schlafstörungen nimmt mit steigendem Alter zu.

Schlafstörungen können die unterschiedlichsten Ursachen haben. Neben den organisch bedingten Schlafstörungen (u. a. Schlafapnoe-Syndrom, Narkolepsie, Kataplexie, Kleine-Levin-Syndrom, episodische Bewegungsstörungen mit nächtlichen Myoklonien) sind nichtorganische Faktoren wie psychische Belastung, störende Umweltfaktoren oder berufsbedingte Störungen des Schlaf-Wachrhythmus als ursächlich für Schlafstörungen anzusehen. In vielen Fällen sind Schlafstörungen Teilsymptom einer anderen psychiatrischen oder somatischen Erkrankung.

→ Schlafstörungen auf Grund medizinischer Krankheitsfaktoren: Störungen körperlicher Grundfunktionen können Auswirkungen auf den Schlaf haben. Dazu zählen u. a. internistische und neurologische Erkrankungen wie Schilddrüsenerkrankungen, akute und chronische Atemwegserkrankungen, kardiovaskuläre Erkrankungen, Stoffwechselerkrankungen wie Diabetes mellitus und chronische Schmerzzustände. Schlafstörungen, die mit diesen Erkrankungen einhergehen, sind fachbezogen abzuklären und zu behandeln.

→ Schlafstörungen in Zusammenhang mit Psychischen Störungen: Mehr als 80 % der Patientinnen mit Schlafstörungen weisen eine psychiatrische Erkrankung auf. Zu erwähnen sind hier Schlafstörungen im Rahmen bipolarer Störungen, schizophrener Erkrankungen, neurotischer oder substanzgebundener Störungen. Ob eine Schlafstörung als eigenständiges Krankheitsbild oder als Teilsymptom einer anderen psychiatrischen Erkrankung zu sehen ist, lässt sich aus dem klinischen Erscheinungsbild und dem Verlauf erkennen.

➔ Schlafstörungen in Zusammenhang mit Neurologischen Erkrankungen: Von praktischer Relevanz sind hier insbesondere Schlafstörungen, die im Verlauf demenzieller Erkrankungen auftreten (u. a. Demenz bei Alzheimer-Krankheit, vaskuläre Demenz).

➔ Schlafstörungen in Zusammenhang mit anderen intrinsischen oder extrinsischen Ursachen: Psychophysiologisch verursachte oder primäre Schlafstörungen sind in der Praxis am häufigsten anzutreffen, ca. 10 % der Allgemeinbevölkerung sind davon betroffen. Patientinnen klagen dabei über Ein- und Durchschlafschwierigkeiten, einem frühmorgendlichen Erwachen oder einer Kombination mehrerer Beschwerden. Emotionale Belastungen führen zu einer erhöhten körperlichen Anspannung und in der Folge einem Unvermögen abschalten zu können. Wiederholt sich dieses Ereignis, so entwickelt sich ein Teufelskreis mit Angst vor der Schlaflosigkeit und einer ständigen Beschäftigung mit den sich daraus ergebenden negativen somatischen und psychischen Konsequenzen. Bei längerem Bestehen dieses Kreislaufes ist eine Chronifizierung der Schlafstörungen häufig zu beobachten. An weiteren Ursachen sind u. a. störende Umweltbedingungen, berufsbedingter chronischer Schlafmangel und ungünstige Schlafgewohnheiten anzuführen.

Am Beginn der Diagnostik von Schlafstörungen sollten eine ausführliche Anamnese und eine interdisziplinär geführte Durchuntersuchung der Patientin stehen. In der Anamnese der Schlafstörung sollen folgende Faktoren erfragt werden: Erfassung der aktuellen Lebenssituation und möglicher akuter Belastungen; das Verhalten und die Befindlichkeit vor dem Zubettgehen; eine objektive Erfassung der Einschlafdauer, der Gesamtdauer der Bettzeit, der Gesamtschlafzeit; das subjektive Ausmaß und die Art der Wachphase in der Nacht sowie das Verhalten während der Wachphasen, wenn möglich auch Einholung einer Fremdanamnese über die nächtlichen Ereignisse im Schlaf; die Dauer und der Verlauf der Schlafbeschwerden, deren Auswirkungen auf die Tagesbefindlichkeit und die Leistungsfähigkeit; die allfällige Einnahme von internistischer Medikation oder Psychopharmaka.

Neben einer allgemeinmedizinischen Abklärung sollte auch eine psychiatrische und/oder neurologische Untersuchung mit dazu notwendigen Hilfsuntersuchungen wie Psychologische Testung, Laboruntersuchung, EEG, Schlaf-EEG und bildgebende Verfahren (CT, MRI) durchgeführt werden. Schlaftagebücher, die mindestens über eine Dauer von zwei Wochen geführt werden sollten, geben über die individuelle Schlafhygiene, die Schlafqualität und die Schlafdauer, störende Verhaltensweisen sowie über die Form der Schlafstörung Auskunft.

Zur Klassifikation der primär nicht organisch bedingten Schlafstörungen werden die unter dem Kapitel „Nichtorganische Schlafstörungen“ (F 51) der Internationalen Klassifikation Psychischer Störungen (ICD-10) zusammengefassten Erkrankungsbilder herangezogen. Die im Verlauf anderer Erkrankungen sekundär auftretenden Schlafstörungen werden als Teilsymptom in den jeweiligen diagnostischen Leitlinien angeführt.

In der Praxis empfiehlt sich eine Einteilung der Schlafstörungen in die so genannten „Dyssomnien“ und „Parasomnien“:

➔ Unter den Dyssomnien werden Störungen, die die Dauer, Qualität oder den Zeitpunkt des Schlafes betreffen, zusammengefasst. Dazu zählen die nichtorganische Insomnie (die Schlaflosigkeit im eigentlichen Sinne), die nichtorganische Hypersomnie (die exzessive Schläfrigkeit während des Tages), und Schlafanfälle, die nicht durch eine unzureichende Schlafdauer zu erklären sind; weiters die nichtorganischen Störungen des Schlaf-Wach-Rhythmus, die sich aus dem Fehlen einer Synchronizität zwischen individuellem Schlaf-Wachrhythmus und äußeren zirkadianen Zeitgebern ergeben (u. a. bei Schichtarbeitern, Nachtdiensttätigkeit, Jetlag-Syndrom).

➔ Die Parasomnien umfassen abnorme Episoden, die während des Schlafes, insbesondere beim Erwachen, beim teilweisen Erwachen und beim Wechsel der Schlafstadien, auftreten. Dazu zählen der Somnambulismus (das Schlafwandeln), ein Zustand mit Veränderung der Bewusstseinslage, in dem Schlaf und Wachsein kombiniert auftreten, und der Pavor nocturnus (nächtliche Episoden äußerster Furcht mit starker autonomer Erregung und Albträumen und mit oft detaillierter Erinnerung an den angstvoll erlebten Trauminhalt).

Wir gehen nun auf die Behandlungsmöglichkeiten der primären, nichtorganischen Insomnie ein. Patientinnen mit einer Insomnie klagen über Einschlaf- und/oder Durchschlafstörungen und/oder eine schlechte Qualität des Schlafes. Die subjektiv als unbefriedigend erlebte Schlafdauer und/oder Schlafqualität verursacht einen deutlichen Leidensdruck und wirkt sich auch auf Alltagsaktivitäten der betreffenden Person störend aus. Bei längerem Bestehen (definitionsgemäß wenigstens dreimal pro Woche mindestens über die Dauer eines Monats) bestehen auch während des Tages eine Angst vor der Schlafstörung und die sich daraus möglicherweise ergebenden negativen Konsequenzen.

Verursachende und aufrechterhaltende Faktoren für eine Insomnie können sich unterscheiden und erfordern die Erarbeitung eines multimodalen Therapiekonzeptes mit der Differenzierung in eine ursachenspezifische und eine symptomorientierte Behandlung.

Verhaltenstherapeutischer Behandlungsansatz

Nichtpharmakologische Therapiemaßnahmen umfassen neben der Aufklärung und Beratung der Patientin insbesondere verhaltenstherapeutische Interventionen mit dem Ziel, psychophysiologische Hintergründe der Insomnie zu bearbeiten, das bei Insomniepatientinnen erhöhte Anspannungsniveau durch Entspannung zu ersetzen, den Schlaf störende Gewohnheiten zu korrigieren und den Schlaf betreffende Ängste und dysfunktionale Kognitionen schrittweise abzubauen bzw. umzustrukturieren.

Am Beginn der psychotherapeutischen Behandlung soll eine Aufklärung über normalen und gesunden Schlaf, die Funktion des Schlafes und mögliche Auswirkungen von Schlafstörungen auf die Gesundheit stehen. Patientinnen mit Insomnien weisen oftmals dysfunktionale und stark angstbesetzte Kognitionen über ihren Schlaf und Annahmen über mögliche somatische Dauerschäden aus einer länger bestehenden Insomnie auf. Sie sollten diesbezüglich ausführlich informiert werden und auch darauf aufmerksam gemacht werden, dass die Schlafdauer individuell oft sehr unterschiedlich ist, der Nachtschlaf mit steigendem Alter abnimmt und nächtliches Erwachen nicht prinzipiell als gesundheitsgefährdend oder krank zu bewerten ist. Oftmals ist es notwendig darüber aufzuklären, dass die physiologische Funktion des Schlafes nicht unmittelbar mit der subjektiv erlebten Tagesbefindlichkeit zusammenhängen muss.

Diese Informationen führen in Kombination mit den Ergebnissen der organischen Durchuntersuchung zu einer Entlastung der Patientin, insbesondere wenn organische Leiden ausgeschlossen werden können. Sensibilität der Behandelnden ist besonders bei den auf organische Beschwerden fixierten Patientinnen notwendig, wenn auf mögliche psychische Faktoren in der Entstehung und Aufrechterhaltung von Schlafstörungen hinzuweisen ist. Wie bei anderen psychiatrischen Erkrankungen auch ist bei den an Insomnien Leidenden die Kooperation der Patientin als Co-Therapeutin therapeutisch wichtig – in ihrer Selbstwahrnehmung muss sie sich vom Opfer zur Behandlerin ihrer Störung verwandeln.

Neben diesen Basisvariablen nehmen die nachfolgend vorgestellten kognitiv-behavioralen Verfahren den größten Raum in der Behandlung von Insomniepatientinnen ein.

Regeln zur Schlafhygiene und Schlafhilfen: Hierbei werden Informationen über „gesunden" Schlaf und Schlafverhalten vermittelt. Diese Regeln stellen einfache schlafverbessernde Verhaltensmaßnahmen dar, die von der Patientin selbst einfach durchzuführen sind. Ziel dieser Verhaltensmodifikationen stellt die Reduktion der negativen Konditionierung von Schlaf und Schlafumgebung dar. Zu diesen Regeln der Schlafhygiene zählen u. a. die Vermeidung emotional aufwühlender oder auch körperlicher Aktivitäten unmittelbar vor dem Schlafengehen zugunsten entspannender Abendgestaltung, der Verzicht auf Substanzen wie Alkohol, Nikotin oder Koffein, die Verbesserung äußerer Rahmenbedingungen wie zu lautes oder zu heißes Schlafzimmer. Außerdem die regelmäßige Anwendung schlafanstoßender Stimuli wie das Anhören ruhiger Musik im Bett, eine Beschränkung der Zeit, die im Bett verbracht wird und der Zeit, die tatsächlich zum Schlafen verwendet wird. Manchmal kann auch ein Verzicht auf Schlaf während des Tages, um die Schlaffähigkeit während der Nacht zu stabilisieren, notwendig sein. Maßnahmen zur Verbesserung der Schlafhygiene müssen auf die jeweiligen Möglichkeiten und Notwendigkeiten der Patientin abgestimmt werden.

Stimuluskontrolle: Durch die so genannte Stimuluskontrolle soll die negative Konditionierung von Patientinnen in Zusammenhang mit dem „Stimulus Bett" bearbeitet werden. Patientinnen mit einer Insomnie berichten oftmals, dass sie trotz innerer Anspannung und kognitiver Hyperaktivität vergeblich versuchen einzuschlafen. Auf Grund wiederholt frustraner Versuche zu schlafen kann das Bett und das Schlafzimmer selbst über den Weg eines bedingten Reflexes Schlaflosigkeit verursachen. Es kommt so zu einer Umkehrung von Reizen für Schlafen und Wachsein. Über die Anleitung zur Stimuluskontrolle sollen Patientinnen einen regelmäßigen Schlaf-Wachrhythmus wieder zu etablieren erlernen. Aktivitäten, die den Schlafrhythmus stören (wie Essen oder Fernsehen im Bett), sollen vermindert, Instruktionen zur Vertiefung des Schlafrhythmus sollen regelhaft verstärkt werden („Lege dich nur dann ins Bett, wenn du müde bist und glaubst einschlafen zu können"). Die Instruktionen zur Stimuluskontrolle richten sich in erster Linie auf das Einschlafen oder bei Patientinnen mit Durchschlafstörungen auf die Phase des Wiedereinschlafens (bei Einschlaf- und Wiedereinschlafproblemen ist das Bett und das Schlafzimmer zu verlassen und erst bei Auftreten einer starken Müdigkeit wieder zu betreten). Ziel der Stimuluskontrolle ist es, das Schlafzimmer und insbesondere das Bett mit Einschlafen zu verbinden. Die einzelnen Schritte zur Stimuluskontrolle sollen individuell besprochen und eine jede Regel auf die Bedürfnisse der jeweiligen Patientin abgestimmt werden. Vielfach handelt es sich bei den Regeln zur Stimuluskontrolle um Techniken zur Verbesserung des Selbstmanagements. Zahlreiche kontrollierte Studien belegen die Effizienz der Stimuluskontrolle bei der Behandlung von Insomnien, insbesondere in Kombination mit Entspannungstechniken.

Schlafbeschränkung: Da viele Patientinnen mit einer Insomnie eine geringe Schlafeffizienz aufweisen, werden sie basierend auf den Aufzeichnungen des Schlafprotokolls dazu aufgefordert, die Aufenthaltsdauer im Bett auf jene Zeit zu begrenzen, von der sie glauben, tatsächlich geschlafen zu haben. Bei einer subjektiv wahrgenommenen Schlafzeit von vier Stunden und einer festgelegten oder üblichen Aufstehzeit von sechs Uhr bedeutet dies, dass die Patientin erst um zwei Uhr morgens zu Bett gehen darf. Ein Schlafen während des Tages ist bei diesem therapeutischen Vorgehen notwendigerweise zu unterlassen. Die Schlafdeprivation soll zur Konsolidierung des Schlafes führen. Erst wenn die Patientin ca. 85 % der im Bett verbrachten Zeit schläft, darf sie 30 Minuten länger im Bett bleiben. Die Schlafdauer wird schrittweise so erhöht, bis eine individuell angenehme Schlafzeit erreicht wurde. Das Verfahren der Schlafrestriktion hat sich besonders bei chronifizierten Schlafstörungen und älteren Personen mit Insomnien als hilfreich erwiesen. Bei Patientinnen mit einer akuten psychiatrischen Erkrankung (u. a. Manie, Exazerbation einer schizophrenen Psychose) ist dieses Verfahren kontraindiziert.

Entspannungstraining: Zur Behandlung von Insomnien werden neben der progressiven Muskelrelaxation nach Jacobson auch das Autogene Training, (Selbst-) Hypnosetechniken und Biofeedback erfolgreich angewendet. Entspannungstechniken wirken sich neben dem unmittelbar schlafanstoßenden Effekt auch auf die Tagesängstlichkeit und die motorische Unruhe von Patientinnen mit Schlafstörungen positiv aus. Die unterschiedlichen Entspannungstechniken erzielen hinsichtlich ihrer Effektivität in kontrollierten Untersuchungen ähnlich gute Ergebnisse. Die gewählte Methode sollte durch eine Fachfrau angeleitet werden.

Biofeedback: Gerade bei ängstlich-kontrollierten Patientinnen mit Insomnien hat sich der Einsatz von Biofeedback in der Behandlung als Erfolg versprechend erwiesen. Patientinnen sollen über das Biofeedback Entspannung üben und so erlernen, dass sie diese Technik auch unmittelbar vor dem Einschlafen im Bett liegend anwenden können.

Kognitive Therapieverfahren: Dysfunktionale Gedanken über den Schlaf, die „notwendige" Schlafdauer und Konsequenzen aus einem gestörten Schlafrhythmus werden mittels kognitiver Techniken erfolgreich behandelt. Verfahren wie die kognitive Umstrukturierung, die paradoxe Intention und der Gedankenstopp (siehe unten) haben sich als besonders hilfreich erwiesen.

Bei Personen mit Schlafstörungen sind häufig irrationale Überzeugungen bezüglich der internen und externen Notwendigkeiten für einen „gesunden" Schlaf vorhanden. Beispiele dafür sind u. a., „dass man unbedingt eine bestimmte Menge an Schlaf benötigt, um am nächsten Tag ausgeruht und arbeitsfähig zu sein" oder „länger andauernde Schlaflosigkeit führt zu psychischen Erkrankungen oder einem Nervenzusammenbruch". Zur erfolgreichen Behandlung zählt deshalb die Erarbeitung adäquater Kognitionen. Die Konzentration auf beruhigende und angenehme innere Bilder beim Einschlafen oder nächtlichem Wachliegen können darüber hinaus Ängste und schlafbehindernde Gedanken lösen.

Paradoxe Intention: Dieses Verfahren hat sich besonders hilfreich zur Behandlung von Insomnien bei ängstlich-kontrollierten Personen erwiesen. Dabei wird die Aufgabe gegeben, sich zwar zu Bett zu begeben, aber nicht zu versuchen einzuschlafen. Mittels eines Gedankenstopps soll das nächtliche Gedankenkreisen und die Grübelei bei Patientinnen mit Insomnien unterbrochen werden. Die Personen werden dazu angehalten, unmittelbar beim Auftreten quälender Gedanken mit einem energisch gesprochenen „Stopp" das Gedankenkreisen zu unterbrechen.

In der Praxis haben sich kognitive Interventionen ebenso effizient wie rein verhaltenstherapeutische Maßnahmen zur Behandlung der Insomnie erwiesen.

Medikamentöse Behandlungsansätze

Schlafmittel sollten erst nach Abschluss des diagnostischen Prozesses zum Einsatz kommen. Weitere Voraussetzungen für eine medikamentöse Behandlung der Insomnie sind neben einer gezielten Indikationsstellung die erfolglose oder unbefriedigende Anwendung psychotherapeutischer Verfahren sowie der Ausschluss von Risikopatientinnen (dazu zählen insbesondere Patientinnen mit einer substanzbezogenen Problematik in der Anamnese). Weiters bedarf es des Vorliegens eines Gesamtbehandlungskonzeptes, in dem die Anwendung von Psychopharmaka einen Aspekt der Therapie darstellt. Die Indikationen zur Behandlung einer Insomnie mit Medikamenten sind die Entlastung der Patientin bei akuten Belastungssituationen, das Durchbrechen des Circulus vitiosus von Schlafstörung und Angst, das Verhindern einer Chronifizierung sowie die Behandlung chronischer Insomnien.

Zur medikamentösen Therapie von Insomnien stehen unterschiedliche Stoffgruppen wie Benzodiazepinhypnotika, Nicht-Benzodiazepinhypnotika, andere Psychopharmaka mit einer sedierenden Wirkung, neue Nicht-Benzodiazepinhypnotika, Antihistaminika, Phytotherapeutika und alternative Präparate zur Verfügung. Diese sollten bestimmten Auswahlkriterien wie Form, Dauer und Schwere der Insomnie, Alter der Patientin, dem Vorliegen organischer Erkrankungen, den angeführten Tagesbeschwerden und bereits erfolgten Therapiemaßnahmen folgend, eingesetzt werden. Die medikamentöse Therapie von Insomnien umfasst somit eine ursachenspezifische und eine symptomorientierte Behandlung. Vor Beginn der Behandlung sollen Vor- und Nachteile einer Medikation mit der Patientin erörtert und individuell abgewogen werden.

Weiterführende Literatur

Bootzin, R. (1996): Schlafstörungen. In: Margraf, J. (Hrsg.): Lehrbuch der Verhaltenstherapie. Berlin: Springer.

Hajek, G., Rüther, E. & Hauri, P.J. (1992): Insomnien. In: Berger, M. (Hrsg.): Handbuch des normalen und gestörten Schlafes. Berlin: Springer.

Möller, H.J. (1993): Therapie psychiatrischer Erkrankungen. Stuttgart: Enke.

6.1.10 Schmerz (chronischer) (Michael Bach)

Schmerz zählt zum Erfahrungsschatz nahezu jedes Menschen. Er stellt eines der häufigsten Krankheitssymptome dar und veranlasst Betroffene in hohem Maße ärztliche Hilfe in Anspruch zu nehmen: Etwa jeder dritte Arztkontakt in Mitteleuropa erfolgt wegen Schmerzes. Nach der Definition der Internationalen Schmerzgesellschaft ist Schmerz „[...]ein unangenehmes Sinnes- und Gefühlserlebnis, das mit aktueller oder potenzieller Gewebsschädigung verknüpft ist oder mit Begriffen einer solchen Schädigung beschrieben wird". Diese Definition enthält für die psychosomatische Betrachtung von Schmerz einige relevante Aspekte:

➔ Zum einen werden Aspekte der Körperwahrnehmung und emotionale Aspekte als gleichberechtigte, untrennbare Komponenten der Schmerzerfahrung definiert. Hierdurch wird die Multidimensionalität des Schmerzes als psycho-somatisches Gesamtphänomen betont.

➔ Die Betonung des Erlebnisaspektes von Schmerz unterstreicht die Subjektivität der Schmerzwahrnehmung. Schmerz hat damit mehr Ähnlichkeit mit der Erfassung innerer Zustände wie Hunger oder Müdigkeit und weniger mit sensorischen Sinnesqualitäten wie Sehen oder Hören.

➔ Eine Gewebsschädigung ist zwar oft Auslöser der Schmerzempfindung, die Schmerzerfahrung selbst beruht aber nicht notwendigerweise auf einer Gewebsschädigung.

➔ Die Definition ist geeignet, auch Schmerzzustände ohne ausreichende medizinische Erklärung unter dem gleichen Schmerzbegriff zusammenzufassen.

Akuter und chronischer Schmerz

Die Ergebnisse der modernen Schmerzforschung legen nahe, akuten und chronischen Schmerz als zwei grundlegend unterschiedliche Arten von Schmerz zu differenzieren. Akuter Schmerz ist in der Regel kurz andauernd und üblicherweise somatisch-nozizeptiv ausgelöst (durch Verletzungen, Entzündungen, körperliche Fehlfunktionen etc.). Akuter Schmerz ist üblicherweise begleitet von einem erhöhten Sympathikotonus, der zu entsprechenden vegetativen Reaktionen (z. B. kardiovaskuläre, respiratorische und gastrointestinale Veränderungen, Schwitzen, Muskeltonuserhöhung) und psychischen Veränderungen (z. B. Ängstlichkeit, Betroffenheit, Schlafstörung, reduzierte Stresstoleranz) führt. Der akute Schmerz besitzt hier eine biologische Warnfunktion, indem er (meist auf Grund einer lokalisierbaren Verknüpfung mit der auslösenden Ursache) auf zugrunde liegende (organ-)pathologische Prozesse hinweist und auf eine unmittelbare Begrenzung der potenziellen Gewebsschädigung ausgerichtet ist (z. B. Entfernen der Hand von einer heißen Herdplatte). Gleichzeitig besitzt der akute Schmerz eine unmittelbar rehabilitative Funktion, indem er (z. B. bei Unfällen oder Entzündungen) zur Ruhe und Schonung zwingt. Die schmerzassoziiert-negative emotionale Reaktion lässt sich am ehesten als (nicht pathologischer) Begleitumstand des Schmerzerlebens auffassen, der zur unmittelbaren emotionalen Validierung des akuten Schmerzgeschehens dient. Insgesamt dient der akute Schmerz der Erhaltung der bio-psycho-sozialen Unversehrtheit und Funktionsfähigkeit.

Chronischer Schmerz ist grundsätzlich etwas anderes als ein lang anhaltender Schmerz. Nach einer Zeitspanne von mehr als sechs Monaten finden auf unterschiedlichen (somatischen und psychosozialen) Ebenen Chronifizierungsvorgänge statt, die eine sekundäre Kausalkette für die weitere Aufrechterhaltung des Schmerzes darstellen. Der multikausale Chronifizierungsprozess lässt sich nicht mehr rein nozizeptiv erklären, zunehmend rücken psychosoziale Faktoren in den Vordergrund. Durch die schrittweise Verselbständigung des Schmerzgeschehens von seiner ursprünglich auslösenden Ursache verliert der chronische Schmerz seine biologische Warnfunktion; er ist nicht mehr Hinweis auf eine (zugrunde liegende) Verletzung oder Erkrankung, sondern ist selbst zu einer eigenständigen Erkrankung geworden (in diesem Zusammenhang wird auch von der „chronischen Schmerzerkrankung" gesprochen). Das Ausmaß der erlebten psychosozialen Beeinträchtigung und Behinderung ist dabei in hohem Maße durch soziokulturelle Faktoren mitgeprägt.

So wird chronischer Schmerz heute als bio-psycho-soziales Gesamtphänomen aufgefasst, an dessen Entstehung und Aufrechterhaltung neben der biologisch-physiologischen (sensorischen) Ebene auch affektiv-emotionale, motivationale und evaluativ-kognitive Faktoren beteiligt sind. Darüber hinaus sind interaktionelle und soziokulturelle Faktoren des Schmerzerlebens und Schmerzausdrucks als Determinanten von Chronifizierungsprozessen wirksam. Die aus dem cartesianischen Denken tradierte Auffassung einer Dichotomisierung zwischen „somatischen" und „psychischen" (oder „psychogenen") Schmerzen kommt zwar dem Bedürfnis nach klar abgrenzbaren klinischen Entitäten nahe, doch sind die Begriffe „psychisch" und „somatisch" in diesem Zusammenhang eher als Pole eines dimensionalen Kontinuums aufzufassen. Ausgehend von einem ganzheitlichen bio-psycho-sozialen Krankheitsverständnis ist heute die Frage, ob Schmerzen „somatogen" bzw. „psychogen" bedingt seien, im Sinne eines „Entweder-Oder" heuristisch nicht mehr sinnvoll. Vielmehr stellt sich die Frage, in welchem Umfang biologische und psychosoziale Faktoren im jeweiligen Einzelfall pathogenetisch bzw. pathoplastisch wirksam sind. Zum Verständnis des chronischen Schmerzes hat sich bewährt, folgende Faktoren zu unterscheiden:

Prädisponierende Faktoren: Bei vielen Betroffenen dürfte bereits eine gewisse Vulnerabilität zur chronischen Schmerzentwicklung vorbestehend gewesen sein. Als biologische Vulnerabilitätsfaktoren werden genetisch determinierte Unterschiede in der Schmerzverarbeitung diskutiert (z. B. durch Opiatrezeptor-Polymorphismus oder Unterschiede im Neuropeptid-Metabolismus) bzw. körperliche Vorerkrankungen, die zur Schmerzentwicklung prädisponieren könnten (z. B. körperliche Fehlhaltung, postinfektiöse neuronale Sensibilisierung etc.). Auf der psychosozialen Ebene finden sich einerseits Hinweise auf prädisponierende Persönlichkeitsmerkmale (z. B. Alexithymie, Modell der „repression/sensitization", Modell der „negative affectivity", Selbstwertmangel und übermäßiger Leistungsanspruch), aber auch eine deutlich erhöhte Prävalenz an schwerwiegenden psychischen Traumatisierungen in der Vorgeschichte (schwere Misshandlung bzw. Missbrauch, Verwahrlosung, Verlust einer zentralen Bezugsperson, Verfolgung, Krieg, Folter etc.). Insbesondere für die Entwicklung ausgeprägter hypochondrischer Krankheitsbefürchtungen scheinen auch spezifische Kindheitserfahrungen im Umgang mit Gesundheit und Krankheit in der Herkunftsfamilie Relevanz zu besitzen.

Auslösende Faktoren: Eine Vielzahl somatischer Faktoren können akute Schmerzen hervorrufen, beispielsweise Verletzungen, Entzündungen, autonome Übererregbarkeit, ein dysfunktional erhöhtes Anspannungsniveau oder eine Veränderung der Schmerzschwelle durch Schlafstörungen und Inaktivität. Auf der psychosozialen Ebene finden sich unmittelbar vor Beginn der Schmerzerkrankung häufig lebensverändernde Ereignisse (Verlusterfahrungen, Beziehungskrisen, aber auch Migration oder akute Traumatisierungen), gelegentlich auch chronische Konflikte (am Arbeitsplatz und/oder in der Partnerschaft bzw. Familie). Aus der Prädiktorenforschung ist weiters bekannt, dass das akute Auftreten einer depressiven Störung oder einer Angststörung als negativer Prädiktor für eine Schmerzentwicklung und eine spätere Schmerzchronifizierung angesehen werden kann.

Aufrechterhaltende Faktoren: Am Übergang vom akuten zum chronischen Schmerz finden sich wieder eine Reihe somatischer Faktoren, wie z. B. Vorgänge der neuronalen Sensibilisierung durch veränderte Rezeptor-Sensibilität, Wechselwirkungen zwischen prolongierter Muskelanspannung, Schmerzentwicklung, Schonhaltung und erneuter muskulärer Dysbalance und anderes. Auf der psychosozialen Ebene sind hier insbesondere die Verstärkung des Schmerzerlebens und Ausdrucksverhaltens im Rahmen von Lernprozessen relevant (z. B. das Erlernen von Schonhaltungen durch Schmerzvermeidung, die Fokussierung der Aufmerksamkeit auf dysfunktionale Körpervorgänge und die Abhängigkeit des Schmerzausdrucks von Umgebungsfaktoren).

Verhaltenstherapeutischer Behandlungsansatz

Geht man von einem mehrdimensionalen Schmerzverständnis aus, so ist in der Diagnostik und Therapie von Schmerzkranken auf eine ausgewogene Berücksichtigung biologischer, psychologischer und soziokultureller Aspekte zu achten. Entscheidend hierbei sind die individuelle Gewichtung aller relevanten Faktoren und die Einschätzung ihrer Wechselwirkungen im konkreten Krankheitsverlauf Betroffener. Infolge der Multidimensionalität des chronischen Schmerzes wird hier für eine komplementäre ganzheitliche Anwendung psychotherapeutischer Verfahren in Verbindung mit medizinischen, physiotherapeutischen und anderen Maßnahmen plädiert. Bisherige Evaluationen und Meta-Analysen zeigen, dass die Behandlungseffektivität von multidisziplinären Behandlungsprogrammen etwa doppelt so hoch ist wie bei eindimensionalen Behandlungssettings, gemessen an unterschiedlichen Erfolgskriterien wie z. B. Reduktion der Schmerzstärke, des subjektiven Beeinträchtigungsgrades, Aktivitätsniveaus, Medikamentenverbrauchs, Wiedererlangung der Arbeitsfähigkeit und Inanspruchnahme medizinischer Leistungen (Flor und Mitarbeiterinnen, 1992).

Gerade beim chronischen Schmerz ist bereits in der Therapieplanung auf eine gute Kooperation verschiedener Berufsgruppen (Psychotherapeutinnen, Ärztinnen, Physiotherapeutinnen ...) zu achten. Ein zentrales Problem in der Psychotherapie von Schmerzpatientinnen ist die anfängliche Ablehnung der Behandlung auf Grund eines einseitig somatischen Krankheitsverständnisses („Schmerzen sind körperliche Beschwerden, daher müssen sie auch eine körperliche Ursache haben!" oder „Ich bin nicht verrückt, ich habe Schmerzen, die bilde ich mir nicht ein!"). Nicht selten wird dieses Krankheitsverständnis durch unzureichendes Wissen oder einseitige Informationsweitergabe von primär behandelnden Fachkolleginnen noch verstärkt. Hier empfiehlt sich der Aufbau einer kontinuierlichen Kooperation, beispielsweise in Form von Qualitätszirkeln, interdisziplinären Schmerzkonferenzen oder Konsiliar-Liaison-Versorgungsdiensten.

Zu den Rahmenbedingungen einer Therapie mit chronischen Schmerzpatientinnen zählt das Anbieten regelmäßiger Kontakttermine zur Reduzierung der Symptomkontingenz therapeutischer Beziehungsangebote. Die Patientinnen sollten informiert werden über die Notwendigkeit eines kontinuierlichen Informationsflusses (unter Berücksichtigung der gesetzlichen Verschwiegenheitspflicht) zwischen den betreuenden Fachbereichen, mit dem Ziel, das übermäßige Inanspruchnahmeverhalten („doctorshopping") der Patientinnen und das „Streuen von Informationen" (im Sinne eines Spaltungsvorganges) zu reduzieren. Zentrale Themenbereiche zu Beginn der Therapie sind das Ringen um die Akzeptanz der Beschwerden und ein plausibles Erklärungsmodell (entgegen der Haltung „Sie glauben mir nicht – ich glaube Ihnen nicht"), die Fokussierung auf krankhafte Vorgänge des eigenen Körpers, die ausgeprägten externen Kausal- und Kontrollattributionen (Einfordern zusätzlicher Befunde, Idealisierung ärztlicher Fähigkeiten, Entwertung therapeutischer Bemühungen etc.) und die Stärkung von Eigenverantwortlichkeit, Kompetenz und Selbsteffizienz. In der Beziehungsgestaltung ist auf eine bedingungslose Akzeptanz der Beschwerden zu achten – auch ohne nachweisliche Befunde („Schmerzen sind real, unabhängig von ihrer Ursache"). Erst nach Gelingen einer vertrauensvollen therapeutischen Beziehung ist es sinnvoll, das einseitige Krankheitsmodell zu hinterfragen und psychosoziale Aspekte des Schmerzes zu diskutieren, um anschließend den Behandlungsfokus auf andere Erlebnisbereiche erweitern zu können (z. B. Stärkung der Selbstkompetenz und Selbsteffizienzerwartung, Verbesserung der Affektregulation, Bearbeitung maladaptiver zentraler Kognitionen und Beziehungsstörungen).

Hauptanliegen verhaltenstherapeutischer Interventionen ist die Förderung der Eigenaktivität und Selbstkompetenz der Patientinnen im Umgang mit den Schmerzen und deren Folgen, sodass sie aktiv und bewusst in das Schmerzgeschehen eingreifen können. Ansatzpunkte einer aktiven Schmerzbewältigung sind einerseits die Einflussnahme auf die (inneren und äußeren) Auslöser der Schmerzen, andererseits die Schmerzreduktion durch Anwendung verschiedener (erlernbarer) Techniken (Symptomlinderung). Hier nehmen jene Interventionen einen großen Stellenwert ein, die auf psychophysiologischer Ebene ansetzen, wie beispielsweise Entspannungsverfahren, Biofeedback, teils kombiniert mit Imaginations- und Suggestionstechniken. Ein weiterer Behandlungsschwerpunkt ist der Aufbau gesundheitsbezogener Maßnahmen (z. B. Reduktion des Analgetikakonsums, gestufter Aktivitätsaufbau, psychosoziale Rehabilitation und Reintegration) mit dem Ziel einer Förderung von Lebensqualität trotz chronischer Schmerzen. Neben den direkt symptombezogenen Behandlungsmaßnahmen, die im weitesten Sinne als „Schmerzbewältigungsverfahren" bezeichnet werden können, sind symptomübergreifende Interventionsmaßnahmen zu erwähnen. Diese sind indiziert, wenn die Schmerzsymptomatik in Zusammenhang steht mit tief greifenden Störungen der Affektregulation (z. B. im Rahmen von Persönlichkeitsstörungen), traumatischen Erfahrungen, akuten lebensverändernden Ereignissen oder einer Dekompensierung infolge chronischer Überlastungssituationen.

Weiterführende Literatur

Bach, M., Aigner, M. & Bankier, B. (2001): Schmerzen ohne Ursache – Schmerzen ohne Ende. Konzepte – Diagnostik – Therapie. Wien: Facultas.

Basler, H.D., Franz, C., Kröner-Herwig, B., Rehfisch, H. & Seemann, H. (1995): Psychologische Schmerztherapie. Berlin: Springer Verlag.

Flor, H. (1991): Psychobiologie des Schmerzes. Bern: Huber.

Flor, H., Fydrich, T. & Turk, D.C. (1992): Efficacy of multidisciplinary pain treatment centers: a meta-analytic review. Pain, 49: 221–230.

6.1.11 Sexualstörungen (funktionelle) (Johann Kinzl)

Die Sexualität spielt in viele Bereiche der menschlichen Existenz hinein und ist für die meisten Menschen nicht nur ein peripherer, sondern ein zentraler Aspekt ihrer Existenz. Sexualität hat aber nicht nur eine hohe Bedeutung für die geschlechtliche Identität und Fortpflanzung, sondern ist auch eine Quelle für besonderen Lustgewinn, ist wichtig für das Selbstwertgefühl und die Beziehungsgestaltung und dient auch der Nähe-Distanz-Regulierung, der Spannungsabfuhr und der Machtausübung. Sexualität ist die treibende Kraft sowohl für das Eingehen als auch für die Aufrechterhaltung einer intimen Beziehung zwischen zwei Menschen. Die Sexualität soll im Leben vieler Menschen oft all das leisten, was die übrigen Lebensbereiche oft nicht zu leisten vermögen. Dadurch kommt es rasch zu einer hohen Erwartungshaltung und Überforderung im sexuellen Bereich.

Voraussetzung für eine befriedigende Sexualität ist eine positive Einstellung gegenüber der Sexualität und zum eigenen Körper. Die Einstellung zur Sexualität und das Sexualverhalten ist wiederum in einem starken Ausmaß von frühen Beziehungserfahrungen – vor allem zu den wichtigsten Bezugspersonen und deren Einstellung zur Sexualität – abhängig. Aus diesen Erfahrungen und den späteren positiven und negativen Erfahrungen mit Sexualpartnerinnen resultieren ein interindividuell unterschiedliches Sexualverhalten sowie eine individuelle Sexualeinstellung und Einschätzung dessen, was „normal" und was „anomal" ist. Dies ist auch eine häufige Quelle von Missverständnissen und Problemen zwischen Sexualpartnerinnen.

Sexualität besteht aber nicht nur aus Sexualverhalten, sondern ist auch ein wichtiger Erlebnisbereich. Das Erleben von Empfindungen, Gefühlen, Fantasien ist die innerseelische und zwischenmenschliche Dimension der Sexualität, die genauso wichtig ist wie das sexuelle Handeln. Eine Störung der sexuellen Funktion kann ebenso Ursache wie Folge einer Erlebnisstörung sein.

Die Sexualität ist zunehmend weniger auf die „klassischen sexuellen Altersgruppen" (frühes und mittleres Erwachsenenalter) beschränkt, sondern spielt zunehmend auch bei Jugendlichen (bereits auch in der Pubertät) und bei älteren Menschen eine wichtige Rolle; bei den letzteren ist sie stark abhängig vom Gesundheitszustand, dem früheren Sexualleben und dem Vorhandensein einer fixen Partnerin. Dieser Trend spiegelt sich auch in der medizinischen Forschung wider, wobei speziell die Entwicklung potenzfördernder Pillen für Männer in den letzten Jahren aktuell ist, während lustfördernde Pillen oder solche, die das Sexualleben speziell von Frauen fördern sollen, (noch) nicht existieren.

Gerade die sexuellen Funktionsstörungen sind ein gutes Beispiel dafür, dass deren Auftreten nicht unbedingt ein Hinweis auf eine schwerere psychische

Störung ist, weil es auch bei völlig gesunden Menschen zu gelegentlichen Problemen im Geschlechtsleben kommen kann. Einige Menschen leiden kaum unter ihrer sexuellen Erlebnis- oder Funktionsstörung, während andere in ihrem Selbstwertgefühl und in ihrer psychosexuellen Identität stark betroffen sind.

Unter sexuellen Funktionsstörungen verstehen wir die Unfähigkeit, auf Grund ausbleibender oder verminderter physiologischer und psychischer Reaktionen auf übliche sexuelle Reize zu einem für beide Partnerinnen befriedigenden Sexualleben zu gelangen. Die sexuelle Reaktion ist ein psychosomatischer Prozess und die einzelnen Stadien (Lust-, Appetenz-, Erregungs-, Orgasmus- und Entspannungsphase) sind physiologisch und psychologisch eng miteinander verbunden. Eine Störung in einem Bereich hat häufig eine Beeinträchtigung eines anderen Bereiches des sexuellen Reaktionszyklus zur Folge.

Der sexuelle Reaktionszyklus ist ein stark autonom ablaufender Prozess, der – wie der Schlaf und die Atmung – durch ein bewusstes Eingreifen des Individuums leicht gestört werden kann.

Es werden in Abhängigkeit vom sexuellen Reaktionszyklus folgende sexuelle Störungen unterschieden:

- → Störungen der sexuellen Appetenz oder Mangel an sexuellem Verlangen;
- → Störungen der sexuellen Erregung oder Versagen genitaler Reaktionen;
- → Orgasmusstörungen wie gehemmter Orgasmus oder vorzeitiger Samenerguss;
- → Dyspareunie (Schmerzen beim Geschlechtsverkehr);
- → gesteigertes sexuelles Verlangen bis zur Sexualsucht.

Sexuelle Funktionsstörungen sind stets multifaktoriell bedingt, wobei die einzelnen Faktoren (biologische, psychische, psychosoziale) in einem engen Wechselverhältnis stehen und eine individuell unterschiedliche Bedeutung haben.

Grundsätzlich unterscheidet man folgende Entstehungsbedingungen:

- → auslösende Bedingungen: Partnerinnenproblematik, streng religiöse Erziehung, mangelnde Sexualaufklärung, körperliche Leiden, Medikamente, psychosexuelle Traumata, ungünstige Rahmenbedingungen für Sexualität, Probleme mit der Geschlechtsidentität;
- → aufrechterhaltende Bedingungen: Persönlichkeitsvariablen (Unerfahrenheit, Selbstunsicherheit, Leistungsbezogenheit), irritierende Selbstbeobachtung, Angst vor sexuellem Versagen, Reaktion der Partnerin.

Häufig können genaue körperliche und/oder seelische Faktoren als Ursache für die Sexualstörung identifiziert werden, wobei es aber selten möglich ist, auf Grund ihres komplexen Wechselspiels die genaue Bedeutung der einzelnen Faktoren einzuschätzen. Erst die Summierung ungünstiger Erfahrungen in verschiedenen Bereichen führt zu einer Störung der sexuellen Funktion und Erlebnisfähigkeit. Man findet selten eine vollständige Erklärung dafür, warum gerade dieser Mensch, dieses Paar eine anhaltende sexuelle Störung aufweist. Für einen Großteil sekundärer Sexualstörungen kann man annehmen, dass sie im Rahmen einer kurzfristigen körperlichen Beeinträchtigung aufgetreten sind, dann aber durch psychische Faktoren aufrechterhalten werden. Unabhängig von der auslösenden Ursache kommt der Erwartungs- bzw. Versagensangst und dem daraus resultierenden Vermeidungsverhalten bei der Aufrechterhaltung sexueller Funktionsstörungen eine entscheidende Rolle zu.

Es gibt Hinweise darauf, dass bei primären sexuellen Funktionsstörungen die individuelle Lerngeschichte eine größere Rolle spielt als bei sekundären. Paare mit einer sekundären sexuellen Dysfunktion scheinen stärkere Beziehungsprobleme zu haben. Wahrscheinlich sind eine offene Kommunikation, Geduld und Flexibilität entscheidend dafür, ob ein Paar ohne therapeutische Hilfe mit sexuellen Problemen fertig wird oder nicht.

Einige Menschen berührt die sexuelle Störung nur sehr peripher und sie sind in ihrer Lebensentfaltung nicht behindert. Bei anderen wird die ganze Persönlichkeit sehr davon geprägt und es kann ein tief greifender Konflikt vorliegen oder entstehen.

Diagnostischer Prozess

Dem diagnostischen Prozess sollte gerade bei Patientinnen mit Sexualstörungen eine besondere Aufmerksamkeit geschenkt werden, weil er einerseits einen sehr sensiblen Bereich berührt und andererseits, im Sinne eines diagnostisch-therapeutischen Zirkels, das diagnostische Gespräch bereits einen hohen therapeutischen Charakter hat. Die Gestaltung bzw. das Gelingen des Erstgespräches entscheidet bei Patientinnen mit einer Sexualstörung noch mehr als bei anderen psychischen Störungen, ob die Betroffene die Therapie fortsetzt.

Bei der Behandlung von Patientinnen mit Sexualstörungen sind folgende Faktoren zu berücksichtigen:

→ Dem Aufbau einer vertrauensvollen Beziehung soll große Aufmerksamkeit geschenkt werden; auch ein Mindestmaß an Sympathie muss gegeben sein.

→ Die Erhebung der Intimsphäre muss behutsam angegangen werden; auch sind Geduld und Vorsicht geboten.

→ Das eigene Sexualverhalten und die eigene Sexualeinstellung muss ausreichend reflektiert werden (z. B. eigene Normen, Ängste, Probleme, Vorurteile).

→ Die eigene Fähigkeit, über Sexualität zu reden, muss überprüft werden (z. B. Fähigkeit, sexuelle Dinge zu benennen; Reflexion der eigenen „Sexualsprache"); dies erfolgt am besten mit Kolleginnen des eigenen und des anderen Geschlechts. Die Fähigkeit der Therapeutin, (weitgehend) frei über Sexualität reden zu können, ist wichtig, da sie als Modell für die Patientin dient. Gleichzeitig darf der Betroffenen aber vermittelt werden, dass es vielen Menschen schwer fällt, sich frei über Sexualität zu äußern.

→ Die Schwierigkeit der Patientinnen, über Sexualität zu sprechen, muss beachtet und respektiert werden (z. B. viele haben Probleme, sich entsprechend auszudrücken). Notwendig sind die Beachtung des Schamgefühls, das Vermeiden von Peinlichkeit und die Beachtung des Gefühls der Kränkung, die eine Sexualstörung, vor allem für Männer, bedeutet. Oft besteht auch nur ein sehr geringer Informationsstand über Sexualität. Darüber hinaus ist eine gewisse Angleichung an die Sprache der Betroffenen notwendig.

→ Die Gefühle, besonders die erotischen Empfindungen, die gegenüber Patientinnen mit einer Sexualstörung auftreten, müssen noch intensiver beachtet und reflektiert werden als bei Patientinnen mit anderen Störungen.

→ Negative Bewertungen gegenüber Aussagen und Verhalten der Patientin müssen vermieden werden (z. B. bezüglich bestimmter sexueller Vorlieben und Praktiken).

→ Es sollen nicht nur die nicht gelungenen Anteile der Sexualität herausgearbeitet werden, sondern auch die gelungenen Anteile und Ressourcen (z. B. intakte Bereiche im Fühlen, Denken und Handeln).

→ Zunächst soll die Sexualstörung, derentwegen die Betroffenen in Therapie kommen, genau erfasst werden (z. B. sprechen Patienten oft von einem Potenzproblem, obwohl es sich um einen vorzeitigen Samenerguss handelt). Erst dann sollen andere Problembereiche wie eine Selbstunsicherheitsproblematik, Defizite in der sozialen Kompetenz, ein Alkohol- oder Medikamentenmissbrauch, Partnerschaftsprobleme usw. herausgearbeitet werden.

→ Der Anamnese der Beziehungserfahrungen, der soziosexuellen Entwicklung und der Intimsphäre soll ausreichend Platz gegeben werden. Dazu gehören:

- Erfassung der familiären Umwelt in der Kindheit und Jugend (z. B. Verhältnis zu den Eltern, Partner- und Sexualverhalten der Eltern, Kommunikationsmöglichkeiten über sexuelle und persönliche Probleme, religiöse und ideologische Einstellungen);
- sexuelle Lerngeschichte in der Kindheit und Jugend (z. B. erste positive und negative Sexualerfahrungen, sexuelle Übergriffe, Erfahrungen mit der Selbstbefriedigung, Petting, Geschlechtsverkehr);
- sexuelle Lerngeschichte in Partnerbeziehungen (z. B. Zufriedenheit mit dem Sexualleben, Anzahl, Dauer und Verlauf bisheriger Beziehungen, Schwangerschaften, Kinder, Abtreibungen, sexuelle Funktionsstörungen);
- gegenwärtige Beziehung (z. B. Dauer und Entwicklung der augenblicklichen Beziehung, Ängste, Probleme, Liebe, Treue, Eifersucht, außerpartnerschaftliche Beziehungen, Kinder, sexuelles und nichtsexuelles Kommuni-

kations- und Interaktionsverhalten, Bedeutung der Sexualität und der sexuellen Störung für die Beziehung);
- Subjektives Erklärungsmodell für die sexuelle Störung erfragen.

Verhaltenstherapeutischer Behandlungsansatz

Wie erwähnt, spielen Erwartungsängste als mitbedingende oder aufrechterhaltende Faktoren für jede Störung der sexuellen Erlebnisfähigkeit und Funktion eine wichtige Rolle, unabhängig davon, ob weitere Konflikte oder körperliche Störungen eine ursächliche Bedeutung haben. Oft löst sich die Störung von der auslösenden Ursache und besteht funktionell autonom weiter. Auf Grund der Versagensängste kann es zu einem zunehmenden sexuellen Vermeidungsverhalten kommen, wodurch wohl kurzfristig die phobischen Ängste reduziert werden, langfristig aber die Angst weiter besteht und eine Korrektur der Ängste durch die Überprüfung in der Realität nicht mehr möglich ist.

Da die Reaktion der Partnerin auf die Störung eine wesentliche Rolle spielt, soll – wenn irgendwie möglich – die Partnerin in die Therapie miteinbezogen werden. Zahlreiche Studien konnten zeigen, dass in vielen Fällen eine Sexualberatung oder eine Kurzzeittherapie ausreichend ist. Mit dem so genannten PLISSIT-Modell existiert ein Konzept möglichst effizienter und ökonomischer Hilfe bei der Behandlung sexueller Störungen, das aus folgenden im Namenskürzel enthaltenen Schritten besteht:

- Vermittlung von Wissen über die sexuelle Entwicklung;
- Informationen zum Abbau und zur Korrektur von Fehlvorstellungen und Hemmungen;
- Beseitigung ungünstiger äußerer Faktoren;
- Ermunterung zum Reden über Sexualität und zur Mitteilung sexueller Wünsche gegenüber der Partnerin;
- Erteilung spezifischer Vorschläge: Techniken der Selbststimulation, Erprobung verschiedener Stellungen, Empfehlung eines vorübergehenden Koitusverbots mit gleichzeitiger Anweisung zu verstärktem nichtsexuellen Körperkontakt und Zärtlichkeitsaustausch mit dem Ziel, Erwartungsangst und genitale Fixierung abzubauen und prägenitales Verhalten zu verstärken.

Die Behandlung, z. B. bei einer Erektionsstörung des Mannes, beginnt deshalb im Allgemeinen damit, den Geschlechtsverkehr zu verbieten. Die Absicht dabei ist, eine gewisse sexuelle Spannung zu erreichen, aber vor allem den Leistungsdruck und das dauernde Kreisen der Gedanken beim Betroffenen, ob eine Erektion auftritt, zu vermindern. Gleichzeitig soll das Paar zum Sensualitätstraining angehalten werden, d. h. das Einüben der Fähigkeit, Liebkosungen zu geben und zu empfangen und den Gebrauch aller Sinne zu üben.

Da die Fantasie und die Gedanken vor und während des Geschlechtsverkehrs eine entscheidende Rolle für das Gelingen oder Misslingen desselben spielen, sollen diese so genau als möglich erfasst werden (z. B. automatische negative Gedanken, Versagensängste, Aufmerksamkeitslenkung auf die eigene sexuelle Reaktion und nicht auf die Partnerin), um diese verändern zu können.

Eine spezifische Sexualtherapie sollte dann erfolgen, wenn

- ➔ die Sexualproblematik unverändert über ein halbes Jahr besteht;
- ➔ eine ausgeprägte Versagensangst oder ein Vermeidungsverhalten vorliegen;
- ➔ erhebliche Partnerprobleme seit langem bestehen und
- ➔ eine intensive Sexualberatung keine Veränderung der sexuellen Problematik erbracht hat.

Die Zielsetzungen einer Sexualtherapie im engeren Sinne, in der Widerstände zu erwarten sind und der Therapieprozess meist komplex gestaltet ist, sind:

- ➔ die Verbesserung der sexuellen Funktionsfähigkeit;
- ➔ die Beseitigung der störenden sexuellen Symptome;
- ➔ die Verbesserung der verbalen und nonverbalen Kommunikation und Interaktion des Paares;
- ➔ Erweiterung des Verhaltensrepertoires und
- ➔ Erweiterung und Stärkung der sozialen Kompetenz.

Die Therapie, der eine ausreichende körperliche Abklärung und der Ausschluss schwerer psychischer Störungen (z. B. Depression, Persönlichkeitsstörung, Alkoholismus) vorausgehen müssen, beinhaltet neben der Vermittlung von Information über Sexualität Anleitungen zu spezifischen sexuellen Erfahrungen und Therapieübungen, welche die Partner zu Hause durchführen. Diese Übungen und Verfahren orientieren sich an der zugrunde liegenden Problematik bzw. der jeweiligen sexuellen Störung. Dazu gehören Masturbationsübungen bei Orgasmusproblemen von Frauen, Übungen zur Verbesserung der Körperwahrnehmung bei Männern mit verzögertem Samenerguss und Übungen zur Verbesserung des Umgangs mit starker sexueller Erregung und besseren Kontrolle des Samenergusses bei Männern, die unter vorzeitiger Ejakulation leiden (z. B. Instruktion des Paares in der Seman-Stopp-Start-Technik oder der Squeeze-Technik zur Kontrolle der Ejakulation). Folgende verhaltenstherapeutische Verfahren werden weiters angewandt: Angstbewältigungstraining, Arbeit mit Fantasien, körperorientierte Verfahren, Masturbationsübungen, kognitive Verfahren, soziales Kompetenztraining und Genusstraining.

Eine ausreichende Motivation des Paares zur Mitarbeit ist erforderlich.

Weiterführende Literatur

Annon, J.S. (1976): Behavioral treatment of sexual problems: Brief therapy. Hagerstown: Harper & Row.
Fliegel, S. (2000): Verhaltenstherapie sexueller Störungen. In: Senf, W. & Broda, M. (Hrsg.): Praxis der Psychotherapie. Stuttgart: Thieme, S. 548–555.
Hertoft, P. (1989): Klinische Sexologie. Köln: Deutscher Ärzteverlag.
Kockott, G. & Fahrner, E.M. (2000): Sexualstörungen des Mannes. Göttingen: Hogrefe.
Themenheft: Sexuelle Störungen: Psychotherapie im Dialog, Heft Nr. 3. Stuttgart: Thieme, 2001.

6.1.12 Somatoforme Störungen (Michael Bach)

Somatoforme Störungen sind gekennzeichnet durch körperliche Beschwerden ohne ausreichende organmedizinische Ursache, im klinischen Alltag auch häufig als „funktionelle" Störungen bezeichnet. Falls körperliche Befunde vorhanden sind, so erklären sie nicht die Art und das Ausmaß der Beschwerden. Typische Beschwerden sind Rückenschmerzen, Bauchschmerzen, Verdauungsprobleme, Neigung zur Erschöpfung, starke Ermüdbarkeit, vermehrtes Schwitzen, Atemnot, Herzbeschwerden oder sexuelle Funktionsstörungen. Patientinnen mit somatoformen Beschwerden finden sich somit in allen medizinischen Fachbereichen. Mehrere Studien zeigen, dass bei rund 30 % aller Patientinnen, die einen Arzt aufsuchen, Symptome nicht auf eine eindeutige organische Erkrankung zurückzuführen sind. Auch wenn der Beginn oder die Aufrechterhaltung der Beschwerden eine enge Beziehung zu lebensgeschichtlich relevanten Ereignissen aufweisen, so widersetzen sich die Betroffenen in der Regel dem Versuch, die Möglichkeit einer psychosozialen Mitbedingung der Beschwerden zu diskutieren. Charakteristisch für Personen mit somatoformen Störungen ist die hartnäckige Forderung nach medizinischen Untersuchungen trotz wiederholter negativer Ergebnisse und der Versicherung der Ärztinnen, dass die Symptome nicht körperlich begründbar sind. Das dabei zu erreichende bio-psycho-soziale Krankheitsverständnis ist häufig für Patientinnen und Ärztinnen bzw. Therapeutinnen enttäuschend.

Der Gruppe der somatoformen Störungen werden heute mehrere klinische Syndrome zugeordnet, die sich im Wesentlichen durch die Art und die Anzahl körperlicher Symptome unterscheiden. Als Prototypen gelten einerseits die Somatisierungsstörung (ein multisymptomatisches chronisches Störungsbild) und deren „subklinische" Verlaufsform, die so genannte undifferenzierte Somatisierungsstörung (gekennzeichnet durch nur wenige körperliche Beschwerden und einen oft kürzeren Krankheitsverlauf), andererseits die Hypochondrische Störung (gekennzeichnet durch die krankhafte Angst vor Erkrankungen bzw. die subjektive Überzeugung, körperlich krank zu sein). Andere klinische Syndrome, die auch in der ICD-10 angeführt werden, sind bezüglich ihrer diagnostischen Validität und Eigenständigkeit (bzw. Trennschärfe) noch fraglich: hierzu zählen unter anderem die somatoforme autonome Funktionsstörung und die anhaltende somatoforme Schmerzstörung.

Grundsätzlich können Symptome aus jedem Organsystem als somatoforme Beschwerden auftreten. Entscheidend für die klinische Relevanz der Beschwerden ist die Tatsache, dass die Betroffenen einen ausgeprägten Leidensdruck und Beeinträchtigungen in verschiedenen psychosozialen Funktionsbereichen erleben, z.B. Störungen der Leistungsfähigkeit (Beruf, Weiterbildung), der Beziehungsfähigkeit (Partnerschaft, Freundeskreis) und/oder der Genussfähigkeit (Hobbies, Freizeitverhalten). Häufig sind es gerade diese Beeinträchtigungen, weniger die Symptome selbst, die zu Verhaltenskonsequenzen führen: sie veranlassen die Patientinnen, eine Ärztin aufzusuchen, Medikamente einzunehmen oder die Lebensgewohnheiten zu ändern (z.B. Entwicklung eines Schon- bzw. Vermeidungsverhaltens). Patientinnen mit somatoformen Störungen gehen im Durchschnitt doppelt so häufig zur Ärztin und haben etwa doppelt so viele Krankenstandstage wie Patientinnen mit anderen Erkrankungen. Somit stellen die Verhaltenskonsequenzen somatoformer Beschwerden ein wichtiges Störungsmerkmal dar. Überspitzt ausgedrückt könnte man postulieren, dass somatoforme Störungen nicht durch ein spezielles Symptomprofil definierbar sind, sondern ihrem Wesen nach begreifbar werden als „psychosoziale Beeinträchtigungsstörungen" oder „Beziehungsstörungen" (hier: einerseits als Störung der zwischenmenschlichen Beziehung auf Grund von bzw. mittels körperlicher Beschwerden, andererseits als Störung der Beziehung zum eigenen Körper und damit zum Selbstkonzept).

Die Entstehung (nichtorganisch begründbarer) körperlicher Beschwerden als Ausdruck von psychosozialen Leidenszuständen ist ein multifaktorielles Geschehen, das im weitesten Sinne mit dem klassischen Ausdruck der „Somatisierung" beschreibbar ist. Zum Verständnis von Somatisierungsprozessen hat sich bewährt, folgende Faktoren zu unterscheiden:

Prädisponierende Faktoren: Bei einigen Betroffenen dürfte bereits eine Vulnerabilität zur Somatisierung bestehen. Als neurobiologische Moderatorvariable im Entstehungsprozess körperlicher Symptome werden Veränderungen in der zentralnervösen Kontrolle über vegetative Körperprozesse diskutiert, die als funktionale Hirnasymmetrie bezeichnet wird: Diese Steuerung erfolgt unter gesunden Bedingungen in den beiden Hemisphären unterschiedlich lateralisiert (d.h. asymmetrisch), bei Personen mit somatoformen Störungen ist diese Lateralität reduziert bzw. aufgehoben. Auf der psychosozialen Ebene finden sich einerseits Hinweise auf prädisponierende Persönlichkeitsmerkmale (z.B. erhöhte Neurotizismuswerte oder histrionische Persönlichkeitszüge sowie verstärkte Selbstbeobachtung im Sinne des „high-monitors“, umgekehrt auch emotionale Hemmung und Alexithymie), andererseits eine deutlich erhöhte Prävalenz an schwerwiegenden psychischen Traumatisierungen in der Vorgeschichte (insbesondere körperlicher und sexueller Missbrauch). Somatisierungsprozesse finden sich gehäuft bei Personen mit niedrigem Bildungsniveau und niedriger sozialer Schicht. Frauen sind etwa fünffach häufiger betroffen als Männer. Insbesondere für die Entwicklung ausgeprägter hypochondrischer Krankheitsbefürchtungen scheinen auch spezifische Kindheitserfahrungen im Umgang mit Gesundheit und Krankheit in der Herkunftsfamilie (z. B. das Erleben chronisch kranker Eltern oder Geschwister) Relevanz zu besitzen.

Auslösende Faktoren: Eine Vielzahl biologischer Abweichungen können zur Auslösung somatoformer Beschwerden beitragen, wie z. B. eine autonome Übererregbarkeit, eine reduzierte Fähigkeit zur physiologischen Habituation oder veränderte Funktionsabläufe (z. B. verändertes Atemmuster oder Veränderung der Darmaktivität auf Dehnungsreize). Auf der psychosozialen Ebene finden sich vor Beginn der körperlichen Beschwerden lebensverändernde Ereignisse (Verlusterfahrungen, Beziehungskrisen, aber auch Migration oder akute Traumatisierungen), die bei entsprechender Disposition dazu führen, dass Betroffene „emotional hilflos“ reagieren und verstärkt auf physiologische Begleitreaktionen von emotionalen Prozessen achten. Dieser übermäßige interozeptive Wahrnehmungsstil wird auch als „somatosensorische Verstärkung“ bezeichnet und ist wegbereitend für entsprechend maladaptive subjektive Krankheitstheorien (z. B. „Ich muss mich schonen, sonst werde ich krank.“, „Symptome müssen etwas bedeuten, sonst wären sie nicht da!“). Auch respondente Konditionierungsmodelle dürften hier eine Rolle spielen: erwähnenswert ist beispielsweise das Modell der motorischen Dysfunktion, das auf einem Teufelskreis aus muskulärer Anspannung und Schmerz in Abhängigkeit von negativen Umgebungsbedingungen beruht (z. B. Verspannung der Schulter-Nacken-Muskulatur bei Konfrontation mit Kritik). Schließlich ist auch die Entwicklung einer depressiven Störung oder Angststörung als Risikokonstellation für Somatisierungsprozesse relevant.

Aufrechterhaltende Faktoren: Entsprechend dem kognitiv-behavioralen Modell erklärt man sich die Chronifizierung von somatoformen Beschwerden in erster Linie durch die Wechselwirkung zwischen körperlichen Vorgängen und kognitiven, affektiven und behavioralen Faktoren. Zentrale Grundannahme dieses Modells ist die Abhängigkeit des Symptomerlebens von individuellen Überzeugungen und Bewertungen. Eine niedrige Selbstwirksamkeitserwartung im Umgang mit dem eigenen Körper geht einher mit dem Gefühl der Hilflosigkeit und Bedrohung durch die Symptomatik und einer reduzierten Toleranz bzw. Akzeptanz wahrgenommener Körpervorgänge. Je stärker die Neigung zu katastrophisierenden Bewertungen von körperlichen Beschwerden ist, desto ungünstiger ist die zu erwartende Krankheitsbewältigung. Eine zusätzliche Rolle spielen operante Mechanismen der Symptomverstärkung bzw. -aufrechterhaltung, insbesondere die positive Verstärkung (z. B. Aufmerksamkeit der Partnerin oder der Ärztin) bzw. negative Verstärkung (z. B. Vermeiden unangenehmer Tätigkeiten, wie Berufstätigkeit oder Übernahme von Verantwortung) und die Löschung von gesundheitsbezogenem Verhalten durch mangelnde Verstärkung (z. B. keine Zuwendung bei Durchführung von positiven Aktivitäten). In diesem Zusammenhang wurde auch das Konstrukt des chronischen Krankheitsverhaltens ausformuliert.

Verhaltenstherapeutischer Behandlungsansatz

Ein zentrales Problem in der Psychotherapie von Patientinnen mit somatoformen Störungen ist die anfängliche Ablehnung der Behandlung auf Grund eines einseitig somatischen Krankheitsverständnisses („Körperliche Beschwerden müssen eine körperliche Ursache haben!" oder „Ich bin nicht verrückt, ich bilde mir meine Beschwerden nicht ein!"). Nicht selten wird dieses Krankheitsverständnis durch unzureichendes Wissen oder einseitige Informationsweitergabe von primär behandelnden Fachkolleginnen noch verstärkt. Hier empfiehlt sich der Aufbau einer kontinuierlichen Kooperation, beispielsweise in Form von psychosomatischen Qualitätszirkeln oder Konsiliar-Liaison-Versorgungsdiensten.

Zu den Rahmenbedingungen einer Therapie mit Patientinnen mit somatoformen Störungen zählt das Anbieten regelmäßiger Kontakttermine zur Reduzierung der Symptomkontingenz therapeutischer Beziehungsangebote. Die Patientinnen sollten informiert werden über die Notwendigkeit eines kontinuierlichen Informationsflusses (unter Berücksichtigung der gesetzlichen Verschwiegenheitspflicht) zwischen den betreuenden Fachbereichen, mit dem Ziel, das übermäßige Inanspruchnahmeverhalten („doctorshopping") der Patientinnen und das „Streuen von Informationen" (im Sinne eines Spaltungsvorganges) zu reduzieren. Zentrale Themenbereiche zu Beginn der Therapie sind das Ringen um die Akzeptanz der Beschwerden und ein plausibles Erklärungsmodell („Sie glauben mir nicht – ich glaube Ihnen nicht"), die ausgeprägte Fokussierung auf krankhafte Vorgänge des eigenen Körpers, ausgeprägte externe Kausal- und Kontrollattributionen (Einfordern zusätzlicher Befunde, Idealisierung ärztlicher Fähigkeiten und Entwertung therapeutischer Bemühungen) und die Stärkung von Eigenverantwortlichkeit, Kompetenz und Selbsteffizienz. In der Beziehungsgestaltung ist auf eine bedingungslose Akzeptanz der Beschwerden zu achten – auch ohne nachweisliche Befunde („Körperliche Beschwerden sind real, unabhängig von ihrer Ursache"). Erst nach Gelingen einer vertrauensvollen therapeutischen Beziehung ist es sinnvoll, das einseitige Krankheitsmodell zu hinterfragen und psychosoziale Aspekte der Symptomentstehung und/oder -aufrechterhaltung zu diskutieren, um anschließend den Behandlungsfokus auf andere Erlebnisbereiche erweitern zu können (z. B. Stärkung der Selbstkompetenz und Selbsteffizienzerwartung, Verbesserung der Affektregulation, Bearbeitung maladaptiver zentraler Kognitionen und Beziehungsstörungen).

Hauptanliegen verhaltenstherapeutischer Interventionen ist neben dem Aufbau eines bio-psycho-sozialen Krankheitsverständnisses die Förderung einer positiven Selbstwirksamkeitserwartung und aktiven Veränderungshaltung (Psychotherapie als „Hilfe zur Selbsthilfe“). Hierzu werden zunächst Symptomtagebücher und psychoedukative Interventionsmaßnahmen eingesetzt. Als plausible Modellvorstellungen können Erkenntnisse der Stressforschung herangezogen werden, die einen Zusammenhang zwischen Belastungsfaktoren und körperlichen Funktionsänderungen nahe legen. Hier eignen sich auch Selbsthilfebücher. Zur positiven Beeinflussung von Körpervorgängen dienen weiters Selbstkontrolltechniken (Entspannungstechniken, Biofeedback, Techniken der inneren und äußeren Aufmerksamkeitslenkung) und der gestufte Aktivitätsaufbau zur Reduktion des Schon- und Vermeidungsverhaltens. Der körperorientierte Zugang ist hier als gestufte Exposition aufzufassen: die schrittweise Auseinandersetzung mit der eigenen Körperwahrnehmung ist für viele Betroffene mit Somatisierungsbeschwerden zunächst aversiv: auf Grund des forcierten „Hineinspürens“ in den eigenen Körper, was zu Bewusstwerdung von körperlicher Dekonditionierung und Schwäche und den damit verbundenen negativen Kognitionen („wertlos“, „behindert“, „unansehnlich“) führen kann. Oft erst im weiteren Verlauf der Therapie ist die Auseinandersetzung mit dem eigenen Körper wieder positiv erlebbar und im Sinne euthymer Interventionsbausteine nutzbar („genießen“ und „sich etwas Gutes tun“ auch auf einer körperlichen Ebene). Hierdurch ist der Schritt zur kognitiven Reattribution von Aussehen und Funktion des eigenen Körpers wieder möglich.

Gerade bei Patientinnen mit hypochondrischen Krankheitsbefürchtungen steht das übermäßige Bedürfnis nach Rückversicherung oft im Vordergrund, mit dem Ziel, die Unbedenklichkeit von körperlichen Beschwerden ärztlich bestätigt zu bekommen. So konsultieren diese Patientinnen wiederholt ärztliche Sprechstunden und fordern unzählige Untersuchungen ein. Dieses Verhalten ähnelt in vielen Aspekten dem Angstreduktionsritual von Zwangskranken: Wird diesem Wunsch nachgegeben und die Rückversicherung immer wieder gegeben, so wirkt dies zwar kurzfristig angstreduzierend, trägt jedoch langfristig zur Aufrechterhaltung hypochondrischer Ängste bei. Die Modifikation dieses Verhaltens erfolgt in Anlehnung an die Exposition mit Reaktionsverhinderung: Nach ausführlicher Vermittlung des Zusammenhanges zwischen der Symptomverstärkung durch wiederholte Rückversicherung sollte eine schrittweise situative Entkoppelung ärztlicher Interventionen vom Auftreten der Krankheitsbefürchtungen angestrebt werden.

Neben den hier dargestellten Maßnahmen, die im weitesten Sinne dem Umgang mit den Beschwerden und der Krankheitsbewältigung dienen, sind symptomübergreifende Interventionsbausteine zur Bearbeitung von störungsassoziierten lebensverändernden Ereignissen oder einer Dekompensierung infolge chronischer Überlastungssituationen indiziert. Die Bearbeitung tief greifender Störungen der Affektregulation erfolgt einerseits im Sinne einer schrittweisen kognitiv-emotionalen Differenzierung bei emotionaler Wahrnehmungs- und Ausdruckshemmung (z. B. Training sozialer Fertigkeiten oder Konkordanztherapie), andererseits durch kognitiv-emotionale Rekonstruktion unbearbeiteter Trennungs- und Verlusterfahrungen (Psychotherapie der Angst, Trauer oder Wut). Bei Vorliegen traumatischer Erfahrungen, die als wegbereitend oder unmittelbar auslösend für die somatoformen Beschwerden angesehen werden können, bieten sich Verfahren der (gestuften) kognitiv-emotionalen Expositionsbehandlung, eventuell unter Einsatz des „Eye Movement Desensitization and Reprocessing" (EMDR) als Traumatherapie an.

Weiterführende Literatur

Lieb, H. & von Pein, A. (1996): Der kranke Gesunde. Psychosomatik für Betroffene – Verstehen und Heilen psychosomatischer Erkrankungen. Stuttgart: Trias.

Margraf, J., Neumer, S. & Rief, W. (Hrsg.) (1998): Somatoforme Störungen. Ätiologie, Diagnose und Therapie. Berlin: Springer.

Rief, W. & Hiller, W. (1998): Somatisierungsstörung und Hypochondrie. Göttingen-Bern-Toronto Seattle: Hogrefe.

6.1.13 Sozialphobie (Ulrike Demal)

Soziale Ängste, soziale Kompetenz und auch das Training sozialer Fertigkeiten gehören seit den 70er-Jahren zu den intensiv beforschten Gebieten innerhalb der Verhaltenstherapie. Problematisch war, dass Begriffe wie Selbstunsicherheit, mangelndes Selbstvertrauen, soziale Defizite, Vermeidend-Selbstunsichere Persönlichkeitsstörung, Kompetenzdefizit, Soziale Ängste, Gehemmtheit, krankhafte Schüchternheit, Sozialphobie etc. synonym verwendet wurden und unklar voneinander abgegrenzt waren. Eine einheitliche Definition für soziale Fertigkeiten existiert bis heute nicht. Sozialphobie als eigenständige Diagnose findet man im „Diagnostic and Statistical Manual for Mental Disorders" DSM seit 1980.

Vermehrtes Forschungsaugenmerk erlangt die Sozialphobie ab Mitte der 80er-Jahre.

Angst in sozialen Situationen ist grundsätzlich nichts Ungewöhnliches. Die meisten Menschen kennen das Gefühl der Aufregung vor einer Prüfung oder die ängstliche Unruhe vor einem wichtigen Gespräch. Wenn aber die Angst ein erträgliches Ausmaß übersteigt, zu einem chronischen und belastenden Problem wird und wichtige Lebensbereiche dadurch beeinträchtigt sind, handelt es sich um eine Sozialphobie. Eine Sozialphobie äußert sich auf der körperlichen Ebene (Zittern, Schwitzen, Erröten, Harn- und/oder Stuhldrang, Mundtrockenheit, Übelkeit etc.), auf der kognitiv/gedanklichen Ebene („Ich werde keinen Satz herausbringen", „Ich bin eine Versagerin", „Das schaffe ich nie", „Ich habe sicher ein Black-out" etc.), der emotional/affektiven Ebene und der Verhaltensebene (Vermeidungsverhalten, Flucht, Sicherheitsverhalten etc.).

Situationen, die von Menschen mit einer Sozialphobie entweder nur unter großer Angst aufgesucht werden oder aber vermieden werden, kann man unterteilen in so genannte Leistungssituationen (z. B. Essen oder Trinken in der Öffentlichkeit, Arbeiten unter Beobachtung, vor anderen reden, Prüfungen etc.) und in soziale Situationen im engeren Sinne wie z. B. ein Gespräch beginnen und/oder aufrechterhalten. Menschen mit einer klinisch relevanten Sozialphobie können in weitere zwei Gruppen eingeteilt werden, die in der Folge auch unterschiedlich behandelt werden sollten.

Auf der einen Seite gibt es Betroffene, denen die notwendigen Fertigkeiten fehlen, um soziale Situationen erfolgreich zu bewältigen. Wenn eine Person die für eine bestimmte soziale Situation entsprechende Verhaltensweise nicht oder nur unvollkommen verwirklichen kann, nennt man das soziales Kompetenzdefizit. Diese fehlenden Fertigkeiten in sozialen Situationen können durch frühe schichtspezifische Benachteiligung, durch Erziehungsdefizite oder auch durch gesellschaftliche Umbruchsituationen entstehen. Im Gegensatz dazu gibt es eine zweite Gruppe, die über ausreichende soziale Fertigkeiten verfügt, aber Ängste in Bezug auf eine oder mehrere spezifische soziale Situationen hat. In diesem Falle sollte die Therapie hauptsächlich phobieorientiert sein, also auf Angstbewältigung ausgerichtet. Unter der Diagnose Sozialphobie werden somit Personen mit ganz unterschiedlich ausgeprägten Problemen zusammengefasst, was im Zuge der individuellen Therapieplanung berücksichtigt werden muss.

Dazu einige Beispiele:

→ Dem 40-jährigen, glücklich verheirateten Manager, der seine Firma erfolgreich zu Rekordumsätzen bringt, seine Mitarbeiterinnen zu Höchstleistungen motiviert und ein in diversen Vereinen engagierter Mitarbeiter ist, bereitet die Feier für einen langgedienten Mitarbeiter schlaflose Nächte, weil er befürchtet, am Ende seiner Rede mit zitternden Händen ein Sektglas nehmen zu müssen um dem Mitarbeiter zuzuprosten und dabei Sekt zu verschütten (kein soziales Kompetenzdefizit/mittelgradig hohe Angst: Therapie phobieorientiert).

→ Die 35-jährige, arbeitslose Schulabbrecherin, die völlig isoliert, von den Eltern finanziell abhängig, ein einsames Leben führt und aus Angst vor den anderen das Haus nicht mehr verlassen kann (hohes soziales Kompetenzdefizit/hohe Angst: Therapie sowohl im Bereich sozialer Kompetenz als auch Angstbewältigung, langfristige Behandlung).

→ Der 20-jährige Student, der bei schriftlichen Prüfungen brilliert, bei mündlichen Prüfungen aber versagt („Ich bringe kein Wort heraus, ich habe ein Blackout"), der sich so sehr eine Freundin wünscht, aber aus Angst vor Zurückweisung nicht in der Lage ist, Kontakt mit Frauen aufzunehmen („Ich weiß nicht was ich sagen soll, ich werde rot, das ist mir dann so peinlich!"; soziales Kompetenzdefizit/mittelgradig hohe Angst: Therapie sowohl im Bereich sozialer Kompetenz als auch Angstbewältigung).

Hinsichtlich Komorbidität ist festzuhalten, dass rund 75 % der Patientinnen, die an einer Sozialphobie leiden, im Laufe ihres Lebens eine (oder mehrere) weitere psychische Störung(en), wie zum Beispiel andere Angststörungen (Panikstörung, Agoraphobie, Spezifische Phobie, Generalisierte Angststörung), affektive Störungen (Major Depression, Dysthymie), Substanzmissbrauch (Alkohol-, Medikamenten- und/oder Drogenmissbrauch, anfänglich oft im Sinne einer Selbstmedikation) und auch Essstörungen entwickeln.

Unter den Menschen, die Spezialeinrichtungen zur Behandlung von Angststörungen aufsuchen, stellen Personen mit Sozialphobie bis zu 18 %. Viele Betroffene fürchten sich davor eine Behandlung aufzusuchen, weil sie glauben, dass die Offenbarung ihrer Ängste nur in Peinlichkeit oder negativer Beurteilung durch andere enden kann.

Entstehungsmodelle sehen biologische, psychologische und Entwicklungsfaktoren vor, die zur Ausbildung der Störung beitragen können. Neben verschiedenen Vulnerabilitätsfaktoren müssen auslösende und aufrechterhaltende Bedingungen in Betracht gezogen werden. Psychologische Erklärungsmodelle (Defizit-Modell sozialer Fertigkeiten, Modell der konditionierten Angst, kognitive Inhibitionsmodelle) und daraus abgeleitete Behandlungsstrategien setzen an den Lernerfahrungen, den aufrechterhaltenden Bedingungen und kognitiven Verzerrungen an, die der Störung zugrunde liegen.

Verhaltenstherapeutischer Behandlungsansatz

Im Rahmen jeder verantwortungsvoll durchgeführten Verhaltenstherapie findet eine genaue diagnostische und differenzialdiagnostische Abklärung statt. Am Beginn der Therapie ist Beziehungs- und Motivationsarbeit zu leisten. Im Rahmen der Bedingungs- und Funktionsanalyse ist es wichtig, soziale Ängste nicht nur individuell begründet zu sehen, sondern vor allem ihre interaktionellen und systemischen Bedeutungen ausreichend zu beachten. Es geht dabei um eine Analyse jener Bedingungen, die für die Entstehung und Aufrechterhaltung von sozialen Ängsten herangezogen werden können. Am offensichtlichsten kann die interaktionelle Funktionalität im Falle von umschriebenen Symptomen wie z. B. Rotwerden oder Zittern sein, wo die Konsequenzen im Falle ihres Fortbestehens oder ihrer Beseitigung als Anhaltspunkte für ihre verdeckte Bedeutung („Funktionalität") dienen können. Eine Reihe von auslösenden und/oder aufrechterhaltenden Faktoren können im Rahmen der Bedingungs- bzw. Funktionsanalyse eine Rolle spielen: Überforderungssituationen (z. B. am Arbeitsplatz), Unsicherheit auf Grund von Veränderungen der Lebensumstände (Geburt eines Kindes, Heirat, Auszug von zu Hause, Eintritt ins Berufsleben, Arbeitsplatzwechsel etc.), belastende emotionale Reaktionen, sexuelle Störungen, dysfunktionale Beziehungsstrukturen oder ausgeprägt pathologisches Familiensystem.

Je nach Motivationslage, Funktionalität der Beschwerden und dem vorhandenen Verhaltensrepertoire wird gemeinsam mit der Betroffenen ein Therapieplan erstellt, der auch symptomorientierte Verfahren beinhalten kann, die aber niemals ohne Berücksichtigung des erweiterten Umfeldes angewendet werden dürfen. Ein symptomorientiertes Vorgehen ohne Berücksichtigung des erweiterten Umfeldes und der erarbeiteten Funktionalitäten führt zu Therapieabbruch, unerklärlichem Widerstand oder auch zur Verlagerung der Symptomatik. Weiters ist vor dem Einsatz Leistung fordernder Verfahren wie etwa Exposition in vivo oder Rollenspiele abzuklären, inwieweit in der Biographie Zuwendung und Anerkennung über Leistung erfolgte und rückblickend dieser Interaktionsstil von der Betroffenen als traumatisierend erlebt werden könnte. Die Therapie darf diesen Prozess nicht fortsetzen.

Unter den genannten Bedingungen wird der Therapieplan erstellt, der je nach Problemlage eher angst-/phobie- oder eher defizitorientiert sein kann. Eine eher defizitorientierte Therapie beinhaltet ein Training sozialer Fertigkeiten, meist in der Gruppe, bei dem spezifische soziale Situationen mittels Rollenspielen und Verhaltensübungen (zum Teil mit Videofeedback) erarbeitet und geübt werden, wobei auf nonverbale und verbale Kommunikation, Selbstsicherheit und Abgrenzung von selbstsicherem und aggressivem Verhalten eingegangen wird.

Soziale Fertigkeiten reichen von der Fähigkeit eigene Bedürfnisse, Gefühle und Einstellungen offen auszudrücken, angemessen durchzusetzen und bei anderen wahrnehmen zu können, über das Zurückweisen von unberechtigter Kritik oder unberechtigten Forderungen, dem Annehmen von Kritik oder Forderungen, bis hin zum Aussprechen von Lob, Kritik oder Forderungen. Kontakt herstellen, aufrechterhalten und beenden können, sich Fehler erlauben können und sich öffentlicher Beachtung aussetzen gehört ebenfalls zum Bereich sozialer Fertigkeiten. Auch Problemlösetraining und/oder Wahrnehmungs- und Interaktionstraining können durchgeführt werden.

Im Zuge einer eher auf phobische Probleme (Angstbewältigung) ausgerichteten Therapie finden Expositions- bzw. Konfrontationsverfahren und kognitive Verfahren Anwendung. Expositionsverfahren haben sich als wirksamer Behandlungsbaustein herausgestellt. Sie können in der Realität (in vivo), in der Fantasie (in sensu), gestuft (graduiert) nach einer Angsthierarchie oder massiert (flooding) stattfinden. Dies hängt von der Symptomatik, der Veränderungsmotivation und der Risikobereitschaft der Patientin und der Therapeutin ab. Exposition findet einerseits zu angstbesetzten äußeren Situationen (z. B. Menschenmengen, Vortrag halten, in der Öffentlichkeit essen oder trinken etc.) oder auch zu internen Reizen (Gedanken, Gefühlen, physiologischen Reaktionen) mit dem Ziel der Bewältigung statt. Die Betroffenen sollen lernen, mit den Ängsten umzugehen, indem sie das bisherige Vermeidungsverhalten aufgeben und ihre handlungsbestimmenden Befürchtungen an der Realität überprüfen.

Kognitive Verfahren setzen an den unrealistischen und übertriebenen Erwartungen und Einstellungen der Betroffenen über sich selbst und andere (negatives Selbst- und Fremdbild) an. Wie bereits erwähnt, findet die Behandlung häufig in Gruppen statt. Durch die Konstituierung einer Gruppe ist bereits ein wesentliches Element – die soziale Interaktion – vorgegeben. Bestimmte Problemsituationen können dort simuliert werden, es besteht die Möglichkeit des Übens mit verschiedenen Modell-Rollen, des Coachings und Shapings sowie der gegenseitigen positiven Bekräftigung. Die Beobachtung anderer Gruppenteilnehmerinnen führt zu einer differenzierteren Eigenbeurteilung. Verschiedene Modellpersonen bieten auch ein breiteres und kreativeres Spektrum von Verhaltensalternativen. Letztlich erleichtern Übungen mit verschiedenen Personen die Alltagsgeneralisierung.

Im Folgenden werden die im deutschen Sprachraum bekanntesten Gruppenkonzepte, deren Inhalte zum Teil auch in der Einzeltherapie eingesetzt werden können, aufgelistet (siehe auch Kap. 5.3.2). Das „Assertiveness Training Programm" ATP von Ullrich und Ullrich de Muynck, das „Personal Effectiveness Training" von Liberman et al., das Verhaltenstrainingsprogramm von Feldhege und Krauthan, das „Gruppentraining sozialer Kompetenzen" GSK von Pfingsten und Hinsch und „Soziale Phobie – Anleitung zur Durchführung einer Exposition in vivo" von Wlazlo. Für die erwähnten Verfahren liegen die Erfolgsraten zwischen 60 und 80 %. Die genannten Therapiestrategien sind hinsichtlich ihrer Vorgehensweise ähnlich. Hauptinterventionstechniken sind Rollenspiele und Verhaltensübungen, oftmals in der Gruppe. Meist werden zusätzlich so genannte „Hausaufgaben" gegeben.

Weiterführende Literatur

Ambühl, H.R., Meier, B. & Willutzki, U. (2001): Soziale Angst verstehen und behandeln. Ein kognitiv-verhaltenstherapeutischer Zugang. Leben lernen 145. Stuttgart: Pfeiffer bei Klett-Cotta.

Katschnig, H., Demal, U. & Windhaber, J. (1998): Wenn Schüchternheit zur Krankheit wird. Über Formen, Entstehung und Behandlung von Sozialphobien. Wien: Facultas.

6.1.14 Zwangsstörungen (Ulrike Demal)

Sinnlose Angewohnheiten und Rituale kennt jeder von sich selbst und anderen. Diese Angewohnheiten können unterschiedlichste Gestalt und Intensität annehmen: der eine passt gewissenhaft auf, dass er nicht auf die Fugen gepflasterter Gehsteige tritt, die andere kehrt vorsichtshalber zur Wohnungstüre zurück und kontrolliert, ob sie auch wirklich abgeschlossen hat, ein Dritter schließlich muss auf seinem Schreibtisch Papier und Bleistifte immer parallel zur Kante geordnet haben. Der Begriff „zwanghaftes Verhalten" beinhaltet also ein ganzes Spektrum von Verhaltensweisen, das bei harmlosen Angewohnheiten beginnt, über eine Reihe von Gewohnheiten reicht, die den Menschen vielfach das tägliche Leben erleichtern, um sich schließlich bis hin zu außerordentlich intensiven, dauerhaften und viele Lebensbereiche beeinträchtigenden Gewohnheiten zu erstrecken, die nicht mehr als sinnvoll zu bezeichnen sind.

Hindert man eine Person an der Ausführung solcher zwanghafter Verhaltensweisen, so überkommt sie ein unangenehmes Gefühl, das von einem leichten, vorübergehenden Unbehagen bis hin zu heftigen, anhaltenden Panikreaktionen reichen kann. Zwanghafte Verhaltensweisen unterscheiden sich also durch die Anzahl der Gewohnheiten, durch den Grad der Beeinträchtigung sowie durch das Ausmaß des Unbehagens, das bei einer Unterbrechung des Reaktionsablaufs aufkommt.

Eine Zwangsstörung kann sich in Form von Zwangsgedanken oder Zwangshandlungen äußern; bei den meisten Betroffenen ist allerdings beides vorhanden. Zwangshandlungen sind meist exzessive Wiederholungen alltäglicher Verhaltensweisen, die nach bestimmten Regeln oder stereotyp ausgeführt werden. Sie dienen meist dazu, Unbehagen zu vermindern oder antizipierte katastrophale Konsequenzen, vermeintlich bedrohliche Ereignisse oder Situationen zu verhindern. Die Handlung steht in keiner realistischen Beziehung zu dem was sie bewirken oder verhindern soll, bzw. ist eindeutig übertrieben. Am häufigsten sind Kontrollzwänge (Kontrollieren von Schlössern, Schaltern, Wasserhähnen, elektrischen Geräten etc.) und Reinigungs-, Wasch- bzw. Putzzwänge (exzessives ritualisiertes Händewaschen oder Duschen, Reinigen von Gegenständen etc.), seltener zwanghaftes Nachfragen, Ordnungszwänge (Gegenstände am Schreibtisch müssen symmetrisch angeordnet sein, Dinge in der Wohnung haben einen festen Platz etc.), Zählzwänge (zwanghaftes Zählen von Stufen oder Fenstern eines Hauses etc.) und Sammel- oder Hortzwänge (Sammeln von Tageszeitungen, Reklamezeitungen über Jahrzehnte, Horten von Abfällen etc.). Zwangsgedanken sind als störend, ungewollt und sinnlos erlebte Gedanken oder Impulse, die wiederholt und länger andauernd in den Sinn kommen. Der Inhalt eines Zwangsgedankens besitzt häufig einen rationalen Kern (z. B. Gedanke, ob die Tür zugesperrt wurde), das Ausmaß der Gedanken ist allerdings übertrieben und geht mit einer Beeinträchtigung im Alltagsablauf einher. Aggressive, religiöse und/oder sexuelle Inhalte können ebenso im Vordergrund stehen wie Verschmutzung, körperliche Gesundheit, Ordnung oder Symmetrie. Eine sehr seltene Form der Zwangsstörung bildet die so genannte „primäre zwanghafte Langsamkeit", die dadurch gekennzeichnet ist, dass alltägliche Handlungen wie Anziehen, Zähne putzen, Frühstücken etc. extrem bedächtig und langsam ausgeführt werden.

Zwangsgedanken, Zwangshandlungen, aber auch eine Mischung aus beiden, können auch im Rahmen anderer psychiatrischer Erkrankungen – z. B. als akzessorische Symptomatik bei hirnorganischen oder hirnbeteiligten Erkrankungen – vorkommen. Aus therapeutischen Gründen ist es daher bedeutsam die reine Zwangsstörung von Zwangsphänomenen bzw. Zwangssymptomen differenzialdiagnostisch abzugrenzen. Besonders problematisch kann die Abgrenzung der Zwangsstörung von der zwanghaften Persönlichkeitsstörung (DSM IV) bzw. anankastischen Persönlichkeitsstörung (ICD-10) sein. Ein komplexer Zusammenhang mit depressiven Störungen ist bekannt. Hier ist im Einzelfall zu klären, ob es sich primär um eine depressive Episode mit Zwangssymptomen oder um eine Zwangsstörung mit ausgeprägter depressiver Symptomatik oder um zwei verschiedene Krankheitsbilder, die zur gleichen Zeit bestehen, handelt. Auch im Rahmen schizophrener Erkrankungen gibt es häufig eine Reihe von ritualisierten Verhaltensweisen, die von ihrem Erscheinungsbild her stark an Zwänge erinnern, wie zum Beispiel stereotype Körperbewegungen, verschiedene Alltagsrituale, Horten von Gegenständen etc., die allein jedoch nicht ausreichen, um eine Zwangsstörung zu diagnostizieren. Anders als bei der Zwangsstörung werden Gedanken, Ideen oder Impulse im Rahmen schizophrener Erkrankungen auf externe Kräfte zurückgeführt und sind üblicherweise ich-synton. Sie werden nicht als sinnlos angesehen und führen üblicherweise auch nicht zum Widerstand der Person, da die Rituale nicht „funktional" sind. Vor allem aus Gründen völlig unterschiedlichen therapeutischen Umgangs ist gerade in diesem Bereich eine klare Abgrenzung notwendig.

Noch bis vor wenigen Jahren wurde die Zwangsstörung als eine seltene psychiatrische Erkrankung angesehen. Mit einem Gesamtmittelwert der Lebenszeit-

Prävalenz von 2,5 % ist die Zwangsstörung jedoch die vierthäufigste psychiatrische Erkrankung.

Es gibt heute keine einheitliche Theorie zur Entstehung und Aufrechterhaltung von Zwängen. Zwangsstörungen sind laut Hand (1995) multikonditional bedingte Syndrome mit unterschiedlichen intraindividuellen und interaktionellen Funktionalitäten. Meist sind sie das Resultat heterogener Einzelfaktoren aus der früheren wie aktuellen Lebensführung (Erziehungsstile in der Familie und Schule, Sozialisation unter Gleichaltrigen, gesellschaftliche Normierungs- und Anpassungsprozesse etc.) und biologischen, genetischen und/oder hirnorganischen Variablen. Die einzelnen Bedingungen sind hinsichtlich ihrer anteiligen Bedeutung im Einzelfall nur spekulativ zu trennen.

Verhaltenstherapeutischer Behandlungsansatz

Eine ausführliche Diagnostik und Differenzialdiagnostik ist unabdingbar. Zwangskranke stehen einer Behandlung meist ambivalent gegenüber. Sie haben oft bereits eine Reihe von erfolglosen Behandlungsversuchen hinter sich und besondere Merkmale Zwangskranker, wie z. B. Aggressivität, Feindseligkeit, Rigidität können den Aufbau einer therapeutischen Beziehung erschweren. Im Rahmen der Diagnostik wird eine Spezifikation der Zwangsgedanken und Rituale und eine Klärung jener Situationen, in denen Rituale auftreten – auch beschwerdefreie Situationen – vorgenommen. Weiters ist die Erfassung von Fluktuationen und Schwankungen der Beschwerden (Ängste, Befürchtungen), die Klärung derjenigen Bereiche, die auf Grund der Zwänge vermieden werden (Arbeitssituation, Sozialkontakte, Freizeitverhalten etc.) und der Versuch einer Identifikation von gedanklichen, situativen und emotionalen Auslösern der Ängste und Rituale sinnvoll. Erwartungen und Befürchtungen, die die Patientin mit ihren Gedanken verbindet („Was würde passieren, wenn Rituale unterlassen werden?"), werden erfasst. Die familiäre und partnerschaftliche Interaktion ist zu untersuchen und die Frage nach den Konsequenzen einer Veränderung für das familiäre und partnerschaftliche System zu stellen. Ereignisse im Vorfeld des Problems, bisheriger Verlauf der Erkrankung und bisherige Behandlungsversuche sollen erfragt werden. In diesem Zusammenhang werden andere psychopathologische (z. B. depressive) Zustände erfasst und weitere Problembereiche identifiziert. Die ersten Behandlungskontakte erweisen sich als besonders wichtig. Ziel dieser ersten Kontakte ist es, ein gemeinsames Arbeitsbündnis herzustellen und gemeinsam Behandlungsziele festzulegen. Jede verantwortungsvoll durchgeführte Behandlung beinhaltet nach einer sorgfältigen somato- und psychopathologischen Differenzialdiagnostik eine umfassende Bedingungs-, Funktions- und Problemanalyse. Dazu zählt auch eine während des gesamten Therapieprozesses laufende Analyse der Patient-Therapeut-Beziehung. Unter Berücksichtigung der den

Zwängen zugrunde liegenden intrapsychischen und interaktionellen Funktionalitäten und der Problemanalyse wird gemeinsam eine Entscheidung für eine vorrangige „Symptomtherapie" (Bearbeitung der Zwänge) und/oder „Ursachentherapie" (Bearbeitung der zugrunde liegenden Problembereiche) getroffen. Ein Verständnismodell für intraindividuelle und interaktionelle Funktionalitäten bei Denk- und Handlungszwängen, dessen Kenntnis deutlich den Umgang mit den Patientinnen und die Behandlungsstrategie beeinflusst, beschreibt Hand (1995):

Wasch- und Reinigungszwänge ähneln am stärksten den Phobien mit dem phobischen Vermeidungsverhalten, der phobischen Erwartungsangst und eng umschriebenen Auslösesituationen. Kontroll- und Ordnungszwänge scheinen der Reduktion von Selbstunsicherheit und Ablehnung durch andere, eventuell als Folge sozialer Defizite, zu dienen. Durch Übererfüllen sozialer Normen soll Zustimmung und Anerkennung durch andere erzwungen werden (in Bezug auf Ordentlichkeit, Genauigkeit und Gewissenhaftigkeit). Zähl- und Wiederholungszwänge könnten der Bewältigung stärker generalisierter Ängste und diffus abgewehrter Katastrophen durch magisch-abergläubische Gedanken und/oder Handlungen dienen. Wiederholtes Denken einzelner Worte oder Gedankenketten scheint häufig der Vermeidung negativer Emotionen oder Kognitionen zu dienen (Depressionsabwehr). Zwangsgedanken, sich selbst oder anderen Schaden zuzufügen, erscheinen als Ventil zum Ausdruck tabuisierter Aggressionen. Ob es sich tatsächlich so verhält muss freilich im Einzelfall überprüft werden.

Die eigentliche Symptomtherapie kann als „Exposition mit Reaktions-Management" beschrieben werden. Die Exposition richtet sich naturgemäß auf alle wichtigen Teilgebiete des Zwanges. Eine gut durchgeführte Konfrontation muss als Breitbandverfahren angelegt sein, und dazu ist es notwendig alle kritischen Bereiche zu erfassen. Mit Hilfe eines Selbstbeobachtungsprotokolls können Betroffene angehalten werden, ihre Introspektionsfähigkeit zu schulen, also Abhängigkeiten des Zwangsverhaltens von vorausgehenden Reizen und nachfolgenden Bedingungen zu erkennen. Erfahrungsgemäß ist diese Aufgabe nicht einfach, weil insbesondere Emotionen nur mühsam wahrgenommen und erkannt werden. Exposition findet zu denjenigen Situationen statt, die im Zuge der Diagnostik als Zwangsverhalten auslösende identifiziert werden konnten (z. B. Schmutz bei einem Waschzwang). Von den in der Literatur beschriebenen Varianten des Reizkonfrontationstrainings sind jene optimal, bei denen die Patientin angehalten wird, motorische und kognitive Vermeidungsreaktionen zu unterlassen, um damit eine maximale Intensivierung der emotionalen und psychophysiologischen Reaktionsanteile zu erzielen (z. B. starke Trauer, Aggression, Depression, Schuld etc.), mit der Absicht, dass die Therapeutin direkt unterstützend eingreifen kann (Emotionsexposition mit Reaktionsmanagement). Für die Behandlung reiner Gedankenzwänge finden Varianten von Konfrontationsverfahren und kognitive Therapieverfahren Anwendung. Exposition in der Vorstellung mittels Tonbandschleife stellt eine Alternative zur Behandlung von Zwangsgedanken dar. Worte oder Sätze, die üblicherweise ein Neutralisieren auslösen, werden aufgeschrieben, so wie sie der Patientin in den Sinn kommen (was oft schon schwierig genug ist). Dann wird davon eine Tonbandschleife (Endloskassette) in entsprechender Länge aufgenommen und – am besten täglich – angehört. Auch das Verfassen eines genauen Berichtes über den Angst erzeugenden Sachverhalt ist sinnvoll.

Bezugspersonen sollten über die Durchführung der Therapie informiert und aufgeklärt sein. Anleitungen zum Umgang mit Betroffenen sind sinnvoll, da rückversichern, Dinge abnehmen oder Rituale stellvertretend ausführen nicht förderlich für den therapeutischen Prozess sind. Expositions-Reaktions-Management kann sowohl im Einzel- wie auch im Gruppensetting angewendet werden. Graduierte Exposition in-vivo ist gleich effektiv wie Flooding (massierte Übungen). Gestuftes Vorgehen ermöglicht emotional und kognitiv eher eine Neubewertung. Verlängerte („prolongierte“) Exposition ist effektiver als kurze Konfrontationssequenzen (mindestens zwei Zeitstunden). Die Dauer der Sitzung hängt vom Ausmaß der Angst, den relevanten Stimuli und der Risikobereitschaft der Patientin ab. Die Therapiesitzungen sollten zwei- bis dreimal pro Woche mit einer Dauer von jeweils zwei bis vier Stunden stattfinden. Empfohlen werden fünf bis maximal zehn Sitzungen. Expositionstherapie darf niemals ohne fundierte psychotherapeutische Ausbildung und ausreichendes Fachwissen und Erfahrung angewendet werden.

Anfangs ist es hilfreich, Expositionsübungen gemeinsam mit einer Kotherapeutin durchzuführen. Dies ist auch immer in Erwägung zu ziehen, wenn die Expositionsübungen in der häuslichen Umgebung der Patientin durchgeführt werden. Eine reflexartige Anwendung der Expositionstherapie bei Symptomdiagnose, ohne Einbettung in eine therapeutische Gesamtstrategie, führt meist zu Widerstand, Abbruch oder Misserfolg in der Therapie und ist daher zu vermeiden. Unzureichende Motivation ist ebenfalls eine Kontraindikation für Expositionstherapie. Information, Vermittlung eines plausiblen Erklärungsmodells und ein Transparentmachen des therapeutischen Vorgehens können die Motivationslage beeinflussen. Eine weitere klare Kontraindikation für Expositionstherapie sind psychotische Episoden in der Vorgeschichte. In diesem Falle müsste das therapeutische Vorgehen dahingehend verändert werden, dass in Richtung „adaptive Ritualisierung“ bzw. schrittweise Reduktion der Rituale gearbeitet wird. Weiters würde das Vorliegen einer schweren organischen Erkrankung (z. B. Herz-Kreislauf-Erkrankung) eine Abänderung des therapeutischen Vorgehens fordern und Expositionsübungen dürften, wenn überhaupt, nur in gestufter Form (niedriges Erregungsniveau) durchgeführt werden. Expositionsübungen über zu kurze Zeitintervalle und als Langzeitbehandlung (mehrere Monate) sind schwerwiegende Therapeutinnenfehler. Weitere zu beachtende Bedingungen sind ausgeprägt aggressives Verhalten der Patientin (mit Kotherapeutin arbeiten!), extrem hohes Angstniveau (Therapeutin muss in der Lage sein mit den Gefühlen, die entstehen, umzugehen ohne in Panik zu geraten), niedrige verbale Fertigkeiten (vorab besprechen, welche Gefühle auftreten können und in der Situation helfen diese auszudrücken) und Patientinnen aus anderen Kulturkreisen.

Weiterführende Literatur

Lenz, G., Demal U. & Bach, M. (1998): Spektrum der Zwangsstörungen. Forschung und Praxis. Wien: Springer.

Hand, I. (1995): Ambulante Verhaltenstherapie bei Zwangsstörungen. Sonderheft: Zwangsstörungen. Fortschr. Neuro. Psychiat., 63: 12–18.

6.2 Störungsspezifisches Arbeiten aus medizinischer Perspektive

6.2.1 Verhaltensmedizin (Michael Bach)

Der Begriff „Verhaltensmedizin" (Behavioral Medicine) wurde erstmals 1973 zur Kennzeichnung von Biofeedbackmethoden verwendet. Nach einer raschen Verbreitung und Ausweitung versteht sich die Verhaltensmedizin heute als multidisziplinäre Integrationswissenschaft verschiedenster Einzeldisziplinen (wie beispielsweise Psychologie, Medizin, Verhaltenswissenschaften, Soziologie, Psychotherapie, Neurobiologie und andere) mit dem Ziel einer bio-psycho-sozialen Diagnostik und Therapie vorwiegend körperlicher Krankheitsbilder und Leidenszustände.

Die „International Society of Behavioral Medicine" (ISBM) hat eine weithin gültige Definition der Verhaltensmedizin erstellt mit folgendem Wortlaut: "Behavioral medicine can be defined as the interdisciplinary field concerned with the development and integration of psychosocial, behavioral and biomedical knowledge relevant to health and illness and the application of this knowledge to prevention and etiology, diagnosis, treatment and rehabilitation. The scope of behavioral medicine extends from research efforts to understand fundamental biobehavioral mechanisms; to clinical diagnosis and intervention; to disease prevention and health promotion."

Verhaltensmedizin (VM) ist somit einerseits Anwendungswissenschaft, indem sie verhaltenswissenschaftliche Modellvorstellungen bei medizinischen Problembereichen einsetzt; in diesem Sinne ist VM „verhaltenstherapeutisch ausgerichtete Psychosomatik". Beispiele hierfür wären Konzepte der Stimuluskontrolle bei Schlafstörungen, Adipositas oder bei der Raucherentwöhnung. Andererseits versteht sich die VM als psychobiologische Grundlagenwissenschaft, indem umgekehrt biomedizinische Modellvorstellungen bei psychotherapeutischen Problemkonstellationen integriert werden. Beispiele hierfür wären neurobiologisch begründete Psychotherapiekonzepte bei Phantomschmerz oder posttraumatischer Belastungsstörung. Integriert man diese beiden Sichtweisen, so gelangt man schließlich zum Modell der VM als bio-psycho-soziales Forschungs- und Anwendungsfeld für Gesundheit und Krankheit. Vor diesem Hintergrund erscheint die VM somit nicht als neue Disziplin (etwa als „neue Psychosomatik" oder als die „bessere Medizin"), sondern als interdisziplinärer Brückenschlag zwischen einzelnen bereits bestehenden Fachdisziplinen.

Historische Wurzeln
Die Vorstellung, dass psychosoziale Faktoren bei der Entstehung und/oder Aufrechterhaltung von körperlichen Erkrankungen eine Rolle spielen, existiert bereits in frühen Krankheitsmodellen des Altertums, allerdings ohne empirische Fundierung. In der Mitte des 19. Jahrhunderts wurde der Ruf nach einer naturwissenschaftlich-empirischen Begründung der Medizin laut und führte zu einer Reihe bahnbrechender Entwicklungen in Diagnostik und Therapie. Die naturwissenschaftliche Sichtweise der Medizin ließ psychosoziale Aspekte von Gesundheit und Krankheit zunächst weitgehend unberücksichtigt. Erst am Beginn des 20. Jahrhunderts wurden, zunächst unter dem Einfluss psychodynamischer Theorien und daraus entwickelter Therapieverfahren, psychobiologische Zusammenhänge systematisch beobachtet und in einen neuen theoretischen Rahmen gestellt. Dies führte zur Begründung der Psychosomatik bzw. psychosomatischen Medizin als neue Fachrichtung. Die weitere Entwicklung war von methodischen Problemen geprägt: Zum einen ließen sich grundlegende theoretische Konzeptionen der frühen Psychosomatischen Medizin, wie beispielsweise die Psychogenese-Modelle oder die Spezifitätstheorie, nicht ausreichend empirisch bestätigen; zum anderen führte die Beschränkung des Interesses der Psychosomatik auf nur wenige Störungsbilder (z. B. Colitis ulcerosa, Asthma bronchiale und andere „klassische" Störungsbilder) zu der irreführenden Annahme, dass es zwei Gruppen von körperlichen Erkrankungen gebe: die psychisch (oder „psychosomatisch") bedingten und die rein körperlich bedingten.

Durch die Polarisierung dieser beiden Modellvorstellungen im Sinne des Cartesianischen Leib-Seele-Dualismus wurde die Integration psychosozialer und biomedizinischer Konzeptionen lange Zeit erschwert. Schließlich wurde in den letzten 25 Jahren auch in der Psychosomatik verstärkt der Forderung nach empirisch begründbaren, multifaktoriellen Konzepten Rechnung getragen. Hier gewann vor allem der experimental-psychologische Ansatz an Bedeutung, der zur Fundierung der Verhaltensmedizin beitrug. Etwa zeitgleich mit dieser Entwicklung nahm eine zweite Fachdisziplin ihren Ausgangspunkt: die Gesundheitspsychologie. Die inhaltliche Nähe psychologischer Modellvorstellungen in der Verhaltensmedizin und der Gesundheitspsychologie sollte allerdings nicht zu einer synonymen Verwendung der beiden Begriffe führen: Während die Gesundheitspsychologie sich traditionellerweise als psychologische Disziplin versteht und sich schwerpunktmäßig der Erforschung gesundheitsrelevanter Aspekte widmet, beschäftigt sich die Verhaltensmedizin in erster Linie mit psychobiologischen Krankheitsmechanismen.

Aufgabenbereiche der Verhaltensmedizin
Die Fülle möglicher Betätigungsfelder der VM lassen sich schematisch zu drei großen Interventionsbereichen verdichten, die hier überblicksmäßig dargestellt werden:

Direkte Modifikation krankheitsrelevanter körperlicher Prozesse: In diesen Bereich fallen lernpsychologisch fundierte Interventionen, die eine unmittelbare Verbesserung der Selbstkontrolle und Selbsteffizienz bei körperlichen Beschwerden anstreben. Beispiele hierfür sind therapeutische Selbstregulationskonzepte bei der Behandlung chronischer Schmerzen, Epilepsie, Stuhlinkontinenz oder Haltungsschäden im Bewegungsapparat (z.B. Skoliose). Gemeinsame Grundlage dieser Interventionsformen ist eine theoretische Fundierung von so genannten „normalen" im Unterschied zu „krankhaften" Funktionszusammenhängen, die diskriminativ wahrnehmbar und potenziell beeinflussbar sind. Zum Beispiel dient das empirisch überprüfbare Modell (z.B. mittels EMG-Biofeedback) eines Zusammenhangs zwischen prolongierter stressabhängiger Muskelanspannung und Schmerz als Ausgangsbasis für das Einüben einer „gewünschten" psychophysiologischen Reaktion. Diese Übungen können nun beispielsweise auf eine frühzeitige Wahrnehmung solcher dysfunktionaler Muskelanspannung (z.B. durch Körperwahrnehmungsschulung) und/oder auf eine unmittelbare Spannungsregulierung (z.B. durch Progressive Muskelentspannung oder Haltungsänderung) abzielen. In einem weiteren Schritt werden die Betroffenen motiviert, Problemsituationen gezielt aufzusuchen (z.B. sich einem Konfliktgespräch zu stellen), um die neu erworbene Beeinflussung der körperlichen Vorgänge wirkungsvoll einzusetzen und dadurch den Teufelskreis zwischen Muskelanspannung und Schmerz zu unterbrechen.

Die Einbeziehung situativer Variablen in das verhaltensmedizinische Interventionsmodell stellt einen substanziellen Unterschied zum klassisch medizinischen Störungsmodell dar: nach diesem Modell ist eine Änderung körperlicher

Symptome wie beispielsweise Schmerzen oder Bluthochdruck nur in Zusammenhang mit individuellen Problemsituationen notwendig und zielführend.

In die gleiche Gruppe an Interventionen fällt auch die Anleitung Dritter zur Beeinflussung körperlicher Reaktionen. Ein bekanntes Beispiel hierfür ist die „Taktile Stimulation Frühgeborener": Ausgangspunkt dieser Forschungsbemühung war die Beobachtung, dass einige Frühgeborene, die räumlich getrennt von ihrer leiblichen Mutter im Brutkasten versorgt werden mussten, trotz ausreichender Nahrungszufuhr nicht gut gediehen. Der systematische Einsatz von taktiler Stimulation, d. h. regelmäßiges Streicheln der Frühgeborenen vor allem am Rücken und an Armen und Beinen führt zu signifikant besserem Größenwachstum und besserer Gehirnreifung und langfristig zu besseren Intelligenzleistungen im Vergleich zu nicht stimulierten Frühgeborenen.

Indirekte Modifikation krankheitsrelevanter körperlicher Prozesse: Zu den indirekten Maßnahmen zählt zunächst der Aufbau von gesundheitsrelevantem Bewältigungsverhalten. So konnte beispielsweise gezeigt werden, dass die Durchführung von psychoedukativen Gruppen in der Operationsvorbereitung einen wesentlichen Einfluss auf den Genesungsverlauf nach der Operation hat. Die Angstreduktion und die Förderung einer konstruktiven Gesundheitseinstellung durch solche Kurzinterventionen dürfte das Operationsergebnis nachhaltig beeinflussen. Ähnlich günstige Ergebnisse lassen sich beispielsweise in der Krebstherapie erzielen, sei es im Gesamtverlauf der Erkrankung oder im Ausmaß an Nebenwirkungen durch die Krebstherapie: so scheint beispielsweise die häufig zu beobachtende Übelkeit am Beginn einer Chemotherapie zum Teil durch eine negative Erwartungshaltung noch begünstigt zu werden.

Der Einfluss von subjektiven Einstellungs- und Interaktionsmustern auf den Gesamtverlauf von chronischen und zum Teil schwerwiegenden Erkrankungen, wie z. B. Herz-Kreislauf-Erkrankungen oder HIV-Infektion, lässt sich auch durch psychoneuroimmunologische und -endokrinologische Befunde erhärten: So weisen jene Patientinnen, die in konfliktreichen Beziehungen leben und weniger soziale Unterstützung erleben, schlechtere Laborwerte und einen deutlich ungünstigeren Langzeitverlauf ihrer Krankheit auf als sozial gut integrierte und in konstruktiven Beziehungen Lebende. Auch bei chronisch kranken Kindern, z. B. mit Bronchialasthma oder Neurodermitis, zeigt sich ein deutlicher Zusammenhang zwischen Krankheitsverlauf und dem innerfamiliären Klima. Darauf aufbauende psychotherapeutische Interventionen können indirekt den Krankheitsprozess günstig beeinflussen.

Darüber hinaus lassen sich durch störungsspezifische verhaltensmedizinische Trainingsprogramme Kompetenzen im Umgang mit krankheitsrelevanten Faktoren aufbauen: Als Beispiel ist hier die Stoffwechselführung bei der Zuckerkrankheit zu erwähnen, die es ermöglicht, durch ein gezieltes Diskriminationstraining

Blutzuckerschwankungen zeitgerecht zu spüren und durch adäquate diätetische oder medikamentöse Maßnahmen auszugleichen. Ein anderes Beispiel sind Stressbewältigungsprogramme bei Herzinfarktpatientinnen.

Reduktion oder Prävention von direkt gesundheitsschädigendem Verhalten bzw. Aufbau von gesundheitsbezogenem Verhalten: Schließlich ist eine dritte Gruppe von VM-Interventionen zu erwähnen, die darauf beruhen, dass manche körperliche Krankheitsprozesse in entscheidendem Maße durch gesundheitsschädigendes Verhalten oder mangelndes gesundheitsbezogenes Verhalten mitbedingt werden. Beispiele hierfür sind das Essverhalten bei der Entstehung und Aufrechterhaltung von Übergewicht (Adipositas) oder das Suchtverhalten (z. B. die Nikotinabhängigkeit) bei Herz-Kreislauf-Erkrankungen oder Lungenkrebs. Die Erfolge verhaltensmedizinischer Interventionen etwa bei der Modifikation des Essverhaltens schwer Übergewichtiger oder die Raucherentwöhnung bei Herz-Kreislauf-Erkrankten, ist heute jedoch als noch nicht zufriedenstellend zu betrachten. Zunehmende Bedeutung kommt daher den Präventionsprogrammen zu, die bereits im Schulalter eine Förderung von gesundheitsbezogenem Verhalten beinhalten. Der Langzeiteffekt dieser Interventionsmaßnahmen im Sinne eines „lebenslangen Lernens“ ist jedoch noch weitgehend ausständig.

Gerade die letztgenannten Bemühungen sollen verdeutlichen, dass die Verhaltensmedizin seit ihrem Bestehen nicht nur ein umfangreiches theoretisches und praktisches Instrumentarium für die Modifikation von Krankheitsprozessen bereitgestellt hat, sondern in den letzten Jahren auch in den Bereichen der Gesundheitsförderung und Krankheitsprävention Einzug hält – hier vor allem auch in der Sekundärprävention von chronischen Krankheiten und Leidenszuständen. So gelangen auch medizinische Problembereiche, die über viele Jahre einer psychosomatischen Betrachtungsweise eher unzugänglich erschienen waren, nun zunehmend in den Blickpunkt verhaltensmedizinischer Überlegungen: als Beispiele seien hier abschließend die Intensivmedizin oder die Transplantationschirurgie genannt.

Weiterführende Literatur

Ehlert, U. (Hrsg.) (2003): Verhaltensmedizin. Berlin: Springer.

Flor, H., Birbaumer, N. & Hahlweg, K. (Hrsg.) (1999): Grundlagen der Verhaltensmedizin. In: Enzyklopädie der Psychologie, Klinische Psychologie Band 3. Göttingen: Hogrefe.

Flor, H., Hahlweg, K. & Birbaumer, N. (Hrsg.) (2001): Anwendungen der Verhaltensmedizin. In: Enzyklopädie der Psychologie, Klinische Psychologie Band 4. Göttingen: Hogrefe.

Meermann, R. & Vandereycken, W. (1996): Verhaltenstherapeutische Psychosomatik. Klinik, Praxis, Grundversorgung. Stuttgart: Schattauer.

6.2.2 Pharmakologische Kombinationstherapie (Kurt Meszaros)

Die gleichzeitige Anwendung von Psychotherapie und Pharmakotherapie in der Behandlung seelischer Erkrankungen galt lange Zeit als unvereinbar. Gründe dafür lagen in den unterschiedlichen theoretischen Konzepten dieser beiden Behandlungsmethoden. Die nachgewiesene Effizienz einer Methode bedeutete automatisch den Ausschluss der anderen Methode in der Behandlung einer Patientin. Besonders die Verhaltenstherapie hat mit der Entwicklung von Störungsmodellen, die neben biologischen auch entwicklungspsychologische und soziale Faktoren in der Entstehung psychischer Erkrankungen berücksichtigen, zur Überwindung dieser Gegensätzlichkeit beigetragen. In der Zwischenzeit konnte für einige psychiatrische Erkrankungen ein Vorteil einer Kombinationstherapie (Pharmakotherapie plus Psychotherapie) gegenüber einer Monotherapie (Pharmakotherapie oder Psychotherapie) gefunden werden. Im therapeutischen Alltag fehlen jedoch noch klare Richtlinien für ein gezieltes Vorgehen basierend auf den Ergebnissen wissenschaftlicher Untersuchungen.

Allgemeine Überlegungen zur Kombinationsbehandlung

Die Vorteile einer kognitiv-behavioralen Monotherapie liegen u. a. in einer Stärkung der Kompetenz und des Selbstwertgefühls der Patientin zur aktiven Lösung bestehender Probleme. Die Patientin wird im Rahmen der Therapie dazu angeleitet, intrapsychische Konflikte, die sich oft in Form von körperlichen Symptomen präsentieren, als solche zu erkennen. Die „hilfreiche therapeutische Beziehung“ soll der Patientin dazu verhelfen, dysfunktionale und nicht unmittelbar bewusste Kognitionen, an bestimmte Affekte gebundene, internalisierte Schemata sowie sich daraus ergebende maladaptive Beziehungsmuster zu entdecken und diese langfristig und bleibend positiv zu verändern.

Die Entwicklung von Psychopharmaka brachte tiefgreifende Veränderungen in den Behandlungskonzepten der Psychiatrie mit sich. Im Einzelfall führte die Anwendung von Psychopharmaka überhaupt erst zur Möglichkeit einer ambulanten Behandelbarkeit. Psychopharmaka führen zu Besserungen einzelner Symptome psychischer Erkrankungen wie zu einer Hebung des Antriebes bei bestehender krankheitsbedingter Antriebshemmung, zu einer Lösung kognitiver Blockaden bei depressiver Einengung, zur Regulierung von Biorhythmusstörungen wie Ein- oder Durchschlafstörungen. Unter der Anwendung von Psychopharmaka kommt es jedoch auch zu beobachtbaren Beeinflussungen komplexer Verhaltensbereiche wie Neugierde- oder Vermeidungsverhalten, Affekt- und Impulskontrolle.

Die Wahl einer Kombinationstherapie kann gerade am Beginn einer Behandlung den Zugang zur Psychotherapie erleichtern. So können zum Beispiel bei depressiven Erkrankungen zusätzlich zur kognitiv-verhaltenstherapeutischen Behandlung Psychopharmaka positiv auf quälende Grübeleien, Konzentrationsstörungen und die Antriebshemmung einwirken, wodurch die Kommunikationsfähigkeit und damit die Bereitschaft zur Weiterführung der Therapie gefördert werden. Durch die Kombinationstherapie kommt es oftmals zu einem rascheren „Wirkungseintritt" im Sinne einer früheren Linderung von Beschwerden. Eine von der Patientin als überflutend und ihre Existenz bedrohend empfundene Angst oder schwere kognitive Einengungen im Rahmen depressiver Erkrankungen führen oftmals ohne eine zusätzliche Anwendung von Psychopharmaka zum Abbruch der Psychotherapie. Einen weiteren positiven Aspekt einer Kombinationstherapie im weiteren Behandlungsverlauf stellt die Reduktion von Rückfällen, im Sinne von neu auftretenden akuten Krisen, dar.

Andererseits kann die durch die Kombinationstherapie herbeigeführte frühzeitige Linderung von Beschwerden die Motivation der Patientin zur Weiterarbeit herabsetzen. Durch die Psychopharmaka kann es zur Dämpfung von wichtigen Emotionen wie Angst, Traurigkeit, Ärger, Wut und Freude kommen, die einen notwendigen Trigger für Veränderungen im therapeutischen Prozess darstellen. So können u. U. Psychopharmaka bei Patientinnen mit Agoraphobie zu einer Symptomunterdrückung in dem Maße führen, dass der Erfolg einer Expositionstherapie deutlich gemindert wird. Die Patientin verfügt über kein ausreichend hohes Angstniveau, wodurch der Abbau der Angst nur unvollständig erfolgt. Weiters kann der zusätzliche Gebrauch von Psychopharmaka im Rahmen einer Verhaltenstherapie von Patientinnen auch als Verlust ihrer Autonomie interpretiert werden und aus diesem Grunde den therapeutischen Prozess negativ beeinflussen.

Wirksamkeit einer Kombinationstherapie

In den letzten Jahren sind große Anstrengungen unternommen worden, um Effekte einer Kombinationstherapie differenzierter zu erfassen. Im Folgenden wird auf Wirksamkeit einer Kombinationstherapie bei der Behandlung von depressiven Störungen, Angststörungen und Zwangserkrankungen eingegangen. Die Auswahl dieser Erkrankungen erfolgte insbesondere auf Grund der Häufigkeit dieser Störungen und des Vorliegens aussagekräftiger Untersuchungsergebnisse.

Depressive Störungen umfassen ein breites Spektrum heterogener Zustandsbilder, die sich hinsichtlich der im Vordergrund stehenden Symptomatik (kognitiv, affektiv, somatisch) und des Schweregrades unterscheiden. Endogene Dysregulationen im Bereich der Neurotransmitter und/oder erlebnisreaktive Verarbeitungen führen im Kontext einer vorbestehenden Vulnerabilität unter dem Einfluss akuter oder chronischer Stressoren zur Manifestation depressiver Erkrankungen.

Die Durchführung einer Kombinationstherapie bei depressiven Erkrankungen kann nicht generell empfohlen werden. Eine Kombinationsbehandlung sollte auf jeden Fall bei depressiven Patienten mit akuter Suizidalität, persistierenden Suizidgedanken, einer psychotischen Entgleisung (z. B. einem Schuldwahn), einer Störung der Impulskontrolle (z. B. bei bestimmten Persönlichkeitsstörungen) und einer massiven Zwangssymptomatik durchgeführt werden.

In der Akutbehandlung depressiver Patientinnen zeigt eine Kombinationstherapie (statistisch gesehen) keine Überlegenheit gegenüber einer Monotherapie. Patientinnen mit einer Depression schwerer Ausprägung beschreiben jedoch unter der Kombinationstherapie eine frühzeitigere Abnahme der depressiven Symptomatik.

In der Langzeitbehandlung depressiver Patientinnen zeigen die vorhandenen Untersuchungen jedoch eine Überlegenheit der Kombinationstherapie gegenüber einer verhaltenstherapeutischen Monobehandlung. Von einer kombinierten Langzeitbehandlung profitieren insbesondere depressive ältere Patientinnen sowie Patientinnen mit einer chronischen Verlaufsform einer Depression mit mittelschwerer bis schwerer Ausprägung. Bei Depressionen leichter Ausprägung (oftmals erlebnisreaktiver Genese) ist die Indikation für eine Kombinationstherapie oftmals nicht eindeutig zu stellen, weshalb hier primär eine kognitiv-verhaltenstherapeutische Behandlung zu empfehlen ist.

Angststörungen: Die Kombinationstherapie von Angststörungen stellt in der Praxis eine gängige Behandlungsmethode dar. Kontrollierte Untersuchungen konnten jedoch keine generelle Überlegenheit einer Kombinationstherapie finden. Die Ergebnisse sind widersprüchlich und spiegeln dadurch den therapeutischen Alltag in der Behandlung von Angststörungen wieder. Die Entscheidung für oder gegen eine Kombinationstherapie ist vorerst noch im Einzelfall zu treffen und hängt von unterschiedlichen Faktoren insbesondere dem Schweregrad der Angststörung, der Dauer der Erkrankung und dem Vorliegen einer Komorbidität ab.

Eine Kombinationsbehandlung zeigt bei Patientinnen mit Panikstörungen und Agoraphobie Vorteile, insbesondere bei solchen mit einer stark ausgeprägten, therapieresistenten Panik und einer bestehenden Komorbidität (d. h. einer zusätzlichen behandlungsbedürftigen Erkrankung, meist depressive Störungen, Substanzbezogene Störungen oder Persönlichkeitsstörung). Durch ein gestuftes Vorgehen (bei Behandlungsbeginn Monotherapie mit Psychopharmaka – vor dem Absetzen der Psychopharmaka Beginn der kognitiv-verhaltenstherapeutischen Behandlung) kann die hohe Rezidivrate, d. h. das Wiederauftreten akuter Krankheitskrisen, gesenkt werden.

Die Durchführung einer Kombinationstherapie ist insbesondere bei Patientinnen die auf die verhaltenstherapeutische Monotherapie nicht oder nur teilweise ansprechen, zu empfehlen. Durch die Anwendung einer Kombinationstherapie können bei manchen Patientinnen vereinbarte Therapieziele rascher erreicht werden. Dies dürfte auf das gleichzeitige Einwirken beider Behandlungsmethoden auf unterschiedliche Ebenen des gestörten biopsychologischen Regelkreises im Rahmen der Angststörung zurückzuführen sein. Hinsichtlich der Effizienz einer Kombinationsbehandlung im Rahmen einer Langzeittherapie ist zum jetzigen Zeitpunkt keine klare Empfehlung abzugeben.

Zwangsstörungen: Die Frage der Anwendung einer Kombinationstherapie zur Behandlung von Zwangsstörungen wird oftmals gegensätzlich beantwortet. Die kombinierte Anwendung verhaltenstherapeutischer Interventionen, insbesondere „Exposition in vivo mit Reaktionsverhinderung" und Psychopharmaka scheint synergistische Effekte zu entfalten. Eine Vorbehandlung mit Serotonin-Wiederaufnahme-Hemmern leitet oftmals erst eine verhaltenstherapeutische Behandlung ein. Eine Kombinationstherapie mit selektiven Serotonin-Reuptake-Inhibitoren und Verhaltenstherapie führt insbesondere bei Patientinnen mit stark ausgeprägten Zwangsgedanken und einer zusätzlichen Depression zu positiven Effekten.

Im unmittelbaren Vergleich zeigen beide Behandlungsmethoden (verhaltenstherapeutisches Vorgehen gegenübergestellt Psychopharmaka-Therapie) am Ende der Therapie keine signifikanten Unterschiede. Ergebnisse von Langzeitbehandlungen über die Effizienz einer Kombinationsbehandlung sind noch ausständig. Verhaltenstherapeutische Interventionen führen jedoch oftmals im Langzeitverlauf von Zwangserkrankungen zu einer Stabilisierung und Aufrechterhaltung des veränderten Verhaltens.

Spezielle Aspekte einer Kombinationstherapie: Klare Indikationen und Handlungsregeln für eine Kombinationsbehandlung psychischer Störungen bestehen bisher noch nicht. Die Frage der Anwendung einer Kombinationstherapie hat neben patientinnenbezogenen Variablen wie u. a. deren aktuelle Lebenssituation, dem Vorliegen einer organischer Erkrankung, Persönlichkeitseigenschaften und der Einstellung zu Psychopharmaka, störungsbezogene Variablen wie Ausprägung und Dauer der bestehenden Symptomatik, die Frage des möglichen bzw. vereinbarten Behandlungszeitraumes und des Therapiezieles, zu berücksichtigen. Auf jeden Fall ist im Rahmen einer Kombinationstherapie eine ausreichende Information der Patientin notwendig. Diese sollte auf „realistische" Wirkungen, mögliche Nebenwirkungen sowie dem frühestmöglichen Zeitraum eines Wirkungseintritts noch vor der Anwendung von Psychopharmaka eingehen.

Kombinationstherapie und therapeutische Beziehung: Der Einsatz von Psychopharmaka im Rahmen einer Verhaltenstherapie sollte auch unter dem Aspekt möglicher Auswirkungen auf die therapeutische Beziehung im Auge behalten werden. Die gleichzeitige Behandlung mit Verhaltenstherapie und Psychopharmaka sollten nur dann in einer Hand liegen, wenn auch die nötige Fachkompetenz für beide Behandlungsmethoden gegeben ist. Sowohl die Therapeutin als auch die Patientin sollten sich vor Beginn einer Behandlung überlegen, inwieweit eine solche Vorgehensweise mit den Erwartungen an die eine oder andere Methode vereinbar ist. Eine „Spaltung" in die „gute" Psychotherapeutin und die „böse" Pharmakotherapeutin oder umgekehrt könnte entstehen und sollte unter allen Umständen vermieden werden. Liegen beide Behandlungsmethoden nicht in einer Hand, so ist eine hinreichende Kommunikation und Wertschätzung der an der Behandlung beteiligten Personen unbedingt erforderlich. „Behandlungsgemeinschaften" von Verhaltenstherapeutinnen und Pharmakotherapeutinnen erscheinen empfehlenswert und spiegeln den Trend.

Weiterführende Literatur

Buchheim, P. (1997): Psychotherapie und Psychopharmaka. Störungsorientierte Behandlungsansätze – Kombinierte Therapie. Stuttgart: Schattauer.

Hand, I., Peter, H. & Rufer, M. (2001): Kombinationsbehandlung mit Verhaltenstherapie und Pharmakotherapie bei Zwangsstörungen. Forschungsstand und Behandlungspraxis. Verhaltenstherapie, 11: 206–215.

Senf, W. & Broda, M. (1996): Praxis der Psychotherapie. Ein integratives Lehrbuch für Psychoanalyse und Verhaltenstherapie. Stuttgart: Thieme.

7 Kurze Geschichte der Verhaltenstherapie – ein Blick in die Zukunft

Wenn wir die zentralen Theorien und Methoden der heutigen Verhaltenstherapie bis zu ihren geschichtlichen Wurzeln zurückverfolgen, so fällt auf, dass weder eine einzelne Gründerfigur noch ein geschlossenes Erklärungsmodell für die Entstehung und Aufrechterhaltung psychischer Probleme zu finden ist. Das später unter dem Begriff der „behavioural therapy" (im amerikanischen Sprachraum: „behavioral therapy") zusammengefasste Ideengut entstammt vielmehr den Bemühungen zahlreicher Einzelpersonen, die sich in unterschiedlichen Ländern und als Vertreter und Vertreterinnen verschiedener Berufsgruppen engagierten (siehe Kap. 8). Sie fühlten sich offensichtlich dazu verpflichtet, Behandlungsangebote an psychisch leidende Menschen auf eine Basis zu stellen, die mit dem jeweiligen Stand wissenschaftlicher Forschung verbunden war.

Dementsprechend stellt sich die Geschichte der Verhaltenstherapie als eine Abfolge therapeutischer Konzepte dar, welche beständig empirischer Prüfung und damit einhergehender Kritik unterworfen wurden. Das verbindende Moment zwischen Grundlagenforscherinnen und unmittelbar mit den Patientinnen arbeitenden Therapeutinnen bestand darin, die praktischen Auswirkungen ihres Denkens und Tuns im Rahmen konkreter Experimente und Therapien anhand systematischer Beobachtungen zu reflektieren und gegebenenfalls ihre Modelle zu verändern.

Die beiden Ausgangspunkte der Verhaltenstherapie finden sich zu Beginn des 20. Jahrhunderts in sehr unterschiedlichen kulturellen Umwelten: Einerseits regten die im russischen Sankt Petersburg zur Reflexologie durchgeführten Tierstudien von Ivan Petrovic Pawlow (Verleihung des Nobelpreises 1904) Psychiater wie Vladimir Bechterev (1907) dazu an, problematische Verhaltenssequenzen ähnlich wie physiologische Reflexe zu betrachten – als spezifische Reaktionen des Organismus auf bestimmte Reize. Andererseits musste sich die junge Wissenschaft der Psychologie in Amerika neben der Beschäftigung mit Tierexperimenten auch als nutzbringend für die Arbeit in psychiatrischen Kliniken legitimieren (Schorr, 1984). Psychologinnen wie John Watson (1913) stellten sich diesem Anspruch und demonstrierten zum Beispiel eindrücklich und allgemein beobachtbar den Aufbau von „experimentellen Neurosen". Sie folgerten aus diesem Vorgehen auch kraft eines Umkehrschlusses, welchen Weg therapeutische Ansätze einzuschlagen hätten. Beide Traditionen werden heute dem Konzept der „klassischen (respondenten) Konditionierung" zugerechnet.

Erst in der Zeit zwischen den Weltkriegen wurden die vorliegenden Forschungsergebnisse im großen Stil systematisiert und zu den Lerntheorien verdichtet. Als führende Autorinnen sind unter anderen Clark Hull (1937), Edwin Guthrie (1935) und Burhus Fred Skinner (1938) zu nennen. Im Rahmen von Therapien wurde das problematisierte Verhalten als Produkt einer individuellen Lerngeschichte aufgefasst, welches nicht nur den postulierten Gesetzmäßigkeiten entsprechend erlernt, sondern auch wieder unter therapeutischer Anleitung *verlernt* („gelöscht") werden konnte. Somit übten die Lerntheorien einen immer stärkeren Einfluss auf die therapeutische Praxis aus, wo sich unter Berücksichtigung lerntheoretischer Prinzipien beispielsweise Mary Cover Jones (1924) dem Abbau von Angst bei Kindern, Simon Fleischmann (1930) und auch Edwin Guthrie (1938) der Arbeit mit erwachsenen Angstpatientinnen widmeten.

Nach dem zweiten Weltkrieg entstanden an mehreren Orten neue Entwicklungsimpulse: In Südafrika erweiterte Joseph Wolpe (1958) mit der Technik der „systematischen Desensibilisierung" die bisherigen Behandlungsmöglichkeiten. Er setzte den Angstzuständen seiner Patientinnen den physiologisch inkompatiblen Zustand der Entspannung entgegen, welcher mittels „progressiver Muskelrelaxation" (Jacobson, 1929) trainiert werden konnte.

In Amerika initiierte Burhus Fred Skinner (1953) umfangreiche Forschungsprogramme, die sich mit dem Zusammenhang von Verhalten und seinen Konsequenzen befassten. Die daraus hervorgegangenen Theorien der „operanten Konditionierung" beeinflussten die verhaltenstherapeutische Praxis insofern nachhaltig, als nun auch die dem problematisierten Verhalten nachfolgenden Bedingungen therapeutisch gezielt verändert wurden. Eine differenziertere Analyse von auslösenden und aufrechterhaltenden Störungsbedingungen konnte sich als Standard etablieren.

Die anfängliche Behandlungseuphorie der Verhaltenstherapeutinnen, hervorgerufen durch erste optimistisch stimmende Wirksamkeitsstudien, wich aber allmählich einer kritischen Selbstreflexion, da sich in der zunehmenden Konfrontation mit schweren klinischen Bildern die ursprünglichen Ansätze als unzulänglich erwiesen hatten (Schorr, 1984). In der Folge kam es zu einer deutlichen konzeptuellen Ausweitung der theoretischen Grundlagen (Yates, 1970) und zur stärkeren Konzentration auf die konkreten Anforderungen der Praxis (Lazarus, 1967).

Anstatt der ursprünglichen Beschränkung auf die lerntheoretische Erklärung und der stringent daraus abgeleiteten Therapie klar umschriebener Symptome rückte nun die Patientin als Person vor dem Hintergrund des gesamten Lebenskontextes in den Blickpunkt. Das therapeutische Vorgehen wurde um eine Vielzahl neuer Methoden erweitert und fußte auf einem zunehmenden Pluralismus von Theorien, die der inzwischen stattgefundenen Entwicklung in der akademischen Psychologie Rechnung trugen. Arnold Lazarus (1973) führte zur Kennzeichnung dieser Strömung den Begriff der „multimodalen Verhaltenstherapie" ein und vertrat dabei die nicht unumstrittene Ansicht, dass auch theoretisch unverbundene Behandlungselemente – eklektisch – nebeneinander bestehen könnten.

Bereits im Vorfeld dieser Erweiterung wurde einigen bisher vernachlässigten Faktoren vermehrte Aufmerksamkeit geschenkt, so etwa den kognitiven Variablen im Konzept des Modelllernens von Albert Bandura (Bandura & Walters, 1963) und dem Phänomen der Selbstkontrolle, das unter anderen Frederick Kanfer untersuchte (Kanfer & Marston, 1963). Aber erst im Zuge der allgemein eintretenden Liberalisierung in den Reihen der Verhaltenstherapeutinnen gerieten diese Bereiche des menschlichen Erlebens in den Vordergrund der theoretischen Auseinandersetzung. Michael Mahoney (1974) argumentierte überzeugend, dass diese Themen selbst unter streng wissenschaftlicher Herangehensweise nicht ignoriert werden dürften und leitete so die „kognitive Wende" der Verhaltenstherapie ein. Die immer präziser formulierten Grundkonzepte bildeten schließlich die Keimzelle für das heutige theoretische Fundament der Verhaltenstherapie und lösten den Eklektizismus weitgehend ab.

Als Rahmentheorien, welche sich sowohl kompatibel mit den älteren Lerntheorien erweisen als auch die nun zum Gegenstand gemachten innerpsychischen Phänomene aufgreifen konnten, kristallisierten sich allmählich folgende Modellvorstellungen heraus: Einerseits legte die bei der Untersuchung von Selbstkontrollprozessen in Erscheinung getretene Rückkoppelungsschleife von Selbstbeobachtung, Selbstbewertung und Selbstverstärkung nahe, die selbstregulatorische Organisation des Menschen zur Grundlage einer modernen Verhaltenstheorie zu machen (Kanfer & Karoly, 1972). Andererseits entlehnten die an kognitiv orientierten Therapiemethoden interessierten Forscherinnen schon früh den Begriff des „Schemas", der von der neu entstandenen Teildisziplin der „kognitiven Psychologie" zur Beschreibung von Wahrnehmungs-, Informationsverarbeitungs- und Gedächtnisvorgängen aufgegriffen wurde (Neisser, 1976). Der Schemabegriff fand sich erstmals in den Arbeiten von Bartlett (1932) und Piaget (1936). Auf letztgenannten Autor geht auch die im Schemabegriff seither implizit mitangesprochene Vorstellung zurück, dass der Organismus gemäß seiner zyklischen Organisation danach trachtet, durch permanente Anpassungsleistungen an die Umwelt ein inneres Gleichgewicht – eine „Homöostase" – herzustellen und zu erhalten (Piaget, 1967).

Auch die praktische Arbeit veränderte sich im Zuge der „kognitiven Wende" der Verhaltenstherapie. Mit konkreten kognitiven Techniken sind Namen wie Donald Meichenbaum (1971) oder Aaron Beck (1976) verbunden. Die angesprochenen Techniken versuchen auf dem Weg von der Selbstbeobachtung, dem anschließenden Hinterfragen sowie dem Training gegengerichteter Selbstverbalisationen die zu Leidensdruck führenden individuellen Denkgewohnheiten zu ändern.

Beck weitete diesen Ansatzpunkt gemeinsam mit seinen Mitarbeiterinnen zu einer vollständigen therapeutischen Konzeption aus. Und der Modellvorstellung von der selbstregulativen Organisation des Menschen hat sich insbesondere der Ansatz der „Selbstmanagement-Therapie" verpflichtet (Kanfer, Reinecker & Schmelzer, 1990).

In jüngerer Zeit kam ein neuer Entwicklungsimpuls aus dem Bereich der Emotionsforschung: Die Beschreibung von abgegrenzten emotionalen Reaktionssystemen im Rahmen der „differenziellen Emotionstheorien" (Izard, 1977) löste die Sichtweise ab, emotionales Erleben sei ein bloßes Produkt aus Erregung und kognitiver Bedeutungszuschreibung. Insbesondere biologisch forschende Verhaltenstherapeutinnen konnten leicht die Ansicht übernehmen, dass der Organismus über genetisch vorgeformte Basisemotionen verfügt, die in adaptiver Weise die Selbstregulation unterstützen (Sorgatz, 1986; Pauli, Rau & Birbaumer, 1996). Auch im praktisch-therapeutischen Handeln wurden zahlreiche emotionsfokussierte Methoden, die ursprünglich in anderen Schulen entwickelt wurden, an die verhaltenstherapeutischen Modellvorstellungen angepasst. Dieser Trend spiegelte sich zum Beispiel in der immer öfter dokumentierten Arbeit mit „dem leeren Stuhl", mit „Familienskulpturen" oder mit „katathymen Bildern". Manchen Autorinnen scheint es durchaus angemessen, in diesem Zusammenhang von einer „emotionalen Wende" der Verhaltenstherapie zu sprechen (Sulz & Lenz, 2000).

Auf theoretischer Ebene wurde schon früher nach einer Verbindung zwischen den verschiedenen Herangehensweisen gesucht. Die Italiener Vittorio Guidano und Giovanni Liotti (1983) gründeten ihr therapeutisches Konzept auf einer Zusammenschau der emotionalen und kognitiven Entwicklung des Menschen. Diese entwicklungspsychologische Perspektive verweist wiederholt auf die von John Bowlby (1975) ausformulierte Bindungstheorie, welche einen geeigneten Rahmen zur Integration sowohl der Schema- und Selbstregulationstheorien als auch der differenziellen Emotionstheorien bietet. Ihre Anregung wurde durch Michael Mahoney, den wir bereits als Pionier der „kognitiven Wende" kennengelernt haben, dem anglo-amerikanischen Sprachraum zugänglich gemacht. In der Folge etablierte sich eine Forscherinnengruppe parallel zum „Mainstream" der vor allem an der Optimierung therapeutischer Methoden arbeitenden Praktikerinnen. Diese Gruppe entwickelte eine umfassende und theoretisch begründeten Sicht des Menschen und bezog philosophische, wissenschafts- und erkenntnistheoretische Strömungen mit ein.

Michael Mahoney (1991) orientierte sich beispielsweise an jenen aktuellen Konzepten, die unter dem Begriff des „Konstruktivismus" den Aufbau individueller und konsensueller Wirklichkeiten unter der Annahme der Selbstorganisation von Organismen nachzeichnen möchten. Entwicklungspsychologische Überlegungen vor dem Hintergrund der Bindungstheorien bilden dabei einen immer wiederkehrenden Bezugspunkt. Mit durchaus ähnlichen Vorstellungen verfolgte Vittorio Guidano (1991) die prozessartige Entwicklung des „Selbst" und postulierte schließlich die Notwendigkeit einer „post-rationalistischen" kognitiven Therapie. Diese zielt weniger darauf ab, vermeintlich irrationale Einstellungen auf direktem – übenden – Weg zu verändern, sondern möchte individuelle Bedeutungszuschreibungen in den Erzählungen der Patientinnen aufgreifen und reflektierbar machen. Als „narrative kognitive Therapie" (Meichenbaum, 1995) verstanden, weist dieser Ansatz Ähnlichkeiten mit den neueren Entwicklungen systemtherapeutischen Denkens auf.

Unserer Ansicht nach könnten aus dem Bereich der Chaos- und Systemtheorien weitere zukunftsweisende Impulse für die konzeptuelle Basis der Verhaltenstherapie zu erwarten sein (Kriz, 1999). Nicht nur der schon oftmals erwähnte Begriff der Selbstorganisation korrespondiert mit diesen Konzepten und legt daher nahe, die theoretischen Implikationen mehr als bisher mitzubedenken. Auch das Verständnis von so genannten „attrahierenden Prozessen", die bei gegebenen Ausgangsbedingungen auf einen deutlich hervortretenden Endzustand hinsteuern, lädt dazu ein, psychische Störungen in analoger Weise zu betrachten. Der Psychiater Luc Chiompi (1997) hat dies zunächst aus der Perspektive der Emotionstheorien getan, der Psychologe Klaus Grawe (1998) zusätzlich noch unter Einbezug von Kontroll- und Schematheorien. In der verhaltenstherapeutischen Literatur sind diese Bemühungen um eine erweiterte systemtheoretische Einbettung jedoch nur am Rande aufzufinden. Das pragmatische Hinarbeiten auf effektivere Behandlungsschritte bei konkreten psychischen Problemen lässt möglicherweise eine Weiterentwicklung der theoretischen Grundlagen als weniger dringlich erscheinen. Die tradierten Theorien und Methoden könnten jedoch im Rahmen dieser neuen Forschungsparadigmen aus einem anderen Blickwinkel verstanden werden, was letztlich ihr therapeutisches Potenzial nur vergrößern würde.

Auch aus einem weitaus angestammteren Forschungsbereich sind Neuerungen zu erwarten: Am Schnittpunkt zwischen Medizin und Psychologie – dort, wo psychosomatische Phänomene auftreten – hat sich die so genannte „Verhaltensmedizin" entwickelt, welche verhaltenstherapeutische Methoden an sich körperlich manifestierende Probleme heranträgt (Ehlert, 2003). In diesem Zusammenhang spielt die neurobiologische Forschung eine Schlüsselrolle. Die rasant wachsenden Modellvorstellungen bezüglich der Wechselwirkung von zellulären Vorgängen und psychischen Bedingungen lassen einzelne Forscherinnen bereits eine „Neuropsychotherapie" entwerfen (Grawe, 2003). Es ist zu hoffen, dass durch die künftig zu leistende Auseinandersetzung mit diesen Anregungen die Sichtweise vom Menschen abermals um einige Dimensionen bereichert wird und der Zuwachs an Komplexität – wie schon so oft in der Geschichte der Verhaltenstherapie – in eine optimierte Behandlungspraxis einfließt.

Literatur

Bandura, A. & Walters, R. (1963): Social Learning and Personality Development. New York: Holt, Rinehart & Winston.

Bartlett, F.C. (1932): Remembering. Cambridge: Cambridge University Press.

Bechterev, V.M. (1907): Die objektive Untersuchung der Geisteskranken. Obosrenije Psychatrii (russ.). (Dt.: Zeitschrift für Psychotherapie und medizinische Psychologie, Bd. 1, Heft 5, 1909).

Beck, A.T. (1976): Cognitive therapy and the emotional disorders. New York: International Universities Press.

Bowlby J. (1975): Bindung. Frankfurt: Fischer.

Ciompi L. (1997): Die emotionalen Grundlagen des Denkens: Entwurf einer fraktalen Affektlogik. Göttingen: Vandenhoeck & Ruprecht.

Ehlert, U. (Hrsg.) (2003): Verhaltensmedizin. Berlin: Springer.

Fleischmann, S. (1930): Aktive Psychotherapie. Medizinische Klinik 52: 1919–1921.

Grawe, K. (1998): Psychologische Therapie. Göttingen: Hogrefe.

Grawe, K. (2003): Neuropsychotherapie. Vortrag am Kongress „Neurobiologie der Psychotherapie", Innsbruck 2.–4.7.03.

Guidano, V.F. (1991): The self in process: toward a post-rationalist cognitive therapy. New York: Guilford.

Guidano, V.F. & Liotti, G. (1983): Cognitive processes and emotional disorders. New York: Guilford.

Guthrie, E.R. (1935): The psychology of learning. New York: Harper.

Guthrie, E.R. (1938): The psychology of human conflict. New York: Harper.

Hull, C.L. (1937): Mind, mechanism, and adaptive behavior. Psychol. Review, 44: 1–32.

Izard, C.E. (1977): Human Emotions. New York: Plenum. (Dt.: Die Emotionen des Menschen: Eine Einführung in die Grundlagen der Emotionspsychologie. Weinheim: Beltz, Psychologie-Verlags-Union, 1994.)

Jacobson, E. (1929): Progressive relaxation. Chicago: University of Chicago Press.

Jones, M.C. (1924): The elemination of children's fears. J. Exp. Psychol., 7: 382–390.

Kanfer, F.H. & Marston, A.R. (1963): Determinants of self-reinforcement in human learning. J. Exp. Psychol., 66: 245–254.

Kanfer, F.H. & Karoly, P. (1972): Self-control: A behavioristic excursion into the lion's den. Behavior Therapy, 3: 398–416.

Kanfer, F.H., Reinecker, H. & Schmelzer, D. (1990): Selbstmanagement-Therapie als Veränderungsprozeß. Berlin: Springer.

Kriz, J. (1999): Systemtheorie für Psychotherapeuten, Psychologen und Mediziner. Wien: Facultas Univ.-Verl.

Lazarus, A.A. (1967): In support of technical eclecticism. Psychol. Rep., 21: 415–416.

Lazarus, A.A. (1973): Multimodal behavior therapy: Treating the BASIC ID. J. Nerv. Ment. Dis., 156: 404–411.

Mahoney, M.J. (1974): Cognition and Behavior Modification. Cambridge, Massachusetts: Ballinger Publishing Company. (Dt.:Kognitive Verhaltenstherapie. München: Pfeiffer, 1977.)

Mahoney, M.J. (1991): Human change processes: the scientific foundations of psychotherapy. USA: Basic Books.

Meichenbaum, D.W. (1971): Cognitive factors in behavior modification: Modifying what clients say to themselves. Cat. Sel. Doc. Psychol., 1: 14–15.

Meichenbaum, D. & Fitzpatrick, D. (1995): A constructive-narrative perspective on stress and coping: Stress inoculation applications. In: L. Goldberger & S. Breznitz, (Eds.): Handbook of Stress: Theoretical and Clinical Aspects. New York: The Free Press, 706–723.

Neisser, U. (1976): Cognition and Reality. San Francisco: Freeman and Company. (Dt.: Kognition und Wirklichkeit. Stuttgart: Klett-Cotta, 1979.)

Pauli, P., Rau, H. & Birbaumer, N. (1996): Biologische Grundlagen der Verhaltenstherapie. In: Margraf, J. (Hrsg.): Lehrbuch der Verhaltenstherapie. Berlin: Springer.

Piaget, J. (1936): The origin of intelligence in children. New York: International Universities Press. (Dt.: Das Erwachen der Intelligenz beim Kinde. Stuttgart: Klett-Cotta, 1975.)

Piaget, J. (1967): Biologie et connaissance. Edition Gallimard. (Dt.: Biologie und Erkenntnis. Frankfurt am Main: Fischer, 1992.)

Schorr, A. (1984): Die Verhaltenstherapie. Ihre Geschichte von den Anfängen bis zur Gegenwart. Weinheim: Beltz.

Skinner, B.F. (1938): The behavior of organisms: An experimental analysis. New York: Appleton-Century.

Skinner, B.F. (1953): Science and human behavior. Boston. (Dt.: Wissenschaft und menschliches Verhalten. München: Kindler, 1973.)

Sorgatz, H. (1986): Psychophysiologie und Verhaltensmedizin. In: Dt. Ges. für Verhaltenstherapie (Hrsg.): Verhaltenstherapie, Theorien und Methoden. Tübingen: DGVT.

Sulz S.K.D. & Lenz G. (Hrsg.) (2000): Von der Kognition zur Emotion. München: CIP-Medien.

Watson, J.B. (1913): Psychology as the behaviorist views it. Psychol. Rev., 20: 158–177.

Wolpe, J. (1958): Psychotherapy by reciprocal inhibition. Stanford: Stanford University Press.

Yates, A.J. (1970): Behavior Therapy. New York: Wiley.

8 Verschiedene Verhaltenstherapeutinnen – verschiedene Entwicklungsimpulse

Ein biografischer Querschnitt durch die letzten Jahrzehnte: Albert Bandura, Aaron Beck, Franz Caspar, Albert Ellis, Vittorio Guidano, Frederick Kanfer, Arnold Lazarus, Marsha Linehan, Giovanni Liotti, Michael Mahoney, Jürgen Margraf, Isaac Marks, Donald Meichenbaum, Joseph Wolpe.

Es ist nicht einfach, eine Auswahl zu treffen unter all jenen Menschen, deren theoretisches Interesse und praxisbezogenes Engagement maßgeblich wurde für das, was wir heute unter Verhaltenstherapie verstehen. Zunächst gibt es keine „Gründungsväter“ und „glorreichen Berühmtheiten“, die die Nachkommenden derart faszinierten, dass ein Kult um ihre Person entstehen konnte. Biografien über Verhaltenstherapeutinnen sind rar und mühselige Recherchen werden notwendig, um auch nur die Eckdaten jener Forscherinnen und Therapeutinnen in Erfahrung zu bringen, die uns aus wohlbekannten Zitaten und angesichts ihrer Leistungen namentlich bekannt geworden sind.

Das scheint ja ein beinahe verbindendes Charakteristikum zu sein: Bekannt gewordene Verhaltenstherapeutinnen haben sich meist der wissenschaftlichen Überprüfung ihrer therapeutischen Neuerungen verschrieben und arbeiten deshalb vorwiegend im akademischen Kontext an psychologischen oder medizinischen Fakultäten. Dort werden sie für jene Leistungen gewürdigt, die sich den Interessierten in der einschlägigen Fachliteratur eröffnen. Gelungene Entwicklungen von klinisch-therapeutischen Behandlungsansätzen werden für Außenstehende solcherart mit einem Namen verknüpft, ohne die dahinterstehende Person kennenlernen zu können.

Aber selbst wenn wir diese Schwierigkeiten beiseite lassen, wird die Sache noch nicht einfacher. Denn kaum jemand dieser zahlreichen emsigen Pionierinnen kann für sich allein beanspruchen, der Verhaltenstherapie ein Profil aufgeprägt zu haben. Vielmehr gingen durch all die Jahre von verschiedenen Orten verschiedene Impulse aus (die mitunter sogar in verschiedene Richtungen wiesen), und erst über die Zeit hinweg und mit lokal oft starken Differenzen konnten diese Einflüsse allmählich zueinander finden – ihre Synthese wäre wohl am Besten im konkreten Verhalten der Therapeutinnen zu beobachten.

Bei unserer Auswahl werden wir bewußt auf die Pionierinnen und Theoretikerinnen der „frühen Jahre" verzichten, um nicht allzu weit ausholen zu müssen. Hingegen möchten wir einen Einblick in die Arbeits- und Ideenwelt von Therapeutinnen geben, die in den letzten Jahrzehnten der verhaltenstherapeutischen Tradition nahe standen und deren Weiterentwicklung voran trieben (und dies vielfach auch noch heute aktiv tun). All jene, die mit gleichem Recht hier vertreten sein könnten, mögen uns unsere Selektion verzeihen.

Wir werden sehen, dass die verhaltenstherapeutische Konzeptbildung in Europa (England, Deutschland, Schweiz, Italien), in Nordamerika (USA und Kanada) sowie in Südafrika ihre historischen Wurzeln hat. Die hier vernachlässigten „frühen Jahre" vor dem zweiten Weltkrieg würden auch noch nach Russland verweisen. Zusätzlich zu dieser vertretenen geografischen Breite finden sich in den Biografien häufig familiäre Verhältnisse, in denen erst die Elterngeneration in das jeweilige Land aus- bzw. eingewandert ist. Vielleicht sind in diesen multikulturellen Einflüssen auch die Voraussetzungen für die Eigenart des verhaltenstherapeutischen Denkens zu suchen, welches hohe theoretische Offenheit mit klinisch-praktischer Konkretheit verbindet.

Albert Bandura

Geboren am 4. 12. 1925 in Mundare, Alberta (Kanada), als Sohn polnischer Einwanderer, die als Farmer arbeiteten. Er studierte Psychologie an der University of British Columbia (Abschluss 1949). Danach ging er an die University of Iowa, wo er mit dem behavioristischen Denkansatz und den Lerntheorien in Berührung kam (Doktorat 1952). Ein „clinical internship" am Wichita Kansas Guidance Center wurde beendet, als er 1953 ein Angebot der Stanford University annahm – bis heute forscht und lehrt er dort am Department of Psychology (1964 wurde er zum Full Professor ernannt).

Von Anfang an stand Bandura dem Behaviorismus, der menschliches Verhalten als direkte Folge von belohnenden und bestrafenden Umweltbedingungen sah, skeptisch gegenüber. Zu naiv schien ihm die Annahme einer einseitigen Bestimmtheit des Menschen, sodass er schon in seinen ersten Arbeiten den umgekehrten Einfluss des Menschen auf seine Umwelt hervorhob (er bezeichnete das wechselseitige Verhältnis als „reziproken Determinismus"). Er befasste sich mit den vom Behaviorismus vernachlässigten inneren psychologischen Prozessen, die zwischen Verhalten und Umwelt vermitteln und begründete eine sozial-kognitive Lerntheorie. Damit wurde er zum Vorreiter der Kognitiven Psychologie und den daraus abgeleiteten kognitiven Therapieansätzen.

Ursprünglich führten ihn Experimente, die die Nachahmung aggressiver Verhaltensweisen bei Kindern untersuchten, zu den psychischen Voraussetzungen des so genannten „Lernens am Modell“. Die Fähigkeit, die eigene Aufmerksamkeit zu lenken sowie das Beobachtete zu speichern und wiederzugeben, erfordert bereits komplexe Prozesse der sprachlichen und bildhaften Verarbeitung. Bandura betonte die selbstregulative Organisation des Menschen: Er unterschied Momente der Selbstbeobachtung, der vergleichenden Selbstbeurteilung und des daraus resultierenden Umgangs mit sich selbst. Wiederkehrende Muster des Zusammenspiels dieser Momente führen zu individuellen Selbstkonzepten, welche bestimmte Überzeugungen über die eigenen Möglichkeiten („self-efficacy“) und den Selbstwert beinhalten.

Die von Bandura ausgearbeitete „Selbst-Kontroll-Therapie“ versucht daher, Selbstbeobachtung so zu lenken, dass bisherige Automatismen unterbrochen, implizite Standards relativiert und Selbstbewertungen verbessert werden können. Problematisierte Verhaltensweisen werden möglichst konkret erfasst und die damit einhergehenden Umweltbedingungen gezielt verändert. Steht die Therapeutin als Modell zur Verfügung, das die vorliegenden Schwierigkeiten bewältigen kann, erleichtert dies nachweislich die erwünschte Veränderung.

Ausgewählte Publikationen

Bandura, A. & Walters, R. (1963): Social Learning and Personality Development. New York: Holt, Rinehart & Winston.

Bandura, A. (1969): Principles of Behavior Modification. New York: Holt, Rinehart & Winston.

Bandura, A. (1971): Social Learning Theory. New York: General Learning Press.

Bandura, A. (1973): Aggression: A Social Learning Analysis. Englewood Cliffs, NJ: Prentice-Hall.

Bandura, A. (1976): Lernen am Modell. Stuttgart: Klett.

Bandura, A. (1979): Sozial-kognitive Lerntheorie. Stuttgart: Klett-Cotta.

Bandura, A. (1986): Social Foundations of Thought and Action. Engelwood Cliffs, NJ: Prentice-Hall.

Bandura, A. (1997): Self-efficacy: The exercise of control. New York: Freeman.

Aaron Beck

Geboren am 18. 7. 1921 in Providence, Rhode Island (USA), als Sohn jüdischer Einwanderer aus der Ukraine. Er studierte Medizin an der Brown University (Abschluss 1942), 1946 erhielt er das Doktorat für Psychiatrie an der Yale University.

Zunächst interessierte er sich für die Neurologie, die er, verglichen mit der Psychiatrie, für die präzisere Wissenschaft hielt, und befasste sich mit der Rolle von Kognitionen in der Psychotherapie. Er absolvierte trotz bereits bestehender Skepsis gegenüber der Psychoanalyse eine psychoanalytische Ausbildung am Philadelphia Psychoanalytic Institute (Abschluss 1958). Die Ergebnisse seiner psychoanalytischen Therapien erlebte er aber als nicht zufriedenstellend. Sein Versuch, als Wissenschaftler der University of Pennsylvania (wo er seit 1954 tätig ist) das psychoanalytische Konzept der Depression empirisch zu fundieren und zu verifizieren, misslang.

Das wissenschaftliche Scheitern an der Psychoanalyse sowie sein enormes Wissen über das Wesen der Depression leiteten eine rege Forschungstätigkeit ein. Er entwickelte die kognitive Therapie als neue klinische Behandlungsform und widmete sich der Ausarbeitung und Verfeinerung dieses Ansatzes, vor allem aber auch dessen empirischer Überprüfung. Dabei kam es zu einer Erweiterung auf andere Störungsbilder: Angststörungen, Panik, Sucht, Essstörungen, Persönlichkeitsstörungen, bipolare Störungen, Schizophrenien u. a. werden in der Zwischenzeit mit kognitiver Therapie behandelt.

Das Charakteristikum der kognitiven Therapie liegt in der Bedeutung, die gedanklichen und bildhaften Abläufen zugeschrieben wird. Beck bezeichnet Gedanken als Auslöser für spezifische Gefühle, Stimmungen und Verhalten. Dysfunktionale Kognitionen gelten als relevante Faktoren in der Entstehung, Auslösung und Aufrechterhaltung psychischer Störungen. Zentrale Begriffe sind die der „automatischen Gedanken“ (Selbstverbalisationen, die uns und unsere Handlungen begleiten) sowie der „Grundannahmen“ (zentrale Einstellungen des Individuums z. B. zu sich selbst oder zu anderen Menschen). Eine Veränderung der (dysfunktionalen) Kognitionen in Richtung realitätsgerechterer Neubewertungen führt zu Veränderungen auf emotionaler-, physiologischer- und Verhaltensebene. Da das therapeutische Vorgehen eine Kombination von verbaler Therapie und klassisch verhaltenstherapeutischen Methoden beinhaltet, wurde die kognitive Therapie sehr rasch in die Verhaltenstherapie integriert und ist seither relevanter Bestandteil kognitiv-behavioraler Behandlung.

Die Kreativität Becks findet ihren Ausdruck in einer ausgedehnten publizistischen Tätigkeit, die mehr als 370 Arbeiten enthält, sowie in zahlreichen wissenschaftlichen Ehrungen. Ein weiterer Höhepunkt wurde durch die Gründung des

„Beck Institute for Cognitive Therapy and Research" gesetzt, das neben Forschungs- auch Ausbildungszwecken dient und derzeit von Judith Beck (der Tochter Aaron T. Becks) geleitet wird.

Ausgewählte Publikationen

Beck, A.T. (1967): The diagnosis and management of depression. Philadelphia: University of Pennsylvania Press.

Beck, A.T. (1976): Cognitive Therapy and the emotional disorders. New York: Internat. Press.

Beck, A.T, Freeman, A. & Associates (1990): Cognitve Therapy for personality disorders. New York: Guilford Press. (Dt.: Kognitive Therapie der Persönlichkeitsstörungen. Weinheim: Psychologie-Verlags-Union PVU, 1993.)

Beck, A.T., Rush, A.J., Shaw, B.F. & Emery, G. (1979): Cognitive Therapy for depression. New York: Guilford Press. (Dt.: Kognitive Therapie der Depression. Weinheim: PVU, 1996.)

Beck, A.T., Wright, F.W., Newman, C.F. & Liese, B. (1993): Cognitive therapy of substance abuse. New York: Guilford Press. (Dt.: Kognitive Therapie der Sucht. Weinheim: PVU, 1997.)

Franz Caspar

Geboren am 11. 2. 1953 in Hamburg und zunächst aufgewachsen in Zürich, studierte er schließlich Psychologie und Politikwissenschaften in Hamburg (Diplom 1977), wo er auch eine Ausbildung in Klientenzentrierter Therapie und Verhaltenstherapie absolvierte. Danach war er am Institut für Psychologie in Bern tätig (1985 Dissertation, 1995 Habilitation). Zwischen 1987 und 1989 hat er Forschungsaufenthalte in Boulder (USA) und Toronto (Canada) absolviert, zwischen 1997 und 1999 war er auch leitender Psychologe in der Psychiatrischen Klinik „Sanatorium Kilchberg", seit 1999 ist er Ordinarius für Klinische Psychologie und Psychotherapie in Freiburg im Breisgau. Caspar ist in zahlreiche ehrenamtliche Aktivitäten in diversen Psychotherapie-Ausbildungsgängen und Forschungsgesellschaften eingebunden und erfuhr auch mehrfache wissenschaftliche Würdigungen.

Die Methode der ursprünglich von Klaus Grawe entwickelten „Plananalyse" wurde von Caspar in den frühen 80er Jahren aufgegriffen und als Basis von psychotherapeutischen Fallkonzeptionen weiterentwickelt und evaluiert. Die Plananalyse ist eine Methode zur Analyse individueller psychischer Probleme und Eigenheiten im Beziehungsverhalten, u. a. auch gegenüber der Therapeutin. Ein psychodynamische und verhaltenstheoretische Konzepte ergänzendes Merkmal des Ansatzes ist die systematische Verbindung konkreten Verhaltens mit übergeordneten Motiven aus einer instrumentellen Perspektive („Wozu dient ...?“, „Welches – großteils unbewusste – Mittel wird eingesetzt, um zu ...?“).

Die verhaltenstherapeutische Problem- und Bedingungsanalyse konnte so um eine „vertikale Dimension“ bereichert werden, welche nicht nur die dem Verhalten übergeordneten und langfristig wirksamen Motive hervortreten lässt, sondern auch das Verhalten in Beziehungen klarer als bisher beleuchtet. Das gemeinsam mit Grawe vertretene Konzept der „komplementären Beziehungsgestaltung“ geht zunächst davon aus, dass therapeutische Arbeit eine sichere Beziehungsbasis voraussetzt. Dabei wird die Patientin in ihren Ressourcen bestärkt und dem Problemverhalten wird die motivationale Basis entzogen, indem die dahintersteckenden Motive weitestmöglich befriedigt werden, ohne dabei das Problem auf der Verhaltensebene zu verstärken.

Die Anwendung psychologischer Grundlagen (insbesondere aus der Sozialpsychologie und der kognitiven Psychologie) in der Psychotherapie war und ist ein durchgängiges Anliegen von Caspar, davon ausgehend, dass viele scheinbar psychotherapiespezifische Phänomene durchaus auch aus der Grundlagenpsychologie verstehbar sind. Seit Mitte der 80er-Jahre beschäftigte er sich intensiver mit inneren Prozessen bei Psychotherapeutinnen: Die Entwicklung und Evaluation des Trainings von Informationsverarbeitungs- und Entscheidungsprozessen bei Psychotherapeutinnen konnte in der Folge ausgebaut werden, u. a. zum gezielten Einsatz professioneller Intuition. Seit den späten 80er Jahren setzt er sich auch mit Grundlagenmodellen für das kognitiv-emotionale Funktionieren von Menschen auseinander (insbesondere mit den so genannten Theorien des Konnektionismus und der Neuronalen Netzwerke), welche die individuelle Anpassung des psychotherapeutischen Angebotes ermöglichen.

Ausgewählte Publikationen

Caspar, F. (1989): Beziehungen und Probleme verstehen. Eine Einführung in die psychotherapeutische Plananalyse (1996: 2., überarbeitete Auflage). Bern: Huber.

Caspar, F. (Hrsg.) (1995): Psychotherapeutische Problemanalyse: Bestandesaufnahme und Perspektiven. Tübingen: DGVT.

Caspar, F. (1998): A connectionist view of psychotherapy. In D.J. Stein, J. Ludik (Eds.) Neural Networks and Psychopathology (pp. 88–131). Cambridge, UK: Cambridge University Press.

Caspar, F. (2000): Therapeutisches Handeln als individueller Konstruktionsprozess. In J. Margraf (Hrsg.): Lehrbuch der Verhaltenstherapie, Bd.1 (2. Auflage). Göttingen: Hogrefe, S. 155–166.

Albert Ellis

Geboren 1913 in Pittsburgh und aufgewachsen in New York City, widmete er sich zunächst literarisch-schriftstellerischen Interessen. Um sich finanziell erhalten zu können arbeitete er in diversen Firmen, nebenbei verfasste er eine erste Abhandlung zum Thema sexueller Probleme („The Case of Sexual Liberty"). Mit 29 Jahren inskribierte er an der Columbia University Psychologie und eröffnete nach dem „master degree" eine Praxis mit dem Schwerpunkt Partner- und Sexualberatung. 1947 schloss er das Studium mit einem Doktorat ab. In dieser Zeit machte er eine Ausbildung bei einem Psychoanalytiker, praktizierte in der Folge und lehrte an der Rutgers University und der New York University.

Die Gründe, warum Ellis sich von der Analyse distanzierte, waren einerseits das Unbehagen mit der passiven Rolle, in welcher er sich als Analytiker fühlte (ihm lag es näher, in einer aktiven Interaktion mit der Klientin gemeinsam nach Lösungsmöglichkeiten zu suchen) und andererseits auch die hohe Frequenz und relativ lange Dauer der Therapien. Seiner Erfahrung nach hätten die Therapieerfolge, die er anstrebte, mit wesentlich weniger zeitlichem Aufwand erzielt werden können. Außerdem wollte er die Klientinnen an seiner von Marcus Aurelius, Spinoza und Russell geprägten philosophischen Haltung teilhaben lassen, von der er meinte, dass sie ihm selbst bei seinen Problemen sehr geholfen habe.

So entwickelte er um 1955 die „Rational Emotive Behavior Therapie (REBT)". Das Kernstück dieser Theorie kann in einem Kürzel zusammengefasst werden (ABC): A steht für „activating experience", womit Problemsituationen gemeint sind, wie z. B. Partnerprobleme, eine schwierige Arbeitssituation oder auch Kindheitstraumen. B („belief") steht für irrationale und dysfunktionale Annahmen und Vorstellungen, wie z. B. „alle Menschen müssen mich akzeptieren", „ich muss perfekt sein", u. a.; C steht für „consequence" und meint Symptome wie Angst, Panik und Depression, die als Konsequenzen dysfunktionaler Annahmen gesehen werden. In der Therapie werden dann D („dispute") hinzugefügt – die irrationalen Vorstellungen werden hinterfragt und diskutiert – und E („effect"): die Klientin erlernt im Alltag durch eine veränderte Sichtweise einen anderen, effektiveren Umgang mit ihren Problemen.

Die Diskrepanz zwischen Erwartungen, Wünschen, Vorstellungen und den realen Gegebenheiten soll verringert sowie die Bereitschaft, sich selbst zu akzeptieren wie man ist, anstatt den eigenen Wert nur am Erreichten bzw. am Erfolg zu messen, vergrößert werden. Das grundsätzliche Annehmen der Begrenztheit des Lebens und seiner Möglichkeiten ist nicht resignativ zu sehen, sondern eher im Sinne einer stoischen und existenzialistischen Tradition.

Insgesamt kann Ellis auf 54 publizierte Bücher, über 600 Artikel zu den Themen REBT, sexuelle Probleme, Ehe und Partnerschaft verweisen. Er ist Begründer des Institutes für „Rational Living" (Albert Ellis Institut) in New York, welches neben stationären und ambulanten Behandlungsmöglichkeiten auch ein umfassendes Trainingsprogramm anbietet. Obwohl in hohem Alter, ist Ellis weiterhin sowohl lehrend als auch publizistisch aktiv.

Ausgewählte Publikationen

Ellis, A. (1962): Reason and emotion in psychotherapy. New York: Stuart. (Dt.: Die Rational-emotive Therapie. Das innere Selbstgespräch bei seelischen Problemen und seine Veränderung. München: Pfeiffer, 1977.)

Ellis, A. (1965): Sex without guilt. North Hollywood, CA: Wilshire Books.

Ellis, A. (1971): Growth through reason. North Hollywood, CA: Wilshire Books.

Ellis, A. (1997): Grundlagen und Methoden der Rational-Emotiven Verhaltentherapie. Stuttgart: Klett-Cotta.

Ellis, A. (1997): Die Rational-Emotive Verhaltenstherapie. Reflexionen und Neubestimmungen. Stuttgart: Klett-Cotta.

Ellis, A. (2000): Training der Gefühle. Wie Sie sich hartnäckig weigern unglücklich zu sein. München: Moderne Verlagsgesellschaft.

Vittorio Guidano

Geboren am 4. 8. 1944 in Rom studierte er ebendort Medizin (Abschluss 1969) und war nachfolgend an der psychiatrischen Universitätsklinik an vielfältigen Forschungsprojekten beteiligt (Abschluss der Psychiatrieausbildung 1972). Ebenfalls 1972 gründete er gemeinsam mit Giovanni Liotti (siehe S. 260) die Italienische Vereinigung für Verhaltenstherapie, 1977 umbenannt in „Italienische Vereinigung für Behaviorale und Kognitive Psychotherapien". Schon früh verschrieb er sich dem Studium der Verhaltenswissenschaften und der Kognitiven Psychologie, gleichzeitig praktizierte und lehrte er Kognitive Psychotherapie.

1983 erschien die englischsprachige Ausgabe des gemeinsam mit Liotti verfassten Buches „Cognitive processes and emotional disorders", das in den USA breit rezipiert wurde. Die Entwicklung kognitiver Strukturen wird dort im Rahmen biologisch-evolutionärer Überlegungen erklärt, wobei Gefühle nicht bloß als Epiphänomene des Denkens betrachtet werden, sondern Emotionen und Kognitionen als wechselweise wirkend verstanden werden. Seine erkenntnistheoretische Position brachte ihn ab 1985 dazu, einen eigenständigen Ansatz auszuarbeiten, den er als „post-rationalistische kognitive Therapie" verstand. Er entwickelte ein Modell der psychischen Organisation und ihrer zeitlichen Veränderung, das unterschiedlichste Vorstellungen verbindet: Kognitive Psychologie, Theorien der emotionalen und kognitiven Entwicklung, Bindungstheorie, Evolutionäre Erkenntnistheorie, Konstruktivismus sowie die Theorie selbstorganisierender Systeme.

In seinem Verständnis ist das Selbst ein Resultat eines permanenten Prozesses reziproker Regulation. Er betont die Rolle der unmittelbaren emotionalen Erfahrung einerseits und der Subjektivierung dieser Erfahrung durch linguistische Differenzierung und Neuordnung entlang symbolisch-semantischer Netzwerke andererseits. Der zwischen diesen Ebenen oszillierende Prozess zielt darauf ab, den Fluss unmittelbarer Erfahrung konsistent mit den persönlichen Einschätzungen der Welt zu halten, was im gelingenden Fall das Entstehen von Selbst-Kohärenz ermöglicht. Dabei unterstreicht er die Rolle der Intersubjektivität für die Entwicklung des Selbst und hebt jene Erfahrungen hervor, die mit starker emotionaler Aktivierung einhergehen und insbesondere in Bindungsbeziehungen auftreten. Die individuelle Organisation von Bedeutung wird verantwortlich gemacht für gesteigerte Vulnerabilität gegenüber Stressoren und dem Auftreten psychischer Probleme.

In der klinischen Arbeit konzeptualisierte Guidano die therapeutische Beziehung als Bindungsbeziehung. Der Einsatz von Selbstbeobachtung gilt als primäre Interventionsform, wobei die Therapeutin Hilfestellung gibt bei der Differenzierung zwischen unmittelbarer Erfahrung und ihrer jeweiligen Erklärung. Der heuristische Wert dieses Ansatzes wurde von zahlreichen Schülerinnen in Italien und Ländern Lateinamerikas aufgegriffen, wo er klinisch arbeitete, lehrte und supervidierte. Um die diesbezügliche Forschung weiter auszubauen gründete er 1997 das "Institute of Post-Rationalist Psychology" in Rom.

Guidano starb unerwartet am 31. 8. 1999, wenige Stunden nach einem viel beachteten Vortrag an der Universität von Buenos Aires, Argentinien.

Ausgewählte Publikationen

Guidano, V.F. & Liotti, G. (1983): Cognitive processes and emotional disorders. New York: Guilford Press.

Guidano, V.F. (1987): Complexity of the Self. New York: Guilford Press.

Guidano, V.F. (1988): A systems, processes-oriented approach to cognitive therapy. In K.S. Dobson (Ed.): Handbook of cognitive-behavioral therapies (pp. 307–354). New York: Guilford Press.

Guidano, V.F. (1991): The Self in Process. New York: Guilford Press.

Guidano, V.F. (1991): Affective change events in a cognitive therapy system approach. In J.D. Safran & L.S. Greenberg (Eds.): Emotion, psychotherapy and change (155–168). New York: Guilford Press.

Frederick Kanfer

Geboren 1925 in Wien, musste er 1938 emigrieren und ging mit seiner Familie zunächst nach Belgien, dann 1941 in die USA. Nach einem Ingenieurstudium befasste sich Kanfer mit Biologie, schließlich absolvierte er ein Psychologiestudium an der Long Island University, New York. Das Doktorat erwarb Kanfer 1953 an der Indiana University mit einer Arbeit über "The effect of partial reinforcement on acquisition and extinction of a class of verbal responses". Danach arbeitete Kanfer an der Washington University, der University of Oregon (Medical School, psychiatrische Abteilung) und der University of Cincinnati. Ab 1973 war Kanfer Full Professor am Department of Psychology, University of Illinois. Verschiedene Gastprofessuren bezeugen, wie ernst für Kanfer die Vermittlung von Grundkenntnissen war, gleichfalls war er Mitherausgeber vieler Zeitschriften sowie Berater und Supervisor in verschiedenen Einrichtungen, u.a. auch am Max-Planck Institut in München. Schon 1968 hat Kanfer ein Fulbright Professorship erhalten und begab sich an die Ruhr-Universität in Bochum – seither verbrachte Kanfer jährlich Monate in Europa, hielt Vorträge und Seminare und wirkte bei der Gründung einer Reihe von verhaltenstherapeutischen und verhaltensmedizinischen Kliniken mit.

Sein Forschungsinteresse stand zunächst in der Tradition amerikanisch-lerntheoretischer Ansätze. Sehr früh aber betonte Kanfer bereits die Bedeutung von kognitiven Momenten für die menschliche Interaktion. In Experimenten konnte Kanfer zeigen, dass menschliches Verhalten nicht nur durch externe Kontingenzen beeinflusst wird, sondern durch ein hohes Ausmaß von internen Stimuli. Dies führte ihn zum Konzept der Selbstkontrolle, in das Phänomene wie Verstärkeraufschub, internales Sprechen, Selbstregulation, Momente des altruistischen Verhaltens und der subjektiven Bewertung eingeflossen sind.

In den letzten 20 Jahren seines Lebens beschäftigte sich Kanfer mehr mit dem therapeutischen Prozess. Er ging von den Ergebnissen der Kognitiven Psychologie, Emotionspsychologie und Motivationspsychologie aus, um zu klären, wie die therapeutische Beziehung gestaltet und die Motivation zur Therapie gefördert werden kann. Im Therapieprozess können demnach sieben Phasen unterschieden werden, die jeweils eigene Schwerpunkte beinhalten und bei Bedarf wiederholt durchlaufen werden. Er entwarf auf der Grundlage dieser Erkenntnisse eine „Selbstmanagement-Therapie", welche systemtheoretische Konzepte mit traditionellen verhaltenstherapeutischen Analyse- und Problemlöse-Ansätzen verbindet.

Kanfer starb am 18. 10. 2002 im Alter von 77 Jahren.

Ausgewählte Publikationen

Kanfer, F.H. & Saslow, G. (1969): Behavioral diagnosis. In C.M. Franks (Eds.): Behavior therapy: Appraisal and status (pp. 417–444). New York: McGraw-Hill. (Dt.: Verhaltenstheoretische Diagnostik. In D. Schulte (Hrsg.): Diagnostik in der Verhaltenstherapie (S. 24–59). München: Urban & Schwarzenberg, 1974.

Kanfer, F.H. (1970): Self-regulation: Research, issues and speculations. In C. Neuringer & J.L. Michael (Eds.): Behavior modification in clinical psychology (pp. 178–220). New York: Appleton-Century-Crofts.

Kanfer, F.H. & Phillips, J.S. (1970): Learning foundations of behavior therapy. New York: Wiley. (Dt.: Lerntheoretische Grundlagen der Verhaltenstherapie. München: Kindler, 1975.)

Kanfer, F.H. (1975): Self-management methods. In: F.H Kanfer & A.P. Goldstein (Eds.): Helping people change. New York: Pergamon Press. (Dt.: Möglichkeiten der Verhaltensänderung. München: Urban & Schwarzenberg, 1977.)

Kanfer, F.H. & Schefft, B.K. (1988): Guiding the process of therapeutic change. Champaign, IL: Research Press.

Kanfer, F.H., Reinecker, H. & Schmelzer, D. (1991): Selbstmanagent-Therapie. Berlin: Springer.

Arnold Lazarus

Geboren 1932, studierte er Psychologie an der University of the Witwatersrand in Johannesburg (Südafrika) und erhielt seinen ersten Abschluss in Experimenteller Psychologie. Seine Doktorarbeit in Klinischer Psychologie wurde um 1955 von Joseph Wolpe (siehe S. 267) betreut, in den Jahren darauf kam es zu einer engen Zusammenarbeit. 1963 ging Lazarus an die Stanford University (Stanford, USA) und 1966 übernahm er die Leitung des „Behavior Therapy Institutes" in Sausalito (Kalifornien, USA). Nachdem Joseph Wolpe im Jahre 1966 an der Temple University Medical School in Philadelphia (USA) eine eigene verhaltenstherapeutisch orientierte Abteilung aufbauen konnte, wechselte Lazarus 1967 zu ihm. Doch bald kam es zu einer Auseinanderentwicklung, da Lazarus eine eigene, pragmatisch konzipierte Therapieform propagierte, welche sich zum Eklektizismus bekannte, d.h. zur Verwendung aller therapeutischen Mittel, die sich in der Praxis als hilfreich erweisen, ungeachtet ihrer jeweiligen theoretischen Herkunft. Dieser Ansatz verzichtet zwar auf ein in sich geschlossenes Theoriekonzept, wurde aber den komplexen klinischen Anforderungen durchaus gerecht.

Nach einer kurzen Zeit an der Yale University ging Lazarus an die Rutgers University, wo er seit 1972 als Professor tätig ist. Neben seiner Unterrichtstätigkeit in diversen psychotherapeutischen Ausbildungsgängen betreibt er eine private Praxis in Princeton, New Jersey. Er erhielt zahlreiche wissenschaftliche Ehrungen, ist in vielen fachspezifischen Gremien Mitglied, publizierte insgesamt 16 Bücher und mehr als 200 Artikel.

Im schon erwähnten eklektizistischen Ansatz definiert Lazarus all jene Ansatzpunkte, die sich für den Einsatz therapeutischer Techniken eignen, in dem Kürzel „BASIC-ID“: B steht für „Behaviors“ (Verhalten), A für „Affective processes“ (Gefühle), S für „Sensations“ (sensorische Empfindungen), I für „Images“ (Vorstellungen), C für „Cognitions“, I für „Interpersonal relationships“ (Beziehungen) und D für „Drugs“ (was den Einfluss von Drogen und Medikamenten berücksichtigt). Diese sieben Modalitäten werden als interaktiv und sich wechselseitig beeinflussend begriffen. Die jeweiligen Verhältnisse werden diagnostisch erfasst, bestehende Probleme gemeinsam definiert und hilfreiche therapeutische Methoden ausgewählt.

Folgende auszugsweise genannten „Therapiebausteine“ stehen in der „multimodalen Therapie“ zur Verfügung (alphabetisch gereiht): Angstbewältigungstraining, Ärger ausdrücken, assoziative Vorstellungsbilder, Aufzeichnungen und Selbstbeobachtung, aversive Vorstellungen, Beziehungstraining, Bibliotherapie, Biofeedback, Entspannungsübungen, Gedankenstopp, Gefühle erkennen, Hypnose, Kommunikationstraining, Kontingenzverträge, leerer Stuhl, Meditation, Modelllernen, Nichtverstärkung, paradoxe Strategien, positive Vorstellungen, Präventivwirkungsvorstellungen, Problemlösefertigkeiten, schrittweise sexuelle Annäherung, Schwellentraining, Selbstinstruktionstraining, Training sozialer Kompetenz, Steigerungstechnik, Stimuluskontrolle, systematische Expositionstherapie, Training zum Fokussieren von Empfindungen, Verhaltensproben, Zeitprojektionen u. v. m.

Ausgewählte Publikationen

Wolpe, J. & Lazarus, A.A. (1966): Behavior Therapy Techniques. Oxford: Pergamon Press.

Lazarus, A.A. (1971): Behavior Therapy and beyond. New York: McGraw-Hill. (Dt.: Verhaltenstherapie im Übergang. München-Basel: Reinhardt, 1978.)

Lazarus, A.A. (1972): Clinical behavior therapy. New York: Brunner & Mazel.

Lazarus, A.A. (Ed.) (1976): Multimodal behavior therapy. New York: Springer. (Dt.: Multimodale Verhaltenstherapie. Frankfurt/M.: Fachbuchhandlung für Psychologie, 1978.)

Marsha Linehan

Geboren am 5. 5. 1943 in Tulsa, Oklahoma (USA), studierte sie Psychologie an der Loyola University in Chicago und erlangte den Abschluss 1970 sowie das Doktorat 1971. Danach absolvierte sie das so genannte „Postdoctoral Clinical Intern" am Suicide Prevention and Crisis Service in Buffalo, New York (1971–72) und machte den „Postdoctoral Fellow in Behavior Modification" an der State University of New York in Stony Brook (1972–73).

1973–1975 war sie Assistant Professor am Institute of Pastoral Studies der Loyola University of Chicago, 1973–1977 auch Assistant Professor für Psychologie an der Catholic University of America. Im Anschluss daran ging sie an die University of Washington, wo sie bis heute arbeitet. Zusätzlich zur Psychologie lehrt sie seit 1981 auch Psychiatry and Behavioral Sciences, zunächst als Associate Professor und ab 1989 als Professor. Ein kurzer Auslandsaufenthalt als Visiting Scientist brachte sie 1991 an eine Abteilung für Angewandte Psychologie der Cambridge University in England.

Linehans starkes Engagement für die Qualität der psychotherapeutischen Versorgung kommt unter anderem dadurch zum Ausdruck, dass sie von 1977 bis 1979 Direktorin des Psychological Services Training Center war und seit 1980 als Direktorin der Behavioral Research & Therapy Clinics der University of Washington fungiert. Sie übt viele ehrenamtliche Funktionen aus und erhielt zahlreiche wissenschaftliche Würdigungen.

Linehans großer Verdienst liegt in der methodischen Auseinandersetzung mit den äußerst komplexen Problemen der „Borderline-Persönlichkeitsstörung" und der empirischen Überprüfung des von ihr entwickelten Behandlungsansatzes. In den theoretischen Grundlagen werden einerseits die besonderen biologischen Voraussetzungen berücksichtigt, andererseits fließen auch Prinzipien ein, die aus fernöstlich-buddhistischem Gedankengut entlehnt wurden. Insbesondere der Erwerb von Akzeptanz und von ausgleichenden Fähigkeiten angesichts scheinbar unvereinbarer Gegensätze im eigenen Erleben ist hier als spezifische Form der Dialektik zu nennen.

Die Therapie selbst erfolgt im klinischen Setting zweigeteilt: Ein einzeltherapeutisches Beziehungsangebot wird durch ein Gruppenangebot flankiert, das in vorstrukturierter Form konkrete Fertigkeiten vermittelt. Diese Fertigkeiten betreffen die Aufmerksamkeitslenkung („innere Achtsamkeit" in Anlehnung an Meditationspraktiken), die Steigerung interpersoneller Wirksamkeit, die Verbesserung der Emotionsregulierung und die Erhöhung von Stresstoleranz. Einzel- und Gruppentherapie erfolgen getrennt voneinander, aber in der Einzeltherapie wird unter anderem auch gezielt an der Motivation gearbeitet, die neu erlernten Fertigkeiten zur Bewältigung alltäglicher Probleme einzusetzen.

Ausgewählte Publikationen

Linehan, M.M. & Egan, K.J. (1983): Succeeding Socially. London: Lifecycle Publications. Auch publiziert als: (1985) Asserting Yourself. New York: Facts On File Publications. (Dt.: Sich durchsetzen! München: Ehrenwirth Beratungsbuch, 1985.)

Linehan, M.M. (1993): Cognitive Behavioral Treatment of Borderline Personality Disorder. New York: Guilford Press. (Dt.: Dialektisch Behaviorale Therapie der Borderline- Persönlichkeitsstörung. München: CIP-Medien, 1996.)

Linehan, M.M. (1993): Skills Training Manual for Treating Borderline Personality Disorder. New York: Guilford Press. (Dt.: Dialektisch Behaviorale Therapie der Borderline-Persönlichkeitsstörung, Trainingsmanual zur. München: CIP-Medien, 1996.)

Giovanni Liotti

Geboren am 27. 3. 1945 in Tripolis (Libyen) als Sohn italienischer Eltern. Er studierte Medizin an der Universität „La Sapienza" in Rom (Abschluss 1969) und spezialisierte sich danach aufs Fach Psychiatrie (Abschluss 1974). Schon 1972 gründete er gemeinsam mit Vittorio Guidano (siehe S. 254) die Italienische Vereinigung für Verhaltenstherapie, 1977 umbenannt in „Italienische Vereinigung für Behaviorale und Kognitive Psychotherapien". Bis 1985 war er an der Psychiatrischen Klinik der Universität „La Sapienza" als Forscher tätig, danach engagierte er sich als Lehrender im Rahmen von post-gradualen Ausbildungsprogrammen in Rom, Turin, Como und Verona, hauptsächlich aber bei der „Associazione di Psicologia Cognitiva" und der psychotherapeutischen Schule der „Università Salesiana" in Rom.

Bereits 1983 erschien die englischsprachige Ausgabe des gemeinsam mit Guidano verfassten Buches „Cognitive processes and emotional disorders", das in Amerika breit rezipiert wurde. Die Entwicklung kognitiver Strukturen wird dort im Rahmen biologisch-evolutionärer Überlegungen erklärt, wobei Gefühle nicht bloß als Epiphänomene des Denkens betrachtet, sondern vielmehr Emotionen und Kognitionen als wechselwirkend verstanden werden.

Ab 1984 versammelte er eine Gruppe italienischer Psychotherapeutinnen um sich (zumeist Vertreterinnen der kognitiven Psychotherapie, aber auch einige Psychoanalytikerinnen), welche sich für die Untersuchung der klinischen Anwendbarkeit der Bindungstheorie interessierten. Diese Gruppe nennt sich „Association for the Research on the psychopathology of the Attachment System" (ARPAS). Damit setzte er sich als einer der Ersten für die Einbeziehung bindungstheoretischer Erkenntnisse in den kognitiv-behavioralen Ansatz ein. Spezifisch auftretende Schwierigkeiten in der therapeutischen Beziehung werden als Ansatzpunkt für die Erarbeitung der charakteristischen interpersonellen Schemata der Klientin genutzt, welche auf bestehende Bindungsstile zurückgeführt werden können. Gegenwärtig liegen die theoretischen und klinischen Forschungsschwerpunkte von Liotti in folgenden Bereichen: Borderline- und dissoziative Psychopathologie, evolutionäre Psychologie, Bindungstheorie, metakognitive Prozesse (und „Theory of Mind") in kognitiver Psychotherapie.

Ausgewählte Publikationen

Guidano, V.F. & Liotti, G. (1983): Cognitive processes and emotional disorders. New York: Guilford.

Liotti, G. (1986): Structural cognitive therapy. In W. Dryden & W. Golden (Eds.): Cognitive and behavioural approaches to psychotherapy, pp. 92–128. London: Harper & Row.

Liotti, G. (1989): Attachment and cognition. In C. Perris, I. Blackburn & H. Perris (Eds.): The theory and practice of cognitive psychotherapy, 96–112. New York: Springer.

Liotti, G. (1991): Patterns of attachment and the assessment of interpersonal schemata: Understanding and changing difficult patient-therapist relationships in cognitive psychotherapy. Journal of Cognitive Psychotherapy, 5, 105–114.

Liotti, G. (1993): Disorganized attachment and dissociative experiences: An illustration of the developmental-ethological approach to cognitive therapy. In: K.T. Kuehlvein & H. Rosen (Eds.): Cognitive therapies in action (pp. 213–239). San Francisco: Jossey-Bass.

Liotti, G. & Intreccialagli, B. (1998): Metacognition and motivational systems in psychotherapy: A cognitive-evolutionary approach to the treatment of difficult patients. In C. Perris & P. McGorry (Eds.): Cognitive psychotherapy of psychotic and personality disorders (pp. 333–349). London: Wiley.

Liotti, G. (1999): Disorganized attachment as a model for the understanding of dissociative psychopathology. In J. Solomon & C. George (Eds.): Attachment disorganization (291–317). New York, Guilford.

Michael Mahoney

Geboren am 22. 2. 1946 in Streator (Illinois, USA) als Kind einer Farmerfamilie, die in der Großelterngeneration aus Irland emigrierte. Er ging mit 18 Jahren nach Mexiko, um eine Novelle zu schreiben. Wegen einer Erkrankung der Atemwege musste er an seinen Geburtsort zurückkehren und arbeitete neben dem Schulbesuch als Pfleger in einer psychiatrischen Einrichtung. Danach studierte er Philosophie und Psychologie an der State University of Arizona (Abschluss 1969), anschließend absolvierte er einen Studienaufenthalt bei Albert Bandura (siehe S. 248) an der Stanford University of California, wo ihm 1972 das Doktorat verliehen wurde. Während des Aufenthalts wurde er als Psychotherapeut ausgebildet und praktizierte in einem Spital für Kriegsveteranen in Palo Alto.

Danach arbeitete er an der State University of Pennsylvania, zunächst als Assistent und schließlich als Professor, nebenbei arbeitete er therapeutisch und supervisorisch. 1982 wurde er von den Individualpsychologen als Vertreter der Verhaltenstherapie zu einem schulenübergreifenden Kongress nach Wien eingeladen, wo er Viktor Frankl kennenlernte – bis zu dessen Tod pflegte er eine Brieffreundschaft mit ihm. 1983 ging er für ein halbes Jahr als Gastprofessor nach Rom, wo ein intensiver Austausch mit Vittorio Guidano (siehe S. 254) stattfand, anschließend war er ein weiteres halbes Jahr als Psychologe im US-Olympic-Training-Center tätig. Von 1985 bis 1990 war er Professor in Santa Barbara an der State University of California und seit 1990 ist er Professor of Clinical Psychology an der University of North Texas.

Während seines Studiums galt sein besonderes Interesse dem Phänomen der Selbstkontrolle und der Behandlung von Essstörungen. Danach (1972–85) widmete er seine Aufmerksamkeit dem kognitiven Aspekt der Verhaltensmodifikation, wobei er diesen Ansatz – unter den damals vorherrschenden, strikten Behavioristinnen nötig – mit einer wissenschafts- und erkenntnistheoretischen Argumentation schlüssig untermauerte. Sein 1974 unter dem Zuspruch vieler prominenter Fachkolleginnen erschienenes Buch „Cognition and Behavior Modification“ gab einen wesentlichen Anstoß für die so genannte „kognitive Wende“ der Verhaltenstherapie.

Seit dem Studienaufenthalt bei Guidano hatte er vermehrtes Interesse an der Erforschung und Beschreibung von basalen menschlichen Veränderungsprozessen unter Einbeziehung evolutions- und systemtheoretischer Überlegungen. Die Bedeutung emotionalen Erlebens vor dem Hintergrund der Bindungstheorien, der prozesshaft wechselwirkende Charakter von Entwicklung und Interaktion sowie dessen Einfluss auf die Entstehung des Selbst wurden für ihn zur Grundlage von Behandlungsprinzipien und Techniken. Seit 1990 setzt er sich für die Entwicklung einer „Constructive Psychotherapy“ ein, welche unter den erkenntnistheoretischen Prämissen des Konstruktivismus seine bis heute aktiv betriebene therapeutische Praxis beeinflusst.

Ausgewählte Publikationen

Mahoney, M.J. (1974): Cognition and behavior modification. Cambridge, MA: Ballinger. (Dt.: Kognitive Verhaltenstherapie. München: Pfeiffer, 1977.)

Mahoney, M.J. (1976): Scientist as a subject: The psychological imperative. Cambridge, MA: Ballinger.

Mahoney, M.J. (1979): Self-change: Strategies for solving personal problems. New York: Norton.

Mahoney, M.J., Freeman, A. (Eds.) (1985): Cognition and psychotherapy. New York: Plenum.

Mahoney, M.J. (1991): Human change processes: The scientific foundations of psychotherapy. New York: Basic Books.
Mahoney, M.J. (Ed.) (1995): Cognitive and constructive psychotherapies: Theory, research and practice. New York: Springer.

Jürgen Margraf

Geboren am 29. 6. 1956 in Korbach (Deutschland), besuchte er die Deutsche Schule in Brüssel (Abschluss des mathematisch-naturwissenschaftlichen Zweiges 1975). Danach studierte er Psychologie, Soziologie und Physiologie an den Universitäten München (1975–76), Brüssel (1976–1977), Kiel (1977–80) und Tübingen (1980–83). Er erhielt das Diplom (1983) und das Doktorat (1986) in Psychologie an den Universitäten Tübingen und Stanford sowie die Habilitation für die Fächer Klinische Psychologie und Psychophysiologie an der Universität Marburg (1990). Seine psychotherapeutische Ausbildung in Gesprächspsychotherapie und Verhaltenstherapie absolvierte er in Kiel, Tübingen und Palo Alto.

1983–1986 war er Research Scholar in Psychiatry and Behavioral Sciences an der Stanford University (Kalifornien) und von 1984 bis 1986 Assistant Director des Laboratory of Clinical Psychopharmacology and Psychophysiology am Palo Alto Veterans Administration Hospital (Kalifornien). Nach seiner Rückkehr nach Deutschland war er zunächst als wissenschaftlicher Mitarbeiter in der Abteilung Klinische und Physiologische Psychologie der Universität Tübingen tätig (1986), dann als Hochschulassistent im Fachbereich Psychologie der Universität Marburg (1986–90). 1990–1992 übernahm er die Vertretung des Lehrstuhls für Klinische Psychologie an der Universität Münster und bekam dann eine Professur für Klinische Psychologie an der Freien Universität Berlin (1992–93). 1993–1999 hatte er den Lehrstuhl für Klinische Psychologie und Psychotherapie an der Technischen Universität Dresden inne. Dort baute er eine kognitiv-verhaltenstherapeutische Ambulanz und ein Ausbildungsinstitut auf, auch begründete er den Forschungsverbund Public Health Sachsen. Seit 1999 ist er als Ordinarius für Klinische Psychologie und Psychotherapie an der Universität Basel tätig und leitet die dortige Verhaltenstherapie-Ambulanz.

Margraf befasste sich intensiv mit der Entstehung, Diagnostik und Behandlung psychischer Störungen, vor allem der Angst- und Essstörungen. Er betrieb Psychotherapieforschung (insbesondere von kognitiver Verhaltenstherapie) und beschäftigte sich mit Prävention, Public Health und klinischer Psychophysiologie. Sein zentraler Beitrag zur Verhaltenstherapie ist die von ihm entwickelte spezifische Therapie der Panikstörung und deren empirische Überprüfung. Ausgangspunkt ist die Annahme einer wechselseitigen Aufschaukelung von physiologischer Erregung und kognitiver Bewertung in Form eines „Teufelskreises". Derzeit widmet er sich den Themen einer strukturierten Störungsdiagnostik, der Fortentwicklung der störungsspezifischen Dimension der Verhaltenstherapie, der Interaktion psychischer und physiologischer Faktoren in der Ätiologie der Angststörungen sowie der zukunftsoffenen Neudefinition von Verhaltenstherapie. Er ist Autor von rund 300 Fachveröffentlichungen.

Ausgewählte Publikationen

Margraf, J., Ehlers, A. & Roth W.T. (1986): Biological models of panic disorder and agoraphobia – a review. Behaviour Research and Therapy, 24, pp. 553–567.

Margraf, J. & Schneider, S. (1990): Panik. Angstanfälle und ihre Behandlung. 2., durchgesehene Auflage. Berlin: Springer (Erstauflage 1989).

Margraf, J., Ehlers, A., Taylor, C.B., Roth, W.T., Clark, D.B., Sheikh, J. & Agras, W.S. (1991): How "blind" are double-blind studies? Journal of Consulting and Clinical Psychology, 59, 184–187.

Margraf, J., Barlow, D.H., Clark, D.M. & Telch, M.J. (1993): Psychological treatment of panic: Work in progress on outcome, active ingredients, and follow-up. Invited Essay, Behaviour Research and Therapy, 31, 1–8.

Margraf, J. (Hrsg.) (2000): Lehrbuch der Verhaltenstherapie. Band 1: Grundlagen, Diagnostik, Verfahren, Rahmenbedingungen. Band 2: Störungen, Glossar. Berlin: Springer. 2., vollständig überarbeitete und erweiterte Auflage (Erstauflage 1996).

Isaac Marks

Geboren 1935 in Kapstadt (Südafrika) als Sohn einer altösterreichisch-galizischen Einwandererfamilie. Er schloss das Medizinstudium 1956 in Kapstadt ab und begann 1960 seine Psychiatrieausbildung an der University of London (England) im Bethlem-Maudsley Hospital (Abschluss 1963). 1971 war er Gründungsmitglied des Royal College of Psychiatry, 1978 wurde Isaac Marks zum Professor für Experimental Psychology ernannt. Von 1964 bis zur Emeritierung im Jahre 2000 entfaltete er am Institut of Psychiatry der University of London und im Bethlem-Maudsley Hospital seine klinisch-wissenschaftliche Tätigkeit. Seit seiner Emeritierung ist er Senior Research Investigator im Charring Cross Hospital Campus (Imperial College, University of London), wo er eine computergestützte Selbsthilfeklinik aufgebaut hat. Neben dem Engagement in zahlreichen wissenschaftlichen Vereinigungen verfasste er mehr als 400 wissenschaftliche Publikationen und war als Visiting-Professor an verschiedenen Universitäten in sechs Kontinenten tätig.

Isaac Marks konfrontierte die Verhaltenstherapie mit einigen grundlegenden Fragen, indem er das ursprünglich an Konditionierungsvorgängen orientierte und daher eher theoriegeleitete Paradigma durch ein primär klinisches Paradigma ersetzt wissen wollen. Es sei hinreichend für die Therapie, Bewältigungsreaktionen für die von der Patientin gefürchtete Situation zu entwickeln; die problematische Situation selbst exakt zu verstehen sei an und für sich gar nicht von so zentraler Bedeutung. Weiters hat er das phylogenetisch begründete Konzept der „Prepotence" (des schnellen Erwerbs einer Reaktion) diskutiert und die Analogforschung kritisch beleuchtet, indem er sich von der tierexperimentellen Forschungsbasis, die wenig fruchtbar ist für die Erforschung der humanen Pathopsychologie, abgegrenzt hat. Marks hat sich klinisch vorwiegend mit Entstehung, Charakteristik und Behandlung von Ängsten, Zwangsstörungen und sexuellen Störungen beschäftigt. Darüber hinaus war die Entwicklung eines „National nurse therapist training program" für ihn wichtig. Er engagierte sich in der „Community care" von ernsthaft psychisch Kranken, wobei auch Kosten- und Effektivitätsfragen in der Health Care berücksichtigt wurden. Besonderes Interesse widmete er den computergestützten psychiatrischen Behandlungsmöglichkeiten.

Ausgewählte Publikationen

Marks, I.M. (1969): Fears and phobias. London: Academic Press.

Marks, I.M. (1978): Behavioral psychotherapy of adult neurosis. In Garfield, S.L. & Bergin, A.E. (Eds.): Handbook of psychotherapy and behavior change: An empirical analysis. New York: Wiley, pp. 493–547.

Marks, I.M. (1983): Behavioral Concepts and Treatment of Neuroses. In Rosenbaum, M., Franks, C.M. & Jaffe, Y. (Eds.): Perspectives on Behavior Therapy in the Eighties. New York: Springer.

Marks, I.M. (1987): Fears, Phobias, and Rituals. New York: Oxford University Press.

Donald Meichenbaum

Geboren am 10. 6. 1940 in New York (USA) studierte er von 1958 bis 1962 Psychologie am City College in New York und von 1962 bis 1966 an der University of Illinois in Champaign-Urbana, wo er ein Doktorat in Klinischer Psychologie erwarb. Anschließend wurde er Assistenzprofessor an der University of Waterloo (Ontario, Kanada). Er blieb in Waterloo bis zu seiner Emeritierung im Jahre 1998. Gegenwärtig ist er Forschungsdirektor des Melissa Instituts zur Vorbeugung von Gewalt und für die Behandlung von Gewaltopfern in Miami, Florida.

An der University of Waterloo verfolgte er zwei Forschungsrichtungen: Im klinischen Bereich war er einer der Begründer der Kognitiven Verhaltenstherapie, das zweite Interessensgebiet war Entwicklungs- und Erziehungspsychologie. Seine Forschungen betrafen einen breiten Bereich klinischer Patientinnen einschließlich hyperaktiver Kinder und Kinder mit Verhaltensstörungen und ihre Familien, Patientinnen mit traumatischen Hirnschädigungen und schizophrene Patientinnen. Ein Hauptanliegen war die Entwicklung einer Reihe von innovativen und empirisch validierten Behandlungsstrategien, wie Stress-Inokulations-Training, Selbstinstruktionstraining, kognitive Restrukturierung und Problemlöseverfahren. In neueren Publikationen hat er eine „konstruktiv-narrative Perspektive" aufgenommen, welche auf die „Geschichten" der Patientinnen, die sie sich selbst und anderen erzählen, fokussiert ist.

Er arbeitete als Berater in verschiedenen klinischen Situationen wie psychiatrischen Militärkrankenhäusern oder stationären Behandlungen für jugendliche Straftäter und für Patientinnen mit Entwicklungsstörungen. In jeder dieser Situationen half er, ein therapeutisches Milieu entsprechend den Richtlinien der kognitiven Verhaltenstherapie zu errichten. Der kognitive Ansatz ist sowohl als Behandlung als auch als Vorbeugung eingesetzt worden. So wurde z. B. das Stress-Inokulations-Training auf einer präventiven Basis bei Polizeibeamtinnen, Militärpersonal, Athletinnen, körperlich kranken Patientinnen und bei Vergewaltigungsopfern eingesetzt.

Ein anderes Forschungsgebiet ist die Entwicklung von besonderen Kenntnissen: Meichenbaum hat Forschungsfragen untersucht wie: „Warum werden kluge Kinder immer klüger, während andere Kinder immer mehr zurückfallen?" oder „Was können Lehrerinnen tun, um diesen Unterschied zu verringern?" oder „Was macht aus manchen Studentinnen und Lehrerinnen Expertinnen und was kann getan werden, um solche Kompetenzen zu lehren?". Als Forschungsdirektor des Melissa Instituts zur Vorbeugung gegen Gewalt hat Meichenbaum gegenwärtig seine Aufmerksamkeit darauf gerichtet, wie man die Lücke zwischen den Ergebnissen der wissenschaftlichen Forschung, der öffentlichen Politik und der klinischen Anwendung schließen kann.

Ausgewählte Publikationen

Meichenbaum, D.H. (1977): Cognitive-behavior modification: An integrative approach. New York: Plenum. (Dt.: Kognitive Verhaltensmodikation. München: Urban & Schwarzenberg, 1979; Weinheim: Beltz, 1995.)

Meichenbaum, D.H. (1983): Coping with stress. London: Century; New York: Facts on File. (Dt.: Stress bewältigen! München: Ehrenwirth, 1985.)

Meichenbaum, D.H. (1985): Stress-Inoculation training. New York: Pergamon.

Meichenbaum, D.H. & Turk, D. (1987): Facilitating treatment adherence: A practitioner's guidebook. New York: Plenum. (Dt.: Therapiemotivation des Patienten: Ihre Förderung in Medizin und Psychotherapie: ein Handbuch. Bern: Huber, 1994.)

Meichenbaum, D.H. (1994): A clinical handbook/practical therapist manual for assessing and treating adults with Post Traumatic Stress Disorder. Waterloo: Ontario Institute Press.
Meichenbaum, D.H. (2001): Treating individuals with anger-control problems and aggression: A clinical handbook. Waterloo: Ontario Institute Press.

Joseph Wolpe

Geboren am 20. 4. 1915 in Johannesburg (Südafrika) als ältester Sohn einer jüdisch-litauischen Immigrantenfamilie. 1938 beendete Wolpe das Medizinstudium an der University of the Witwatersrand. Psychiatrie war anfänglich keineswegs ein Fach, welches er in die engere Wahl seiner medizinischen Spezialisierung zog. Dies änderte sich jedoch, als Wolpe während des 2.Weltkrieges als Militärarzt volontierte. Hier wurde er mit den so genannten „Kriegsneurosen" konfrontiert – Soldaten, welche durch traumatische Kriegsereignisse psychisch beeinträchtigt waren. Sein Interesse an psychiatrischen Fragen war geweckt und er beschloss nach Ende des Krieges sich als Psychiater zu spezialisieren. Während seiner Tätigkeit als niedergelassener Psychiater in Kapstadt versuchte er Techniken zur Behandlung von Angststörungen zu entwickeln.

Beeindruckt durch den wissenschaftlichen Optimismus aber auch der Systematik und methodischen Stringenz der amerikanischen Lerntheoretikerinnen machte Wolpe es sich zum Anliegen, eine empirisch fundierte wissenschaftliche Methodik auch für psychotherapeutische Verfahren zu fordern. Dabei war ihm einesteils die Entwicklung effektiver, auch in der psychiatrischen Praxis anwendbarer Verfahren wichtig, welche auf dem soliden Grund empirischer Forschung stehen sollten, andernteils die Evaluierung von Therapieergebnissen, welche eine objektive Vergleichbarkeit ermöglichen sollten.

Mit der 1958 publizierten Technik der Desensibilisierung konnte Wolpe als erster ein gut praktikables, aber auch wissenschaftlich dokumentiertes Verfahren auf lerntheoretischer Grundlage zur Behandlung von Angststörungen zur Verfügung stellen. Grundsätzlich war Wolpe gegenüber neuen Therapieansätze durchaus offen und auch zu Diskussionen immer bereit, allerdings kritisch gegenüber allen „mentalistischen" Tendenzen in der Psychotherapie, d. h. in seinen Augen allzu spekulativen Annahmen über geistig-seelische Vorgänge, welche seinem positivistisch-deterministischen Weltbild nicht entsprachen und in der Praxis die Therapie zu einer individuell-subjektiven Ermessensfrage ohne jede wissenschaftlichen Beweismöglichkeit machten.

Durch wissenschaftliche Dokumentation und Publikation seiner Ergebnisse fand Wolpe bald Resonanz über die Südafrikanischen Grenzen hinaus. Entscheidend war aber das Angebot der Temple University Medical School in Philadelphia

(USA) im Jahre 1966, die ihn zur Etablierung einer eigenen verhaltenstherapeutisch orientierten Abteilung einlud. Die so genannte „Behavior Therapy Unit“ (BTU) wurde bald zu einem Zentrum für alle an der Entwicklung dieser neuen Therapieform Interessierten. Hier arbeitete Wolpe anfänglich auch mit Arnold Lazarus (siehe S. 257) zusammen, dessen Dissertation er betreut hatte. Bald kam es jedoch zu einer Auseinanderentwicklung, da Lazarus eine eigene, pragmatisch konzipierte Therapieform entwickelte, welche sich zum Eklektizismus bekannte und auf ein in sich geschlossenes Theoriekonzept verzichtete.

Als Wolpe 1982 emeritierte wurden ihm in Hinblick auf seine Verdienste zwar weitere Wirkungsmöglichkeiten zugestanden, er nahm aber schließlich einen Ruf der Pepperdine University in Los Angeles an, wo er bis zu seinem Tod 1997 lehrend und auch publizistisch tätig blieb.

Ausgewählte Publikationen

Wolpe, J. (1958): Psychotherapy by reciprocal inhibition. Stanford, CA: Stanford University Press.

Wolpe, J. & Lazarus A.A. (1966): Behavior Therapy Techniques. Oxford: Pergamon Press.

Wolpe, J. (1969): The Practice of Behavior Therapy. New York: Pergamon Press. (Dt.: Praxis der Verhaltenstherapie. Bern: Huber, 1972.)

Wolpe, J. (1973): The Practice of Behavior Therapy. Oxford: Pergamon Press.

Autorinnen

Erwin Parfy, Mag. Dr. phil.
Klinischer Psychologe, Psychotherapeut (Verhaltenstherapie), Vorstandsmitglied und Lehrtherapeut der Österreichischen Gesellschaft für Verhaltenstherapie (ÖGVT), Leitungsmitglied der Sektion Psychotherapie des Berufsverbandes Österreichischer Psychologinnen und Psychologen (BÖP), Lehrtätigkeit im Psychotherapeutischen Propädeutikum, Psychotherapeut in freier Praxis.
A-1090 Wien, Hörlgasse 10/6a

Bibiana Schuch, Dr. phil.
Klinische Psychologin, Gesundheitspsychologin, Psychotherapeutin (Verhaltenstherapie), Präsidentin und Lehrtherapeutin der Österreichischen Gesellschaft für Verhaltenstherapie (ÖGVT), Lehrtätigkeit im Psychotherapeutischen Propädeutikum. Tätig an der Universitätsklinik für Neuropsychiatrie des Kindes- und Jugendalters.
A-1090 Wien, Währinger Gürtel 18–20

Gerhard Lenz, Univ.-Prof. Dr. med.
Facharzt für Psychiatrie und Neurologie, Psychotherapeut (Verhaltenstherapie), Vizepräsident und Lehrtherapeut der Österreichischen Gesellschaft für Verhaltenstherapie (ÖGVT), Oberarzt an der Universitätsklinik für Psychiatrie Wien, Leiter der Station für Kognitive Verhaltenstherapie.
A-1090 Wien, Währinger Gürtel 18–20

Mitarbeiterinnen (Kapitel 6, „Störungsspezifische Behandlungskonzepte")

Michael Bach, Prim. Univ.-Prof. Dr. med.
Facharzt für Psychiatrie und Neurologie, Psychotherapeut (Verhaltenstherapie), Vorstandsmitglied der Österreichischen Gesellschaft für Verhaltenstherapie (ÖGVT), ÖÄK-Diplom für Psychotherapeutische Medizin, Ärztlicher Leiter der Abteilung für Psychiatrie Region 4, Landes-Nervenklinik Wagner-Jauregg.
A-4020 Linz, Wagner-Jauregg-Weg 15

Christine Butschek, Dr. phil.
Klinische Psychologin, Gesundheitspsychologin, Psychotherapeutin (Verhaltenstherapie), Lehrtherapeutin der Österreichischen Gesellschaft für Verhaltenstherapie (ÖGVT), Lehrtätigkeit in der Fortbildungsakademie des Berufsverbandes Österreichischer Psychologinnen und Psychologen (BÖP), Psychotherapeutin in freier Praxis.
A-1010 Wien, Köllnerhofgasse 1

Ulrike Demal, Mag. Dr. rer. nat.
Klinische Psychologin, Gesundheitspsychologin, Psychotherapeutin (Verhaltenstherapie), Vorstandsmitglied der Österreichischen Gesellschaft für Verhaltenstherapie (ÖGVT). Tätig an der Universitätsklinik für Psychiatrie – Klinische Abteilung für Sozialpsychiatrie und Evaluationsforschung – in Wien und in freier Praxis.
A-1090 Wien, Nussdorferstraße 42–44/20

Johann F. Kinzl, Univ.-Prof. Dr. med.
Facharzt für Psychiatrie und Neurologie, Psychotherapeut (Verhaltenstherapie), Lehrtherapeut der Österreichischen Gesellschaft für Verhaltenstherapie (ÖGVT). Tätig an der Klinischen Abteilung für Psychosomatische Medizin der Universitätsklinik für Psychiatrie.
A-6020 Innsbruck, Anichstraße 35

Rudolf Marx, Dr. phil.
Klinischer Psychologe, Gesundheitspsychologe, Psychotherapeut (Verhaltenstherapie), Lehrtherapeut der Österreichischen Gesellschaft für Verhaltenstherapie (ÖGVT), Supervisor des Berufsverbandes Österreichischer Psychologinnen und Psychologen (BÖP), Leiter der psychologischen Abteilung im Anton-Proksch-Institut: Therapiezentrum für Alkohol- und Medikamentenabhängige.
A-1237 Wien, Mackgasse 7–11

Kurt Meszaros, Univ.-Doz. Dr. med.
Facharzt für Psychiatrie und Neurologie, Psychotherapeut (Verhaltenstherapie, Hypnotherapie nach Milton Erickson), ÖÄK-Diplom für Psychotherapeutische Medizin.
A-1090 Wien, Van Swieten-Gasse 2

Ingeborg Pucher, Mag. Dr. rer. nat.
Klinische Psychologin, Psychotherapeutin (Verhaltenstherapie), Vorstandsmitglied der Österreichischen Gesellschaft für Verhaltenstherapie (ÖGVT), Lehrtätigkeit im Psychotherapeutischen Propädeutikum. Tätig in freier Praxis und als Vertragsassistentin am Institut für Medizinische Psychologie der Universität Wien.
A-1090 Wien, Severingasse 9

Martina de Zwaan, Univ.-Prof. Dr. med.
Fachärztin für Psychiatrie und Neurologie (A), Fachärztin für Psychiatrie und Psychotherapie (D), Psychotherapeutin (Verhaltenstherapie), ÖÄK-Diplom für Psychotherapeutische Medizin, Lehrtherapeutin der Österreichischen Gesellschaft für Verhaltenstherapie (ÖGVT), Dozentin bei der CIP-Bamberg. Tätig an der Abteilung für Psychosomatik und Psychotherapie der Friedrich-Alexander Universität Erlangen-Nürnberg.
D-91054 Erlangen, Schwabachanlage 6

Sachregister

Thomas Slunecko, Gernot Sonneck (Hg.)

Einführung in die Psychotherapie

UTB: Facultas 2003. 350 Seiten
ISBN 3-8252-2085-0
EUR 19,90 (D)/EUR 20,50 (A)/sFr 33,50

Der Band bietet eine Einführung in die Psychotherapie in Form in sich geschlossener Einzeldarstellungen von „klassischen" psychotherapeutischen Methoden. Gemeint sind Ansätze, deren Theorie und Praxis wissenschaftlich fundiert und deren Ausbildung und Ausübung gesetzlich anerkannt und geregelt sind. Ausführlich behandelt werden:

- Tiefenpsychologische Methoden (Freud, Adler, Jung)
- Humanistische Ansätze (Rogers, Gestalttherapie, Psychodrama)
- Systemische Therapieformen
- Verhaltenstherapie

Ergänzt werden diese Darstellungen mit Hinweisen zu neueren, „nicht-klassischen" Ansätzen wie Musik- und Tanztherapie, Körperpsychotherapie etc.

Jürgen Kriz

Systemtheorie für Psychotherapeuten, Psychologen und Mediziner

Eine Einführung

UTB: Facultas 1999. 208 Seiten
ISBN 3-8252-2084-2
EUR 13,90 (D)/EUR 14,30 (A)/sFr 24,50

Systemtheoretische Konzepte beeinflussen zunehmend unser Denken. Die Bedeutsamkeit von Phänomenen wie „Selbstorganisation", „Chaos", „Ordnung" oder „Emergenz" ist auch im Bereich von Psychotherapie, Psychologie und Medizin längst erkannt worden. Von der Struktur unserer Organe über Musterbildung bei kognitiven Prozessen bis hin zu den Interaktionsregeln in Familien begegnen uns Phänomene, die mit Hilfe eines systemtheoretischen Zugangs besser verstanden werden können als mit „klassischen" Konzepten.
Dieses Buch vermittelt – gut lesbar und fundiert – die zentralen Grundkonzepte systemtheoretischen Denkens, diskutiert kritisch einige Probleme und eröffnet Perspektiven für ein neues Verständnis somatischer, kognitiver und psychosozialer Prozesse.

Klaus Paulitsch

Praxis der ICD-10-Diagnostik

Ein Leitfaden für PsychotherapeutInnen und PsychologInnen

Facultas 2003. ca. 200 Seiten
ISBN 3-85076-644-6
ca. EUR 24,90/sFr 47,–

Die Erstellung einer Diagnose nach ICD-10 ist keine leichte Aufgabe. Die Terminologie, die Fülle der Symptome und die fließenden Übergänge zwischen den Krankheitsbildern machen korrektes Diagnostizieren zu einem schwierigen und von Zweifeln geprägten Unterfangen.

Dieses Buch schafft Abhilfe. Es ist als praxisorientierter Leitfaden für die Diagnostik von psychischen Störungen nach ICD-10 konzipiert. Zunächst werden die psychopathologischen Phänomene erläutert und in einen praxisrelevanten Kontext gestellt. Danach kommen in einzelnen Kapiteln die wichtigsten Störungen aus diagnostischer Sicht zur Sprache. Besonderes Augenmerk wird hierbei auf die in der psychotherapeutischen Praxis häufig vorkommenden Störungen wie Depressionen, Angsterkrankungen, Anpassungs- und Persönlichkeitsstörungen gelegt. Im Zuge dieser Darstellungen führt der Autor aus, wie durch aufmerksames Zuhören, Wahrnehmen und zielgerichtetes Fragen – ohne Fragebögen und Tests! – nach den Vorgaben der ICD-10 eine exakte Diagnose erstellt werden kann. Zahlreiche Falldarstellungen sowie kritische Erläuterungen zu Sinn und Unsinn der Diagnostik illustrieren und ergänzen das Buch.

Dieser unkompliziert und klar geschriebene Band, der auf einen guten Schuss Humor nicht verzichtet, wendet sich an PsychotherapeutInnen, Klinische PsychologInnen, Psychologie- und MedizinstudentInnen, ÄrztInnen, SozialarbeiterInnen sowie an alle, die in der Betreuung psychisch kranker Menschen tätig sind.

facultas

Clemens Hausmann

Handbuch Notfallpsychologie und Traumabewältigung

Grundlagen, Interventionen, Versorgungsstandards
mit Taschenübersicht zum Herausnehmen

Facultas 2003. 463 Seiten
ISBN 3-85076-585-7
EUR 34,80/sFr 61,–

Das Handbuch bietet eine umfassende und praxisnahe Einführung in die Notfallpsychologie und Psychotraumatologie. Das Themenspektrum reicht von der psychologischen ersten Hilfe über verschiedene Akut- und Stabilisierungsmaßnahmen bis zur individuellen Weiterbetreuung und Traumatherapie. Die Darstellung bezieht sich sowohl auf Einzelpersonen und Personengruppen als auch auf die Bevölkerung ganzer betroffener Gebiete.
Zahlreiche Beispiele, klare Handlungsanleitungen und Checklisten machen dieses Handbuch zu einem verlässlichen Hilfsmittel für die Hilfe und Behandlung nach kritischen Ereignissen. Auf einer herausnehmbaren Karte sind die wichtigsten Maßnahmen für den Einsatz vor Ort übersichtlich zusammengestellt.

Aus dem Inhalt:

- Notfälle, kritische Ereignisse und Krisen
- Psychotrauma, Ressourcen und notwendige Unterstützung
- Akutinterventionen
- Psychologische Stabilisierung
- Hilfe für Helfer
- Individuelle Weiterbetreuung und -behandlung
- Hilfe bei Katastrophen, Großschadensereignissen und Terror
- Psychohygiene der Notfallpsychologen
- Modelle der notfallpsychologischen Versorgung

Das Buch wendet sich an Notfallpsychologen, Akutbetreuer, Peers und Angehörige von Einsatzorganisationen (Rettung, Feuerwehr, Exekutive), Notärzte, Klinische Psychologen, Psychotherapeuten, Psychiater, Pflegepersonal auf Unfall-, Intensiv- und Notaufnahme-Stationen, Seelsorger, Sozialarbeiter, Lehrer, Führungsverantwortliche, Journalisten sowie Angehörige und Eltern von Betroffenen.

facultas

Alfred Pritz (Ed.)

Globalized Psychotherapy

Facultas 2002. 852 Seiten
ISBN 3-85076-605-5
EUR 88,–/sFr 154,–

Die Psychotherapie als Heilmethode, begründet auf verschiedenen Theorien vom Funktionieren der Seele, hat sich in den letzten zwei Jahrzehnten über die ganze Welt ausgebreitet. In einer weltweiten Zusammenschau versuchen die Autoren dieses Buches erstmalig diese Entwicklung zu beschreiben und Zukunftsperspektiven für die Psychotherapie auf unserem Globus aufzuzeigen. Der Band enthält Darstellungen der Psychotherapie aus 46 Ländern auf 4 Kontinenten sowie Beschreibungen ihrer Entwicklung, ihrer wesentlichen Methoden und Organisationen.

Auf globaler Ebene werden folgende Themen behandelt:

- Psychotherapie von Albanien bis Neuseeland
- Geschichte der Psychotherapie in den verschiedenen Ländern
- Wichtige Therapiemethoden
- Anzahl der Psychotherapeuten
- Ausbildungsrichtlinien
- Anwendungsbereiche
- Ethische Aspekte
- Psychotherapie und Krankenkassen (öffentliche Bezahlung)
- Kontinentale Unterschiede und Gemeinsamkeiten
- Kontaktadressen für Patienten und Ausbildungskandidaten

Alfred Pritz, Hon.-Prof. Dr., Präsident des Weltverbandes für Psychotherapie, ist Lehrtherapeut und Psychoanalytiker in Wien.